自律神経と免疫の法則

THE LAW OF
AUTONOMIC NERVE AND IMMUNITY
THE MECHANISM OF IMMUNE SYSTEM
IN THE PHYSICAL CONDITION

体調と免疫のメカニズム

新潟大学大学院医歯学総合研究科
免疫学・医動物分野
教授 **安保 徹**

三和書籍

まえがき

　現代医学の進歩で著しいのは，急性感染症に対するワクチンや抗生物質を使った予防や治療の面です．また，麻酔法や外科手術の進歩もあります．一方，病気の診断技術の進歩もすごいです．特に診断法では，化学検査，X-線診断，内視鏡，CTやMRIなどめざましいものがあります．

　しかし，まったく無力な分野もあります．慢性疾患の発症原因の解明とその治療法の開発に関してまったく進歩がみられません．むしろ，強力すぎる対症療法を行って治る病気を治さなくしているという方向に進んでいます．

　今，現代医学の研究の中心は，分子，遺伝子，遺伝子操作に移っていて，遺伝子診断や遺伝子治療という言葉を頻回に耳にします．しかし，この流れで病気の謎がとけることは無いでしょう．

　なぜなら「病気は適応力を超えた無理な生き方，適応力を充分使ってあげない楽な生き方で起こる」からです．この言葉を科学の言葉で理解するには，自律神経と白血球の理解が必要です．この二つのキーワードには多細胞生物としての本質が含まれています．

　私たち人間は多細胞生物ですが，多細胞生物としての特徴の第一は特殊化した細胞群を行動にあわせて調和させることでしょう．この調節系としての原点が自律神経系です．また特殊化の波で困るのは体を守る働きを忘れることです．ここで単細胞生物時代のアメーバーを特殊化させないで守りとしたのが白血球なのです．

　そして，この白血球も自律神経支配下にあったのです．「白血球の自律神経支配」が理解できるとすべての病気の成り立ちがわかるので原因療法ができるということです．基本は生き方を見直すことです．

　もう一つ，最後に重要なことは，からだは宇宙や自然の分身として過不足が無く間違いを起こさないということです．アレルギー炎症も，腫れ，発熱，痛みの炎症も病気から逃れるための治癒反応だったのです．

　この著書では多くのデータを使用して，上記した病気の成り立ちと治癒反応を明らかにしました．

平成16年7月　著者　安保　徹

自律神経と免疫の法則 目次

まえがき

1. 気圧と疾患（虫垂炎）
- はじめに 1
- 虫垂炎はなぜ起こる 1
- 白血球の変化と病気 3
- 虫垂炎の本体 4
- おわりに 6

2. 白血球膜上に発現する自律神経レセプターと白血球の生体リズム
- はじめに 7
- 顆粒球膜上のアドレナリン受容体 7
- リンパ球膜上のアセチルコリン受容体 8
- 白血球の生体リズム 9
- 運動による白血球の動き 12
- 自律神経系を刺激する他の因子 12
- おわりに 12

3. 感染による白血球の変化，そして体調
- はじめに 14
- 微生物感染と白血球 14
- 微生物感染と自律神経系 15
- 「生物学的二進法」のメカニズム 15
- 体質と白血球 16
- 自律神経の反応 16
- 顆粒球のレベルを決める因子 18
- 創傷の治癒 18
- おわりに 19

4. 神経，内分泌，免疫系の連携の本体
- はじめに 21
- 感受——分泌細胞の概念 21
- 分泌現象は排泄から進化 22
- 感受——分泌細胞の働きの同調 22
- 顆粒球の独自性 23
- アドレナリンの初期反応 24
- おわりに 26

5. 新生児に生理的に出現する顆粒球増多と黄疸の真の意味

はじめに 28
新生児顆粒球増多とは 28
ストレス反応の原型 30
ストレスと肝障害 31
新生児黄疸の謎 32
酸素ストレスがストレスの本体 34
おわりに 34

6. 胃潰瘍発症のメカニズム

はじめに 36
胃潰瘍患者の顆粒球増多 36
マウスの拘束ストレスと胃潰瘍形成 37
ストレス時の全身の顆粒球動態 37
ストレスによるカテコールアミンとコルチコステロンの産生 .. 37
胃潰瘍消化説が生まれた謎 40
胃潰瘍メカニズムの混乱の歴史 40
おわりに 42

7. 妊娠免疫の本体

はじめに 43
妊娠による白血球分画の変動 43
妊婦末梢血のリンパ球サブセット 45
妊娠中毒症患者の尿中のNK細胞 45
子宮脱落膜中の白血球 45
胸腺外分化T細胞と自律神経の関係 47
妊娠免疫の合目性とその破綻 48
妊娠異常を引き起こす交感神経緊張 49
おわりに 49

8. ストレス反応の男女差そして寿命

はじめに 51
急性ストレスと性ホルモン 51
ステロイドホルモンの逆転作用 54
ヒトの寿命と環境因子 55
地域と住民の白血球分画 55
おわりに 55

9. アレルギー疾患になぜかかる

はじめに 57

アレルギー疾患が子供に多い理由 57
　　排気ガスとアレルギー 58
　　金属とアレルギー 60
　　アレルギー発作誘導のメカニズム 61
　　ストレスと自律神経 61
　　おわりに 62

10. 癌誘発の体調と免疫状態
　　はじめに 63
　　癌患者に見られる顆粒球増多 63
　　癌患者とNK細胞・胸腺外分化T細胞 64
　　癌末期の免疫状態 65
　　おわりに 66

11. 東洋医学との関連
　　はじめに 68
　　漢方薬の副交感刺激反射 68
　　漢方薬による顆粒球減少作用 70
　　傷の治癒の遷延と漢方薬 72
　　アトピー性皮膚炎と針治療 73
　　おわりに 74

12. 骨形成と免疫の深い関係
　　はじめに 75
　　元祖マクロファージから白血球と骨細胞への分岐 75
　　骨形成と免疫の関連 76
　　骨粗鬆症と白血球 76
　　顆粒球増多の危険性 78
　　顆粒球数と赤血球，白血球数の関係 79
　　おわりに 80

13. 免疫システムと女性ホルモン
　　はじめに 82
　　免疫臓器の進化 82
　　女性ホルモンによる免疫調節 84
　　エストロゲン投与によって活性化するNK細胞，
　　　胸腺外分化T細胞，顆粒球 86
　　女性ホルモンによる古いリンパ球と顆粒球増多の意義 ... 86
　　おわりに 89

14. 自己免疫疾患の発症メカニズム
　　はじめに 91

自己免疫疾患の急性期の病態 91
　　　急性期以降の自己免疫疾患の病態 92
　　　胸腺外分化T細胞の特徴 92
　　　自己応答性T細胞クローンは
　　　　TCR^{int}細胞分化経路でのみ生じる 95
　　　おわりに 97

15. 担癌患者とNK細胞

　　　はじめに 99
　　　NK細胞と胸腺外分化T細胞 99
　　　マウスの拘束ストレスとリンパ球サブセットの変化 101
　　　ストレスによるNK活性とNKT活性の変化 103
　　　おわりに 105

16. ストレス，胸腺萎縮，回復時の自己反応性 T細胞の産生

　　　はじめに 107
　　　ストレスや妊娠時の胸腺萎縮 107
　　　エストロゲン投与による胸腺萎縮 108
　　　グルチコルチコイドや放射線による胸腺萎縮 109
　　　胸腺萎縮の回復とその生物学的意義 112
　　　おわりに 113

17. 副腎の働き

　　　はじめに 114
　　　ヒト血中コルチゾールの日内リズム 114
　　　マウスの行動と糖質コルチコイドと白血球総数 115
　　　マウス副腎摘出による白血球の変化 116
　　　副腎摘出マウスとストレス 117
　　　おわりに 118

18. ステロイドホルモン剤の副作用の新しい事実

　　　はじめに 123
　　　ステロイドホルモン剤の免疫抑制作用 123
　　　ステロイドホルモン剤による顆粒球機能の活性化 125
　　　ステロイド剤の効用と副作用 127
　　　おわりに 128

19. リンパ球はなぜ副交感神経支配を受けたか

　　　はじめに 130
　　　消化管免疫の発達と進化 130
　　　マウス小腸のリンパ球 131

マウス小腸のαβT細胞とγδT細胞 132
　　小腸と大腸のIELの比較 134
　　小腸リンパ球の加齢変化 135
　　胸腺外分化T細胞に共通する特有な接着分子発現 136
　　肝や腸管に独自に存在する造血幹細胞 136
　　ヒト小腸，大腸IELの性状について 139
　　胸腺外分化T細胞の抗原認識 141
　　免疫臓器の進化 142
　　おわりに 143

20. 傷負け体質のメカニズム

　　はじめに 146
　　顆粒球増多と創傷治癒の遅れ 146
　　白血球の自律神経支配 147
　　ステロイドホルモンは起炎剤にもなる 148
　　傷負け体質とケロイド体質 148
　　傷負け体質の改善 150
　　ストレスと創傷治癒 150
　　おわりに 151

21. 臓器再生，免疫，自律神経の同調

　　はじめに 153
　　肝再生，リンパ球，自律神経 153
　　肝で増加するリンパ球サブセットの解析 154
　　肝再生とNK細胞，NKT細胞の機能 156
　　再生肝細胞に対するNKT活性 158
　　おわりに 160

22. 尿中カテコールアミン値と顆粒球そして血小板

　　はじめに 161
　　血中カテコールアミン値の日内リズムと個人差 161
　　尿中カテコールアミン値と白血球分布 162
　　血小板と赤血球はどのように関連？ 164
　　おわりに 165

23. 老人の免疫力

　　はじめに 167
　　100歳老人の末梢血白血球分布 167
　　顆粒球の機能とその加齢変化 168
　　100歳老人のIFNγ産生能 169
　　おわりに 172

24. 内分泌攪乱物質の免疫系への影響

はじめに 173
使用した内分泌攪乱物質とダイオキシン類 173
内分泌攪乱物質と免疫 174
ダイオキシン類と免疫系 176
これまで報告されたデータとの比較 178
おわりに 181

25. 妊娠前の免疫状態と不妊

はじめに 183
性サイクルと子宮内白血球 183
ヒトの不妊症，子宮内膜症と顆粒球 186
なぜ交感神経緊張が不妊症や子宮内膜症をもたらすのか 187
おわりに 187

26. 免疫系の年内リズム

はじめに 189
大気圧の年内変化 189
免疫系の年内リズム 190
気温，気圧の変化によってなぜ免疫系は
　リズムをつくるのか 193
おわりに 194

27. アトピー性皮膚炎患者のためのステロイド離脱

はじめに 195
なぜアトピー性皮膚炎が子どもに多く起るのか 195
アレルギー疾患を引き起こす原因と直接の誘因 196
ステロイド外用剤はアトピー性皮膚炎を悪化させていく 198
ステロイドホルモンは起炎剤にもなる 199
ステロイド依存になったアトピー性皮膚炎患者は
　交感神経緊張体質に変わっている 200
ステロイド離脱の実際 200
おわりに 204

28. 腰痛，関節痛，そして慢性関節リウマチの治療

はじめに 206
腰痛，膝関節痛，肩こりはなぜ起こるか 206
運動器の発生と進化 207
腰痛や椎間板ヘルニアの治療 208
慢性関節リウマチの病態 209
RA治療の実際 211
おわりに 212

29. 再び，胃潰瘍，アトピー性皮膚炎，慢性関節リウマチについて

はじめに 213
胃潰瘍学説の検証 213
ステロイドホルモンの抗炎症学説の検証 214
痛みや炎症反応の正しい病態把握 215
ステロイド依存症の脂質・コレステロール代謝 216
"ストレスと病気"に介在するもの 218
おわりに 218

30. 膠原病，自己免疫病に対するステロイド治療の検証

はじめに 221
自己免疫疾患は免疫抑制極限状態 222
自己免疫自然発症 NZB/W F_1 マウスの免疫状態 223
膠原病や自己免疫病の病態の把握 225
患者の訴えから知る冷えの症状 225
ステロイド治療をしないと膠原病や自己免疫病は
　どのような経過をとるのか 226
ステロイドホルモンの生体作用 227
膠原病や自己免疫病の新しい治療について 228
時代と病気 228
膠原病や自己免疫疾患以外の病気に対する
　ステロイド治療について 229
おわりに 232

自律神経と免疫の法則（1）
気圧と疾患（虫垂炎）

はじめに

　心配ごとがあったり，無理して夜遅くまで仕事をすると，体調がすぐれない．胃の動きが悪くなり元気がでない．経験的に，このような時，からだの抵抗力が落ち，ある人は病気になったりすることをだれでも知っている．しかし，これまで，このような体調と免疫系のつながり，そして引き起こされる病気との関係を科学的に明らかにした人はいないように思う．筆者らの虫垂炎の研究をきっかけに，このつながりの謎が解けたように思っている．

　一言で言うと，白血球もからだの他の細胞と同様に自律神経レセプターを膜上に持つために，体調の変化が自律神経を介して白血球に直接影響を与えていたのである[1]．もう少し具体的に言うと，顆粒球がアドレナリン受容体を持ち，リンパ球がアセチルコリン受容体を持っているために，交感神経緊張状態で顆粒球が増加し，逆に副交感神経優位の体調でリンパ球が増加するのである（図1）．

虫垂炎はなぜ起こる

　ギリシャのヒポクラテスの時代から，腹痛や腹膜炎の原因となる虫垂炎が知られていたが，なぜ起こるのかは現在まで不明のままであった．ここ2年間の研究で，虫垂炎の原因が明確になった[2]．まず，筆者らがこの研究に入るきっかけから紹介したい．

　1994年の12月に，新潟県立坂町病院副院長で，外科医の福田稔氏が「天気がよくなってゴルフに行こうとすると，アッペの手術が入って行けなくなる．この謎を解いてほしい．」と熱っぽく語り出した．20年ほど前に，免疫系が日内リズムや年内リズムをもって生理的に変動することを研究していたので，ひらめくものがあり共同研究を提案した．

　まず福田さんのデータを見てみよう（図2）．福田さんの偉いところは，天気の変化を気圧の変化ととらえ，アネロイド気圧計を買い，虫垂炎の発症時の気圧と摘出虫垂の病理診断を図にしたことである．少なく見積もっても，この福田先生の発見は千年の医学の歴史にきざまれる仕事と思っている．

　図のように発症時の気圧を三等分すると，いずれの気圧でも虫垂炎は発症しているが，低気圧ではカタール性（リンパ球による漿液性の炎症）のものが多く，逆に

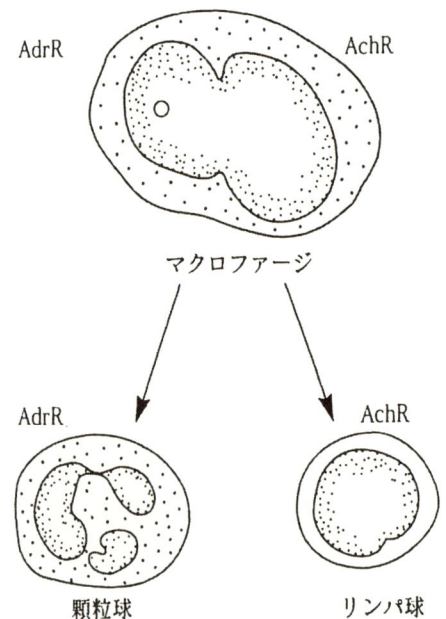

図1 防御細胞の進化過程と自律神経レセプターの発現.
単細胞生物時代の名残を残すマクロファージ（単球）から，さらに貪食能を高めた顆粒球と，貪食能を退化させ接着分子を進化（認識と顆粒の外への放出）させたリンパ球が生まれた．そして，自律神経レセプターの発現にも片寄りができたのである．

高気圧では壊疽性（顆粒球による化膿性の炎症）のものが多くなっている．壊疽性の虫垂炎は穿孔に至ることもある．

1995年の年明けから行った私の実験が図3である．週に3～4回，午前11時に採血し，血液分画中のリンパ球と顆粒球のそれぞれの割合をプロットしていったのである．気圧の変化もあとで調べて図に入れた．その結果，驚いたことに，低気圧がきて天気が悪くなると，2・3日のずれがあるが，リンパ球が増加し，逆に高気圧がきて天気がよくなると顆粒球の増加が起こっていたのである．

この実験中にもう一つ気がついたことがあった．採血後にいつも自分の脈拍を測定していたところ，高気圧がくると脈拍がふえ（70/min）やる気がでて，低気圧がくると徐脈（60/min）になりしょんぼりしていたのである．

読者の皆さんもご存じのように，日中は交感神経優位で脈拍が多く，夜間は副交感神経優位になり脈拍が少なくなる．呼吸数も同様である．気圧の変化によってこのような基本的リズムは変わらないが，自律神経が影響を受け，ベースラインが変化していたのである．

専門的にはhypoxic depressionという言葉があるが，低気圧（酸素分圧の減少）になった時我々のからだは代謝を抑制して対応しているということである．つまり，酸素が少なくなると呼吸数や脈拍をふやして対応するのではなく，ゆったりして時が過ぎるのを待つという反応（副交感神経優位）が起こるのである．逆に，高気圧（酸素分圧の上昇）がくると生物は巣から出て「えさ取り行動」を開始する体調（交感神経優位）になる．

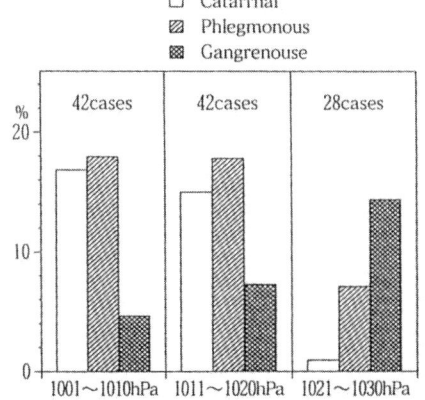

図2 気圧と虫垂炎.
腹痛を訴えた時の気圧によって,虫垂炎の種類を分類したものである.

さて,気圧の変化によって影響を受けた自律神経系は次にどのようにして,我々の生体防御を司る白血球に影響を与えるのであろうか.ここに,顆粒球上にあるアドレナリン受容体とリンパ球膜上にあるアセチルコリン受容体が登場するのである.私は20年前に白血球の生体リズムを研究している時に,上に述べたような「白血球膜上に自律神経レセプターがある」という報告があることを2,3知っていたが,体調との関係で研究されているわけではなかったので,その時は多少心に留める程度だったのである.法則(2)で,私がこの研究をどのように進めたかを詳しく述べることにして,ここでは結論を言う.

高気圧→交感神経優位→顆粒球増多,そして,低気圧→副交感神経優位→リンパ球増多,の2つの図式が導かれたのである.このため,顆粒球の増多は壊疽性(化膿性)疾患の頻度を増し,逆に,リンパ球の増多はカタール性(漿液性)疾患の頻度を増す.つまり,ある頻度で顆粒球やリンパ球の過剰反応が起こるのである.

白血球の変化と病気

これまでの医学では,顆粒球やリンパ球の合目的反応のみを強調して,それぞれの過剰反応に対する認識が足りなかったように思う.顆粒球は細菌の貪食を行うが,その際放出される酵素や活性酸素は細菌処理と同時に組織破壊を引き起こす力を持っている.このため,交感神経緊張状態で顆粒球増多の背景があると,組織障害が引き起こされるのである.顆粒球の増減はいつも全身反応としてあらわれるので,あらゆる組織が標的になる可能性を持っている.そして,その引き金を引くのは常在菌でも十分である.顆粒球は交感神経支配を受けているので高気圧の他,過労や精神的ストレスでも顆粒球増多がもたらされ,組織障害が引き起こされる.

逆に,リンパ球の過剰反応もある.カタール性炎症として,漿液性の炎症が起こる.この反応は,プロスタグランジン産生を伴い,発熱を引き起こすことも多い.一方,まわりに特別な抗原が存在すると特定のリンパ球クローンが活性化され,本格的アレルギー反応となる.リンパ球は副交感神経支配を受けているので,低気圧の他,排気ガスの吸入,肥満,運動不足,ゆったりの体調でリンパ球増多がもたらされ,カタール性炎症やアレルギー反応が増幅される.

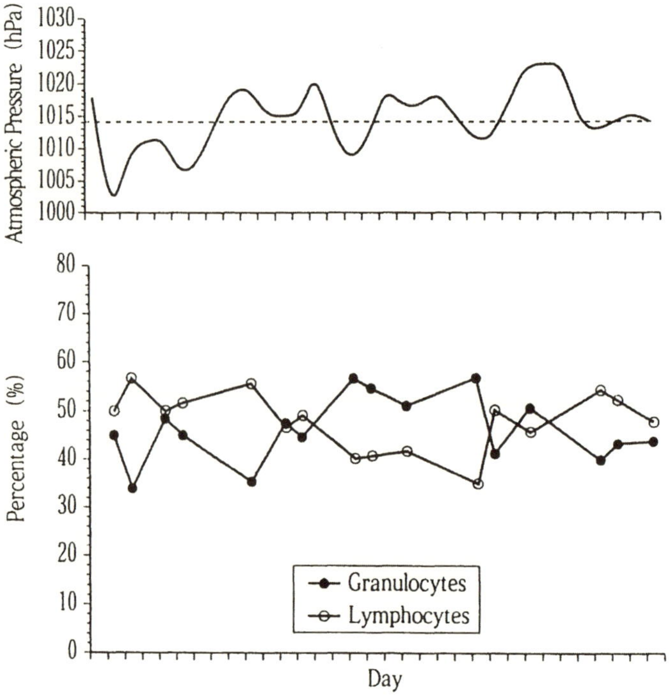

図3 気圧と白血球分画の変化.
1カ月間,気圧と一人の健康人の白血球分画をプロットした.低気圧でリンパ球優位,高気圧で顆粒球優位になる傾向が認められた.

虫垂炎の本体

ここでもう一度元に戻って,虫垂炎の謎を解き明かすことにする.切除された虫垂から白血球を分離し,セルアナライザーを用いて浸潤している白血球の種類を明らかにした(図4).病理診断をよく反映して,カタール性虫垂炎からは主にリンパ球(R_1)が同定され,壊疽性虫垂炎からはリンパ球と共に多数の顆粒球が同定された(図4 A).虫垂のリンパ球の中味を調べたのが図4 Bである.簡単に言うと,虫垂はT,B細胞から成るがNK細胞が無い.そして,B細胞の内容は扁桃とよく似ていて,自己抗体産生型のCD5$^+$B細胞が極めて多い.B細胞だけではなく,全ての分布パターンが扁桃に似ていて,虫垂はお腹の中の扁桃と言うのがふさわしい.

次に虫垂組織を電顕で調べた(図5).この写真は壊疽性虫垂炎からのものであるが粘膜下に多くの顆粒球の浸潤が認められ,組織破壊が起こり空間が生じている.驚いたことは,顆粒球の細胞質内にも,顆粒球のまわりにも細菌は存在しないことである.自ら組織破壊を行っているのである.虫垂の中腔は常在菌がいる場所なので,その産生物質が顆粒球を活性化している可能性はある.

ここで一言いいたいのは,交感神経刺激があると骨髄での産生刺激となり全身反応として顆粒球の増多がくることであり,また成熟顆粒球の寿命は2日と短いので,増加した顆粒球は活性酸素を放出しながらアポトーシスで死滅することである.これは顆粒球がいき続ける遺伝子であるbcl-2を欠損することによる.そして

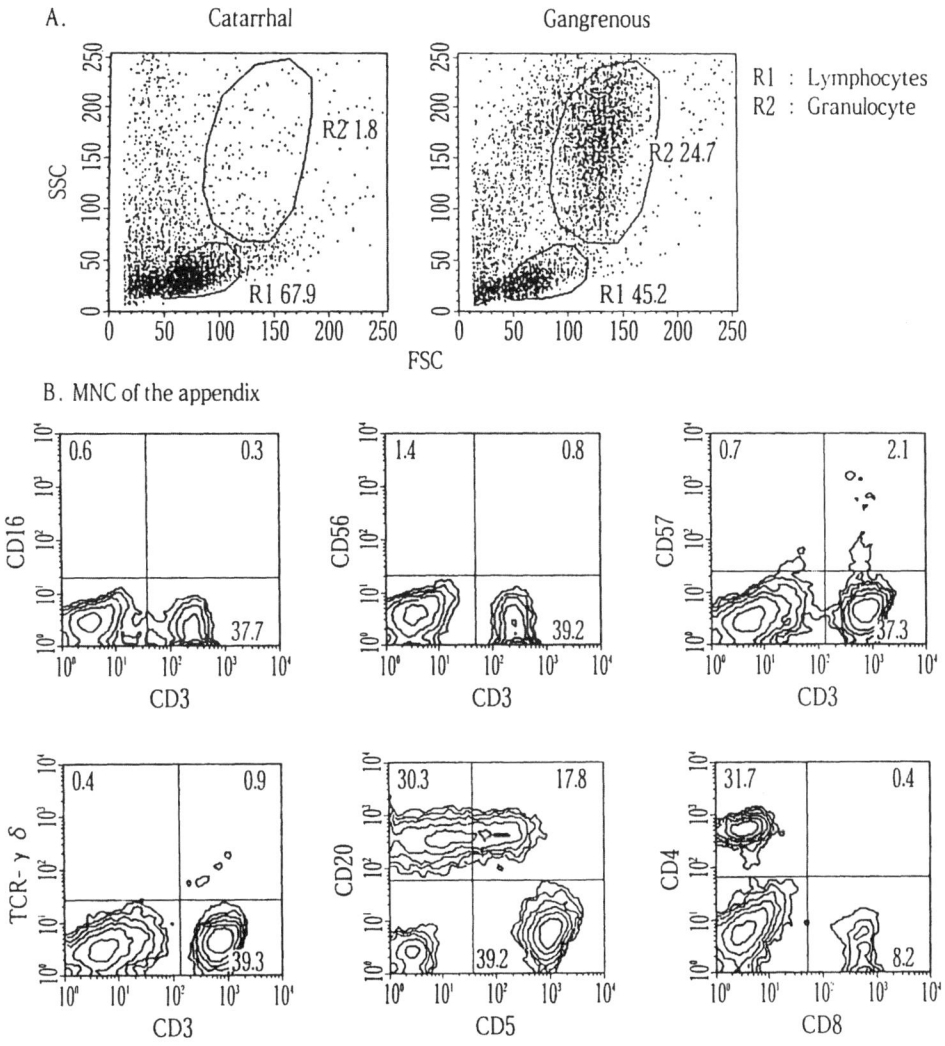

図4 虫垂炎から分離した白血球の性状.
A. セルアナライザーによる細胞の解析, B. 蛍光抗体法によるリンパ球サブセットの解析

容赦なく組織を破壊する.さらに,寿命が二日ゆえに50%は毎日新しいものと置き換わっていることにも注目してほしい.それだけ,骨髄の顆粒球産生には大きな能力が与えられているのである.

その人が交感神経緊張状態にあるかどうかを知るためには,白血球総数とその分画を調べるとよい.精神的ストレスのある人,長時間労働の人,鎮痛消炎剤(NSAIDs)を服用している人などは,交感神経緊張状態に陥り,白血球の総数の上昇（>6000/mm^3）と顆粒球比率の上昇（>70%）が来る.リンパ球の寿命は平均7日間とやや長く,また総数が比較的安定なのでゆっくりと比率の低下として現われてくる.危険信号と知ってほしい.

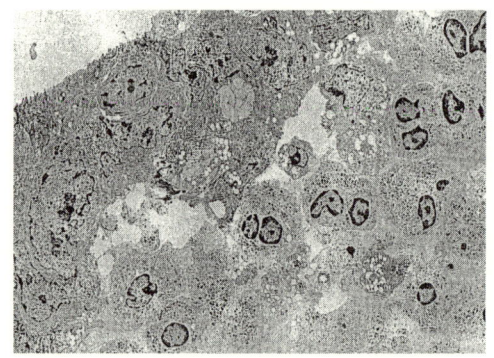

図5　壊疽性虫垂炎の電顕像（×3,500）．
多数の顆粒球（好中球）が浸潤して組織破壊を起こしている．しかし，組織内に細菌の浸潤は見当たらない．

　図には示さないが，カタール性虫垂炎の組織を見て重大なことを見出した．粘膜に一般的な風邪の原因となるアデノウイルスが検出されることである（図省略）．つまり，風邪で扁桃腺をはらしているような時は，お腹の扁桃（虫垂）も炎症を起こしていたのである．風邪を引くとウイルスによるカタール性の炎症がまず起き，鼻水が出る．分泌現象は副交感神経支配であり，リンパ球の反応は分泌（漿液性）をもたらす．この副交感刺激症状が徐脈をもたらし体のだるさをつくる．虫垂もカタール性炎症を起こしていることであろう．風邪が治ることになると副交感神経優位から交感神経優位の状態に移る．自律神経のリバウンド反応のためである．元気がでて，分泌が抑制され，顆粒球の反応に移る．つまり，黄色い（化膿），硬いはなになってくる．高気圧や無理をするなどのある刺激が上乗せされると，壊疽性虫垂炎として切り取られるはめになるのである．

　おわりに

　ここでは虫垂炎を代表に挙げて，環境，体調，生体防御系そして疾患のつながりを明らかにした．今後の「自律神経と免疫の法則」で，多くの疾患がこのメカニズムの影響下にあることが明白になってゆく．

【参考文献】
1) 安保　徹，他：環境，体調によって変化する免疫系そして疾患群．臨床病理 15:3-12,1997.
2) Fukuda M, et al.: Granulocytosis induced by increasing sympathetic nerve activity contributes to the incidence of acute appendicitis. Biomed Res 17:171-181,1996.

自律神経と免疫の法則（2）

白血球膜上に発現する自律神経レセプターと白血球の生体リズム

はじめに

環境や体調が自律神経系を介して，白血球の分布を変えることを法則（1）で述べたが，今回は白血球膜上にある自律神経レセプターとその検出について述べる．内分泌細胞，外分泌細胞，筋細胞などが，自律神経レセプターを持ち，からだの働き全般を同調させているが，白血球も同様だったのである．つまり，白血球の働きもからだの活動に同調して仕事をしている．

マクロファージはアドレナリン受容体とアセチルコリン受容体の両者を発現し，その働きと同様にオールマイティでいずれの体調でも仕事をする．しかし，マクロファージから進化した分身達である顆粒球とリンパ球にはその働きの片寄りと共に，自律神経レセプターの発現にも片寄りが出始めたのである．マクロファージ時代の貪食能に磨きをかけた顆粒球はアドレナリン受容体を多めに発現し，交感神経緊張状態で増加し働くようになった．

一方，リンパ球はマクロファージ時代の貪食能を低下させ，接着能に磨きをかけた．祖先接着分子を多様化させつなぎ合わせ，T細胞レセプターやイムノグロブリンを進化させたのである．これら接着分子に異物が付くとリンパ球が働き出す．そして，リンパ球は多めにアセチルコリン受容体を発現するようになったので，副交感神経優位の状態で増加し働くようになったのである．

顆粒球膜上のアドレナリン受容体

白血球膜上にアドレナリン受容体（adrenergic receptor）があるという報告は古くからあった[1-3]．特に，顆粒球の β-adrenergic receptor の報告が多い．しかし，ほとんどの研究は，アドレナリン刺激で顆粒球の顆粒分泌が抑制されることを強調していて，この真の意味を理解しないまま研究の発展が止まってしまったというのが，私の受けた印象である．

実際，マウスにアドレナリンを投与すると全身に顆粒球増多がくる．増加した顆粒球は細菌や細菌生物質で刺激すると盛んに活性酸素を出しながら，アポトーシスで死滅してゆく．つまり，顆粒球のアドレナリン刺激を分泌現象のみからとらえて，機能抑制と判定してはいけないのである．確かに交感神経刺激自体は，ほとんどの細胞の分泌機能を抑制してしまうのであるが，顆粒球の場合は細胞自身に大き

図1 ヒト白血球分画におけるアドレナリン受容体の発現.
ヒト末梢血から各種細胞分画を分離し，^{125}I-シアノピンドロールを用いてβ-adrenergic receptorの発現レベルを比較した

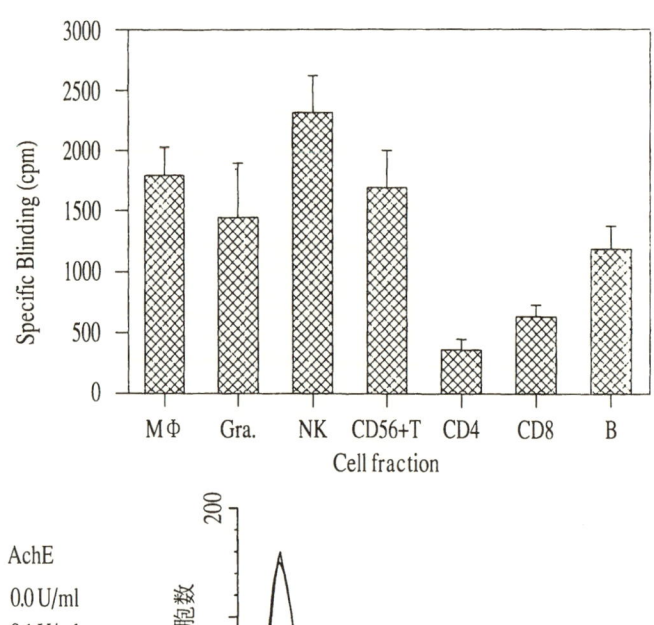

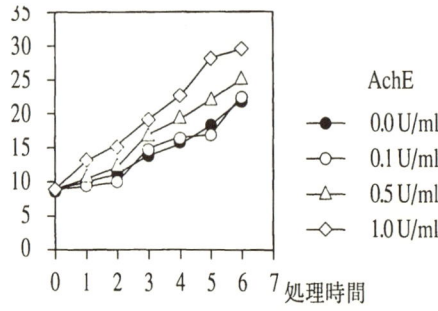

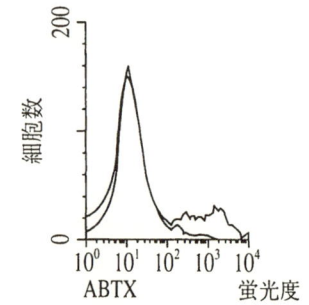

図2 マウスリンパ球上のアセチルコリン受容体の発現.
マウス脾細胞からリンパ球を分離し，FITC-結合α-ブンガロトキシン（ABTX）を用いてcholinergic receptor（AchR）の発現を調べた．リンパ球をコリンエステラーゼ（AchE）で前処理することにより，α-ブンガロトキシンの吸着が見られた．

な特徴がある．つまり，顆粒球は生き続ける遺伝子bcl-2を失い，成熟後の寿命が2日と短い．そして，分泌抑制にもかかわらず仕事をして死に至る．

顆粒球とリンパ球のβ-adrenergic receptorを^{125}I-シアノピンドロールを用いて比較した（図1）．さらに，白血球分画に分けて比較すると，マクロファージ，顆粒球（90%は好中球），NK細胞，胸腺外分化T細胞が発現レベルが高い．逆に，T細胞やB細胞は発現レベルが低い．ここではT細胞はCD4$^+$ヘルパー型とCD8$^+$細胞障害型に分けて調べている．

リンパ球膜上のアセチルコリン受容体

これまでも，リンパ球の膜上にアセチルコリン受容体があるという報告があったのであるが，同じ数くらい無いという報告もあった．筆者らはこの理由を明らかにした．最初の仕事はマウスのリンパ球を用いたものである（図2）．蛍光色素（FITC）をラベルしたα-ブンガロトキシンを用いてnicotinicのアセチルコリン受容体を検出している．図に示すように，分離した新鮮なリンパ球はほとんどα-ブンガロトキシンを結合しないが，コリンエステラーゼ処理した後に染色するとよく

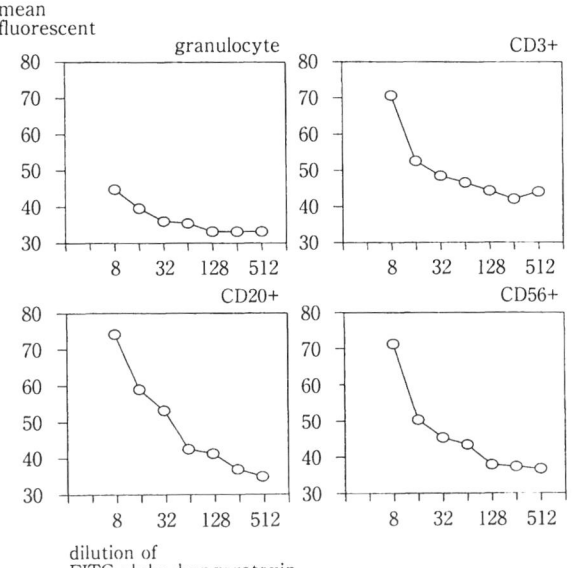

図3 ヒトリンパ球サブセットにおけるアセチルコリン受容体の発現.
T細胞（CD3⁺），B細胞（CD20⁺），NK細胞（CD56⁺）が比較的アセチルコリン受容体の発現が高く，顆粒球(granulocytes)は低い．

結合することがわかる．

　これらのことは，ふだんリンパ球の膜上のアセチルコリン受容体はアセチルコリンで飽和されていることを示唆している．筋細胞のアセチルコリン受容体と異なり，まわりの環境にコリンエステラーゼが少ないためではないかと考えられる．筋細胞の場合は次の刺激をすぐに持続して受け取るために，アセチルコリンのターンオーバーは極めて短い必要がある．リンパ球上のものとの違いであろう．

　ヒトのリンパ球で上記の方法を用いてアセチルコリン受容体を比較すると，顆粒球はほとんど（−）で，T，B細胞のリンパ球がこれを発現している（図3）．

　胸腺リンパ球もこの方法でアセチルコリン受容体を発現していることが確認できた．重症筋無力症の患者は，胸腺髄質でアセチルコリン受容体に対する自己抗体産生が起こっている．胸腺髄質には少数ながら系統発生学的に古いタイプのT細胞とB細胞（自己抗体産生型）が存在する．この疾患では胸腺髄質の上皮細胞の過形成が起こり，このB細胞の過剰活性化が引き起こされる．そして，まわりにあるT細胞膜上のアセチルコリン受容体反応クローンが拡大することになるのであろう．

白血球の生体リズム

　白血球の2大細胞群である顆粒球とリンパ球がそれぞれ，アドレナリン受容体優位，アセチルコリンレセプター優位となったことは，生物にとって重大な意味を持っていると思われる．つまり，一つは生物の活動時にできた傷口から進入する，あるいは呼吸によって捕らえられる，細菌の処理に顆粒球を準備しておくことである

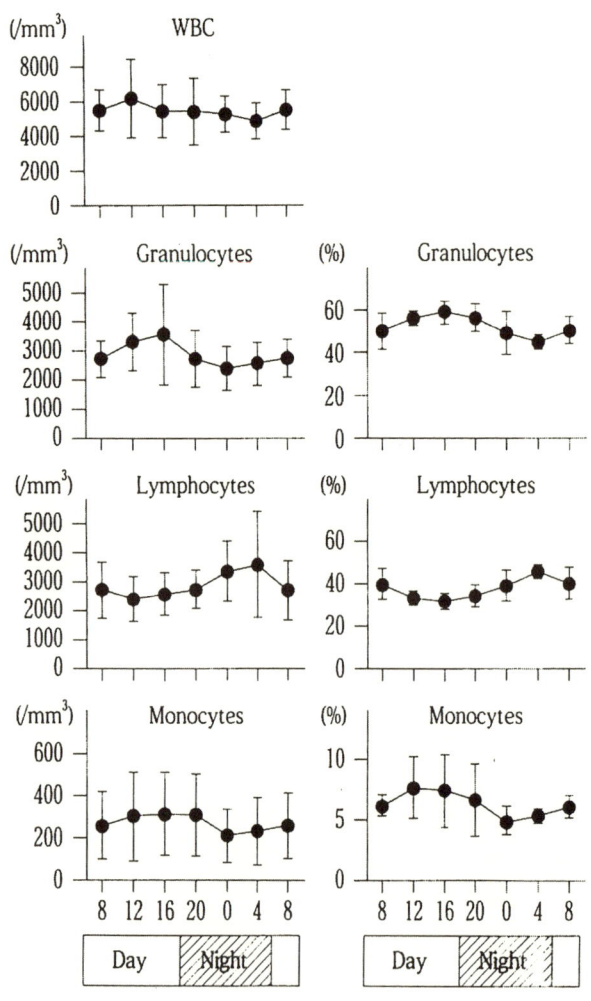
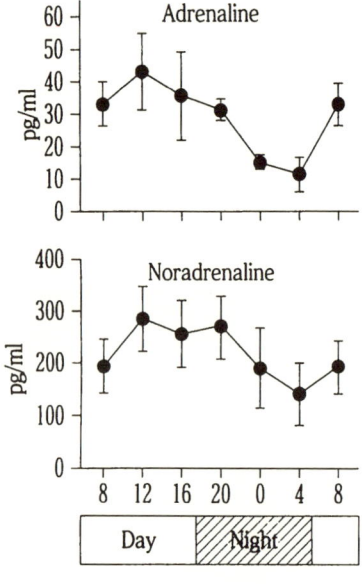

図5 ヒト血中カテコールアミンの日内リズム．

図4 ヒト白血球分画の日内リズム．

し，逆に，もう一方は生物が食物を摂る，排泄する，あるいは休息する時に，貪食には小さ過ぎる抗原群を処理するためにリンパ球を準備しておくことである．

このような合目的な白血球の変動は，日内リズムとしても同定できる（図4）．全白血球での日内リズムははっきりしないが，顆粒球，リンパ球，マクロファージに分けて調べると日内リズムがはっきりしてくる．顆粒球とマクロファージ（単球）は比率，総数共に日中多く夜間少なくなるリズムであり，逆に，リンパ球は比率，総数共に日中少なく夜間多くなるリズムである．この時の，一日のカテコールアミンのリズムも調べてある（図5）．

リンパ球のサブセットの日内リズムも興味深い．NK細胞と胸腺外分化T細胞，これらはいずれも系統発生学的に古いタイプのリンパ球であるが，いずれも顆粒球と同様の日内リズムパターンを示している．一方，ふつうのT細胞，B細胞は日中少なく夜間多いパターンである．

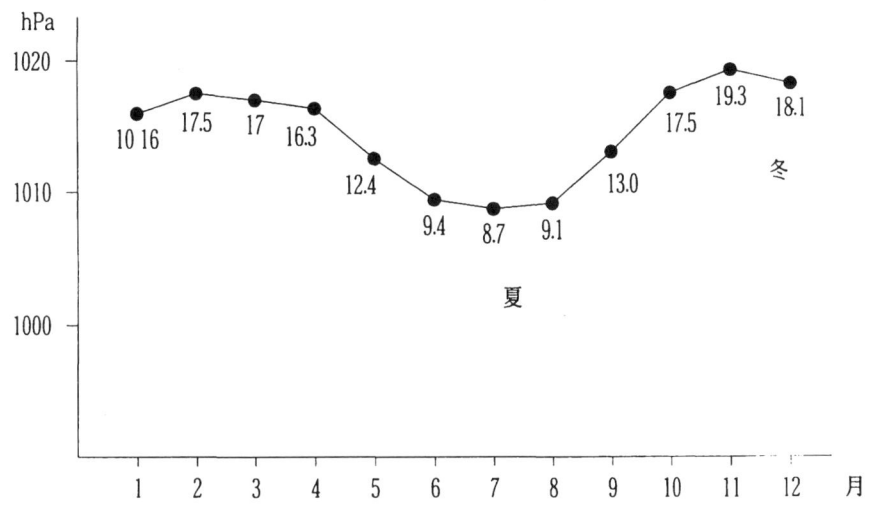

図6 新潟市における気圧の年内変化（1961～1990）．

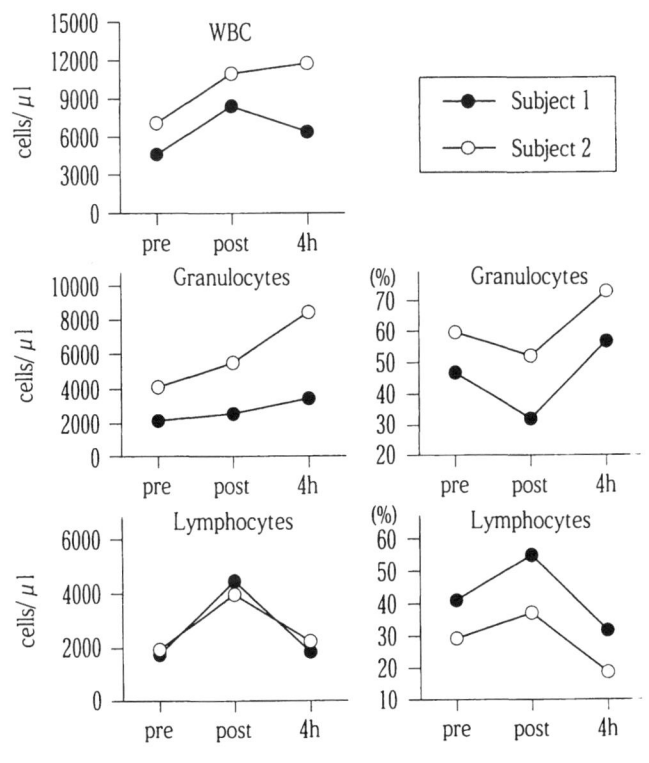

図7 ヒトでの運動による白血球分画の変化．
運動前と運動（1時間のランニング）直後と4時間後に調べている．

図は省略するが，白血球の年内リズムも存在する．夏は気温が高く気圧が低下するために副交感神経優位になり，夜間と同じパターンになる．逆に，冬は気温が低く気圧が高くなるので交感神経優位になり，日中の変化と同じパターンになる．ここに新潟市における気圧の年内変化を示した（図6）．夏は低気圧ゆえに生体は副交感神経優位（ゆったりの体調），逆に，冬は高気圧ゆえに生体は交感神経優位（やる気満々の体調）になっていることを知っておいてほしい．

法則（1）で述べたが，同じ季節でも数日の周期で気圧の変化がくる．この変化にあわせて，白血球の分布も変化しているのである．

このような顆粒球やリンパ球の生理的変動は本来，生体にとって合目的反応である．しかし，ある頻度で生体側の破綻も起こる．顆粒球の過剰反応によって，化膿性疾患が起こったり，組織障害が起こることであり，逆に，リンパ球の過剰反応によって，カタール性炎症が起こったり，アレルギー疾患が起こることである．季節の変わり目で起こる病気のメカニズムにもなっているのである．

運動による白血球の動き

　交感神経緊張をつくる代表的なものの1つが運動である．ヒトに1時間のランニングを行わせて白血球の変化を観察した（図7）．いずれのヒトでも顆粒球とリンパ球の増加が誘導された．顆粒球の変化は持続的であるがリンパ球の変化は一過性である．さらに，リンパ球の増加はすべて，NK細胞や胸腺外分化T細胞などの系統発生学的に古いタイプのものに限定していた．つまり，アドレナリン受容体を持つ顆粒球，NK細胞，胸腺外分化T細胞への刺激が入ったのである．運動時に多量のアドレナリン，ノルアドレナリンが血中に放出されたのは確認してある．

自律神経系を刺激する他の因子

　これまで，自律神経系の変化が白血球の変化につながることを述べ，その最初の引き金になる因子として自律神経系の日内リズム，年内リズム，運動，気圧の変化を述べた．この他の因子を紹介したい．

　交感神経緊張をしいるものとして，精神的ストレス，重労働，長時間労働，不規則な生活（夜ふかしなど），短い睡眠などが挙げられる．病気と関係するものでは，細菌感染，麻酔，手術，制酸剤（胃薬）使用，NSAIDs（痛み止め）の使用[4]，癌，飢餓がある．逆に，副交感神経優位の状態をつくるものとして，運動不足，肥満，甘い物の取り過ぎ，排気ガスにさらされる，などが挙げられる．病気と関係するものでは，アレルギー体質，ウイルス感染の初期，胃切除や閉経後に骨粗鬆症を起こす状態が挙げられる．新築の家で有機溶剤（接着剤の揮発）にさらされることも加えられる．

おわりに

　交感神経緊張状態にあるか，副交感神経優位の状態にあるかは白血球の分画で知ることができる．昔は，交感神経緊張をしいることが多く，日本人は皆，顆粒球のレベルが高く，感染症も多かった．このため，血液の白血球分画を熱心に調べる医者が多かったのであるが，感染症が減少した今日ではその習慣が失われつつある．しかし，代わりにストレス社会に変わっているので，やはり白血球分画を読む重要性は変わっていない．自律神経のレベルは活動などで容易に変わるが，その総和を知るためには，つまり，交感神経緊張タイプか副交感神経優位タイプかを知るためには白血球のレベルを調べるとよいのである．交感神経緊張タイプ（ストレスの多い人）は「顆粒球人間」になっている．

【参考文献】

1) Igunarro L J, et al. : Enzyme release from polymorphonuclear leukocyte lysosomes: regulation by autonomic drugs and cyclic nucleotides. Science 180 : 1181-1183, 1973.
2) Panosian J O, et al. : α_2-adrenergic receptors in human polymorphonuclear leukocyte membranes. Biochem Pharmacol 32 : 2243-2247, 1983.
3) Landmann R M A, et al. : Changes of immunoregulatory cells induced by psychological and physical stress: relationship to plasma catecholamines. Clin Exp Immunol 58 : 127-135, 1984.
4) Yamamura S, et al. : Simultaneous activation of granulocytes and extrathymic T cells in number and function by excessive administration of nonsteroidal anti-inflammatory drugs. Cell Immunol 173 : 303-311, 1996.

自律神経と免疫の法則 (3)

感染による白血球の変化, そして体調

はじめに

環境の変化, 体調の変化は, 我々の自律神経のレベルを変え, 白血球の分布を決定している. 逆に, 感染症は直接いずれかの白血球を活性化し自律神経のレベルを決定する. もっと正確に言うと, 体調 (自律神経のレベル) と白血球はサイクルを形成して影響し合っているのである.

50年ほど前に, この事実に気付いて「生物学的二進法」という概念を提唱した人がいる[1,2]. 元東北大講師の斉藤章である (写真). この概念の中で発癌や自己免疫疾患発症のメカニズムも考察している. 私は学生時代に斉藤先生の理論に感銘を受けていつも応用してきた. 本稿では斉藤理論を中心に白血球と自律神経の関係を紹介していく.

微生物感染と白血球

ニキビで化膿を繰り返しているのにさっぱり免疫は成立しないし, 逆に, はしかにかかると一度で永久免疫が成立する. これは微生物によって誘導され, 防御に働く白血球が異なるからである (図1). 図にあるように, 通常のグラム陽性球菌などの微生物でも大型のものは顆粒球の誘導がほとんどでリンパ球の反応は極めて少ない. このため防御は顆粒球の貪食によってなされ免疫はほとんど残らない. 残ったとしても防御には役立たない程度である. 化膿性または壊疽性の炎症となる.

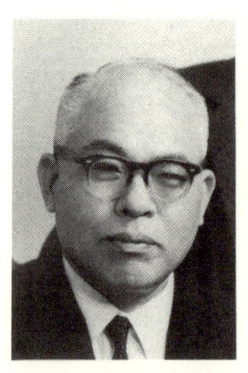

写真 「生物学的二進法」を提唱した故斉藤章.

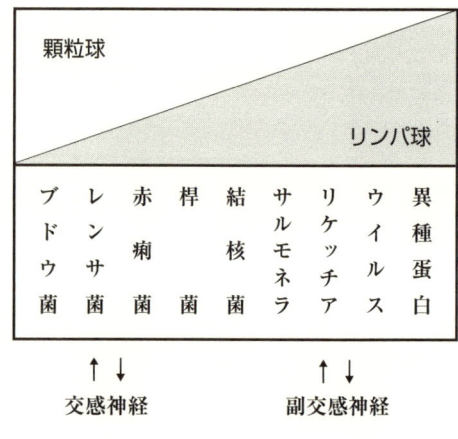

図1 生物学的二進法, そして自律神経との関係.

一方，粒子の極端に小さいウイルスなどは貪食には不向きで，顆粒球の誘導は弱くリンパ球の誘導が強く起こる．小さすぎる微生物はB細胞の認識を受けるか，マクロファージによりさらに分子レベルまで細切されMHC（主要組織適合抗原）に入りT細胞によって認識される．このためカタール性の炎症となり強い免疫が成立する．図の中央に位置する結核菌はちょうど中間タイプで，マクロファージや顆粒球の誘導も起こるし，免疫もかなり成立する．

　この図は斉藤章先生が，感染症の患者さんを多数観察してつくったものであり，私は免疫学の講義の際は必ず学生に示している．このような基本的なことを知らずに，常在菌（例えば H.pylori）に免疫を成立させて治そうというようなでき難い試みが行われている．

微生物感染と自律神経系

　斉藤理論のすばらしいところは，図1のような対極にある感染症では自律神経の反応が正反対になることを見出していることである．つまり，細菌と顆粒球の戦いでは生体が交感神経緊張状態に，ウイルスとリンパ球の戦いでは生体が副交感神経優位になるという法則を明らかにしたのである．

　具体的な例でいうと，ウイルス感染で風邪を引いた時は，からだがだるくなるがこれは副交感神経刺激のための徐脈によるもので，また，さらさらした鼻水が大量に出るがこれはやはり副交感神経刺激のための分泌現象の促進である．発熱はNSAIDsによく反応する．

　一方，細菌感染では交感神経刺激の症状が出現する．頻脈と分泌現象の抑制である．このタイプの発熱にはNSAIDsの使用はよくない[3]．顆粒球をさらに過剰にし，炎症を悪化させる．重要なところである．

「生物学的二進法」のメカニズム

　顆粒球はアドレナリン受容体をもつので，交感神経緊張状態で増加するが，逆に，顆粒球増多はいかなるメカニズムで交感神経緊張状態をもたらすのであろうか．顆粒球の出す活性酸素群によるものと思われる．顆粒球は細胞質にミトコンドリアが多く好気的で，さらに，細菌処理に活性酸素そのものも使用している[4,5]．代表的活性酸素の一つであるヒドロオキシラジカル（・OH）は直接すべての交感神経レセプターを刺激するからである．カテコールアミン群の活性部位そのものがOH基である．

　リンパ球はアセチルコリン受容体をもつので，副交感神経優位の体調で活性化されるが，逆に，リンパ球の反応はいかにして副交感神経優位の状態をつくるのであろうか．リンパ球の炎症で中心となるプロスタグランジンはカテコールアミン産生

の抑制系として働いているので[6,7]，リンパ球の炎症は副交感神経刺激症状をもたらす．解熱鎮痛剤（または消炎鎮痛剤）つまりNSAIDsはシクロオキシゲナーゼの働きを抑えてプロスタグランジン合成阻害剤として働く．したがって，リンパ球の炎症に対しては消炎剤となるが，顆粒球の炎症には起炎剤となる．消炎という名前にまどわされて間違った使用が行われている．交感神経緊張状態で顆粒球増多症のある人（老人の多く）には禁忌なのである．この注意を守るだけでどれだけ多くの患者が救われることか．

体質と白血球

体質によって，交感神経優位タイプ（活動型）と副交感神経優位タイプ（ゆったり型）に分けることができる．そして，活動型の人は顆粒球が多く，ゆったり型の人はリンパ球が多くなっている．活発な人でも睡眠を充分に取る，逆に，ゆったりタイプでも精神的ストレスがある，などとなると自律神経のレベルは変化する．自律神経自身が日内リズムを持って変化しているし，活動でゆれ動くので，総和した自律神経レベルを知るためには血中の白血球分画を調べることである．現存の日本人の中間ラインは顆粒球60％，リンパ球36％である．

顆粒球が70％以上，リンパ球が28％以下のラインを超えると体質というよりも，交感神経刺激症状で悩まされるようになる．万病の元となる状態と言ってよい．代表的症状は倦怠感，不眠，不安感，便秘，食欲不振，肩こり，腰痛などである．後者の症状は交感神経の緊張により筋肉も緊張するために起こっている．この状態が持続すると高血圧，白内障，胃潰瘍，多臓器障害，発癌などが誘発される．

交感神経刺激症状は，甲状腺機能亢進症や褐色細胞腫で起こるが，もっとありきたりの原因で起こる．精神的ストレス，長時間労働，不規則な生活，NSAIDsを長期使用するなどである．マウスを用いた実験系であるが，NSAIDs使用により全身での顆粒球増多が誘導されている（図2）．これは骨髄での顆粒球産生の促進によってもたらされている（図3）．骨髄での赤血球やリンパ球の産生は変わらないが，顆粒球のみがいずれのNSAIDs投与でも増加しているのがわかる．

自律神経の反応

冷房の効いた所に急に入るとくしゃみや鼻水が突然でることがある．そもそも寒さには交感神経緊張で対応するはずなのに，このような副交感神経反射が起こることがある．この反射を筆者らは「驚き反応」と呼んでいる．リンパ球の多い副交感神経優位の体質の人に起こりやすい．深窓の令夫人がねずみがとび出したのを見て気を失う反射でもある．医療現場でも見られる．採血時の脳虚血（採血量が多くないのに起こる）である．また，人を高圧治療室に入れると徐脈がくるがこれもそう

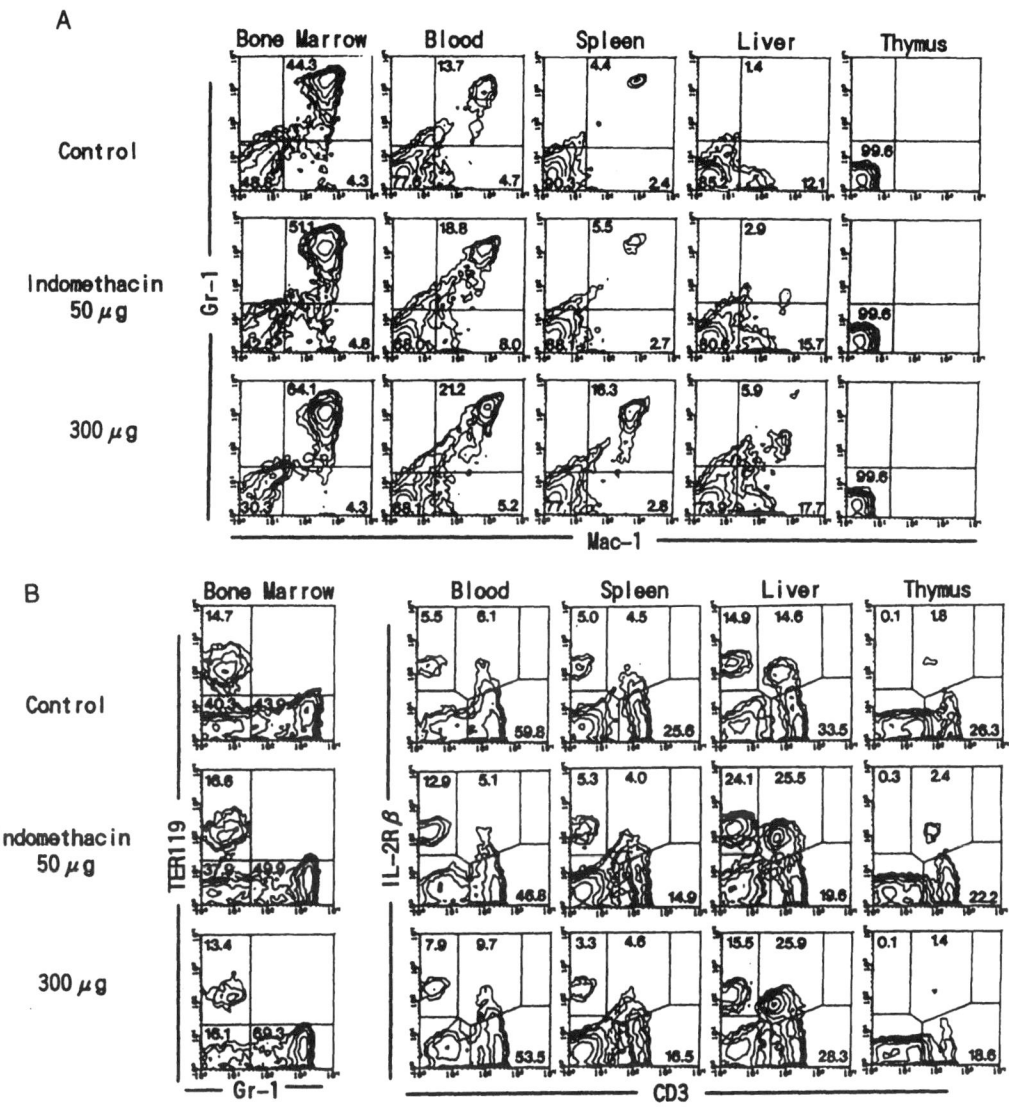

図2 NSAIDs使用による全身での顆粒球増多.
マウスにインドメサシンを投与して3日後に調べた.

である.時間が経つと本来の反応である頻脈と顆粒球増多がやってくる.

「驚き反応」とは別に,自律神経はリバウンド反応を起こすことが多い.風邪のひき始めは鼻水が出てカタール性の炎症が起こるのに治る頃になると,交感神経刺激パターンに逆転し,元気がでて,分泌抑制と顆粒球増多により黄色い硬い洟(はな)になる.この時増加した顆粒球は通常の常在菌と反応しさらなる炎症を引き起こすことがある.これが二次感染と呼んでいることの真のメカニズムである.

最近の筆者らの研究でリンパ球の過剰反応で起こるアトピー性皮膚炎や気管支喘息でさえ,発症の引き金はストレスによる顆粒球増多で始まることを明らかにして

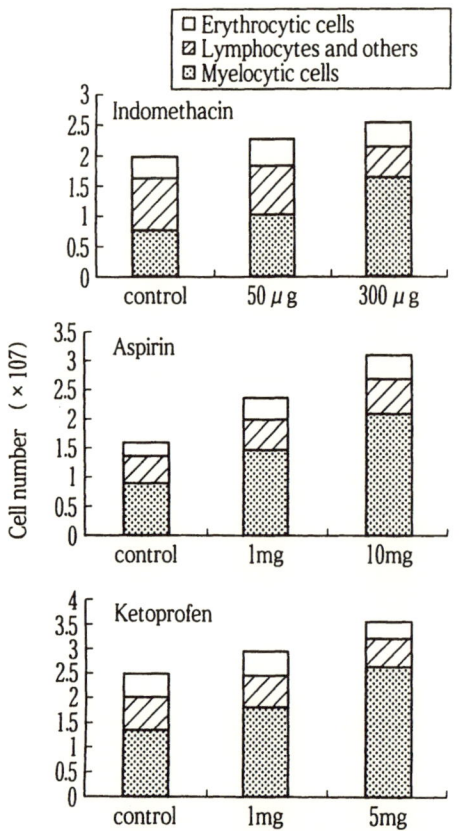
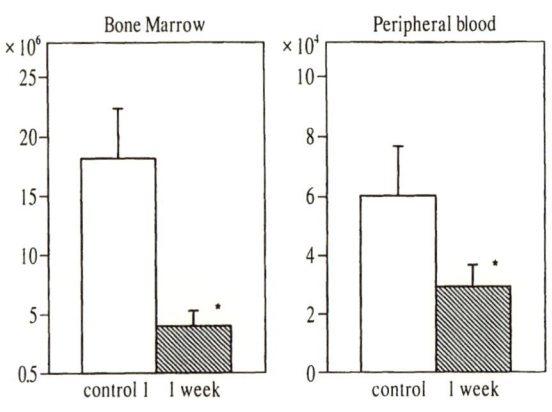

図3 NSAIDsによる顆粒球増多は骨髄での産生促進による．三種のNSAIDsを使用し3日後の骨髄の変化を調べた．

図4 抗生物質でマウス腸管の細菌フローラを消失させると骨髄での顆粒球産生が低下する．
*$p<0.05$

いる．リバウンド反応として，リンパ球の反応が起こるものと思われる．

顆粒球のレベルを決める因子

健康な人でも顆粒球のレベルは約60%に維持されている．この維持のための最も基本的因子は常在菌との戦いによるものである．マウスに抗生物質を投与し腸管のフローラを死滅させると骨髄での顆粒球の産生が抑制される（図4）．つまり，常在菌との戦いで活性化された顆粒球から出される活性酸素やサイトカインが直接にあるいは間接的に骨髄の myelopoiesis を刺激しているものと思われる．

胃潰瘍患者の H. pylori を抗生物質でたたくと胃のみならず，全身の顆粒球のレベルが低下する．顆粒球の反応は全身反応なのである．

創傷の治癒

外傷や手術の後なかなか傷口がふさがらない人がいる．そして，傷から膿がふき出す．一方逆に，傷の治りがよすぎてケロイドをつくる人がいる．この現象も完全に，患者の体質あるいは自律神経バランスの異常にもとづいていることが筆者らの

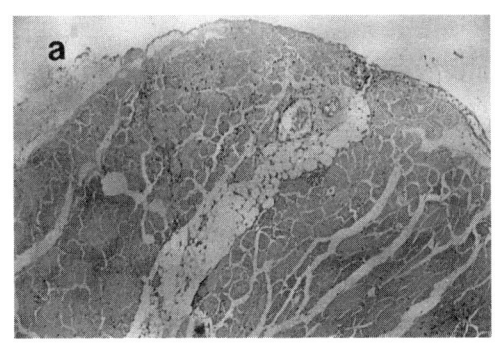 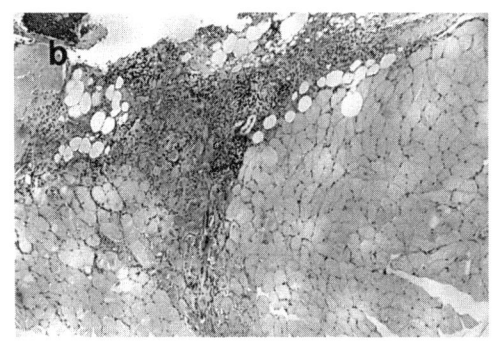

図5　顆粒球増多による創傷治癒の抑制．a.正常マウス　b.G-CSF投与マウス
正常マウスでは1週間で創傷が治癒している．しかし，G-CSF投与を投与したマウスでは顆粒球が増加し，2週後も傷が治っていない．傷の局所に多投の顆粒球浸潤が見られる．

研究で明らかになりつつある．

　交感神経緊張状態にあり顆粒球の比率が高い人（＞70％）は，傷口にも顆粒球が集まり，放出する活性酸素により創傷の治癒が抑制される．集積した顆粒球は常在菌と反応した膿をつくる．このような変化はマウスの実験系でもつくることがでる（図5）．G-CSFを投与したマウスでは2週間たっても傷が治らず，傷口に多数の顆粒球が浸潤している．

　逆に，副交感神経優位の人はリンパ球の比率が上昇し（＞45％）創傷の治癒が促進され過ぎケロイド形成に至るのである．

　したがって，創傷の治癒を正常化させるためには自律神経のレベルを正常化することが必要である．先にも述べたように，消炎剤の名前にまどわされて傷の治りにくい人にNSAIDsを使用したら最悪である．漢方薬が効果的である．逆に，ケロイド形成はふくよかな女性に多いことでもわかるように過剰の副交感神経優位の状態を改めなければならない．食事の注意や運動による体重の減量が必要となる．

　　おわりに
　自律神経のレベルが白血球のレベルを決定すると同時に，感染によって変化した白血球の分布によっても自律神経のレベルが決められているというサーキットが形成されているのである．また，体質や変化した自律神経の活性化レベルによって感染や創傷の治癒が影響を受けている．このような事実を知ることは，実際の患者の治療に大いなる利益をもたらすことを実感している．

【参考文献】

1) 斉藤　章：自律神経のレベルからみた免疫とアレルギー 3, 自律神経の異常に基づくアレルギー現象の変貌について．東北医誌 95：228-246, 1982.

2) Saito A: Autoadaptation mechanism of the human body. Tohoku J Exp Med 102：289-312, 1970.

3) Yamamura S, et al.：Simultaneous activation of granulocytes and extrathymic T cells in number and function by excessive administration of nonsteroidal anti-inflammatory drugs. Cell Immunol 173：303-311, 1996.

4) Suzuki M, et al.：Neutrophil-derived oxidants promote leukocyte adherence in postcapillary venules. Microvascul Res 42：125-138, 1991.

5) Yuo A, et al.：Tumor necrosis factor as an activator of human granulocytes. Potentiation of the metabolisms triggered by the Ca^{2+}-mobilizing agonists. J Immunol 142：1678-1684, 1989.

6) Abramson S B, et al.：The mechanisms of action of nonsteroidal antiinflammatory drugs. Arthritis Rheum 32：1-9, 1989.

7) Pshennikova M G, et al.：Relations of catecholamine and prostaglandin contents in the blood od rats exposed to acute stress and during adaptation to stress. Biul Eksp Biol Med 109：534-535, 1990.

自律神経と免疫の法則（4）

神経，内分泌，免疫系の連携の本体

はじめに

　最近かなりの数の人達が，神経系，内分泌系，免疫系が密接に連携していることを言い始めている．そのほとんどは，1) 免疫系で見い出されたサイトカインが脳でも使われている．2) 接着分子のあるものが免疫系と神経系で共通している．また，3) ホルモン投与（ステロイドホルモンや性ホルモン）が免疫系を変化させる，というものである．しかし，これでは3つの系の連携を説明するには十分でない．私は真の謎が別にあることに気づいたので，ここではその内容を詳しく紹介する．

感受――分泌細胞の概念

　単細胞生物（真核細胞の）の長い時代を経て生物は多細胞生物に進化している（約6.5億年前）．この単細胞生物は，一つの細胞で，呼吸，えさの摂取・消化・排泄，認識（識別），生体防御を行っていた（図1）．多細胞生物になると各細胞が協調して働かなければならない．そして，酵素を取ったり，活動してエネルギーを消費する働きを交感神経系で同調し，えさを吸収したり排泄したりするエネルギーを蓄積する働きを副交感神経系で同調したのである[1]．

　多細胞生物に進化すると，細胞ごとに機能分担を行い，細胞の分化が起こったのである．まわりの刺激の認識を専門に行う細胞のあるものは神経細胞に分化しているし，皮膚や腸の細胞の一部は内（外）分泌細胞に分化している．そして，生体防御細胞を専門に行うリンパ球様細胞（元祖マクロファージから）も進化してきた（図2）．この図でわかるように，内分泌細胞，リンパ球様細胞，神経細胞も，細胞質内顆粒球を持ち，ある刺激を感受して顆粒放出を行うという共通の機構によって仕事をしている．したがって，私はこれらをまとめて感受―分泌細胞と名付けたのである．

　このような考えは，なにも唐突なものではない．新潟大学名誉教授の藤田恒夫は，「内分泌細

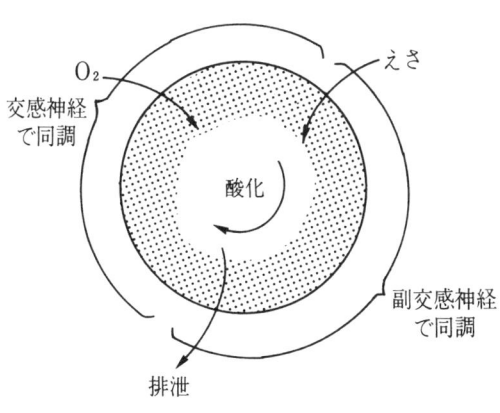

図1　単細胞生物におけるエネルギー異化作用．
単細胞生物時代の呼吸や運動（えさ取り行動）と，消化・吸収・排泄が，のちに多細胞生物になると，それぞれ交感神経と副交感神経の働きによって同調して同様の働きを行うようになった．

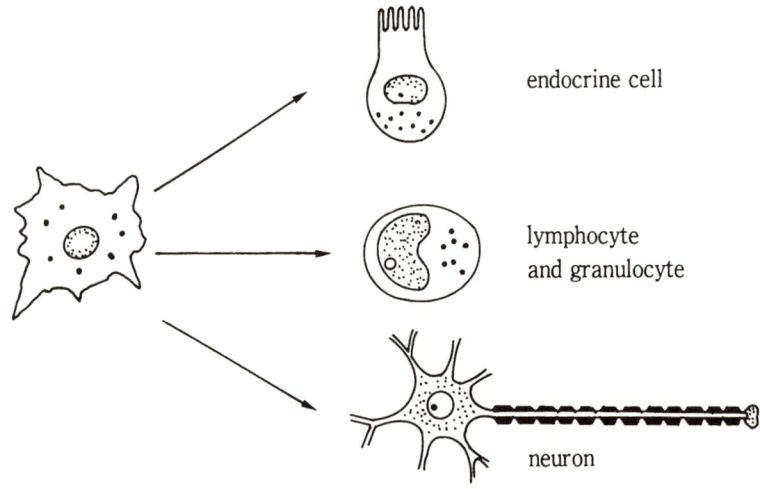

図2　感受—分泌細胞の概念.
すべての分泌現象は排泄から進化し，ゆえに副交感神経刺激で同調して仕事が行われる.

胞と神経細胞（ニューロン）は本来同一のものでパラニューロンという概念でまとめることができる」と提唱している[2,3]．私はリンパ球も含めて，感受—分泌細胞としたのである．そして，さらにもう1つ重大な法則を加えたい．

分泌現象は排泄から進化

　ホルモン，サイトカイン，神経伝達物質は，それぞれ内分泌細胞，リンパ球（あるいはマクロファージ），ニューロンから，ある刺激の後に分泌されるのであるが，これらの働きを排泄現象としてとらえたいと思うのである．ホルモンもサイトカインも神経伝達物質も，前駆物質の酸化過程を経てつくられる．そして，途中酸化物質を排泄し，まわりの細胞や対応するレセプターのある細胞にふりかけて驚かし，自分自身と同調して働くことを強要しているのである．
　生物は，呼吸やえさ取り行動のようなエネルギーを消費する働きを交感神経を発達させ同調させている．逆に，えさの飲み込み・消化・吸収・排泄などのエネルギーを蓄積する働きを副交感神経を進化させて同調させている．したがって，感受—分泌細胞の顆粒放出現象もすべて副交感神経支配になっている．つまり，分泌現象が本来排泄から進化したために，今でもこの働きが副交感神経支配で起こるものと考えられるのである．

感受——分泌細胞の働きの同調

　副交感神経優位の時の体調は，われわれでいうと食事の時，休息（睡眠も）の時である．このような時，内分泌細胞は活性化し，インスリンなどがでるし，成長ホルモンやグルココルチコイドも副交感神経優位の夜間か早朝の分泌である．外分泌細胞の働きも起こり，消化液などが分泌される．リンパ球の働き，つまり，免疫能

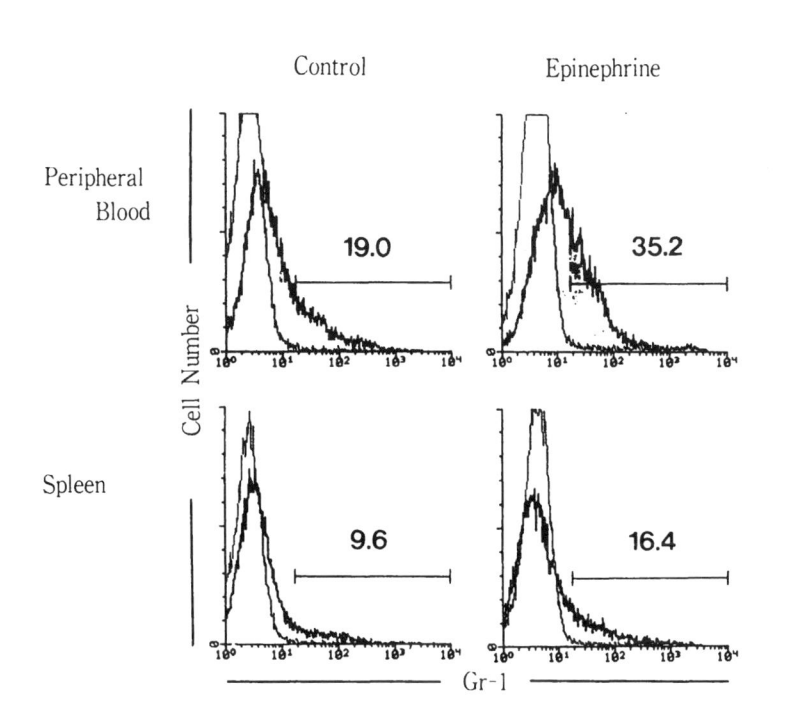

図3 アドレナリン持続投与による顆粒球増多.
マウスにアドレナリンを徐放性に1週間投与すると全身性に顆粒球増多が見られる．特に，胸腺以外の臓器では取れる細胞の数が2割以上にふえている．

も高まる．神経伝達物質が出され，知覚神経などの働きも高まり，痛みなどに対して過敏になる．あるいはいろいろな物事にも気がゆき届く．

　逆に，交感神経緊張の時は感受—分泌細胞のすべての働きは低下する．内分泌，外分泌細胞の働きは停止し，血糖は上昇し，口渇がくる．リンパ球の働きは低下する．神経伝達は抑制され，まわりが見えなくなり，知覚が消失する．無我夢中の状態である．一方，えさ取り行動に関与する細胞群だけは働きが亢進する．呼吸，循環（血圧）に関係する機能であり，防御細胞では顆粒球の働きである．発汗に関係する細胞もこの群に入る．

　つまり，1）感受—分泌細胞の概念，2）顆粒分泌と排泄現象，3）これらの副交感神経支配，という三つの法則を理解すると，真の神経，内分泌，免疫系の連携が理解できるのである．

顆粒球の独自性

　防御細胞の元祖はマクロファージであり，オールマイティの働きを持っている．貪食能（phagocytosis）であり，炎症部位に遊走し接着（adhesion）して仕事をすることである．しかし，生物が進化すると共に，マクロファージが分身を生み出し防御効率を高めている．1つはリンパ球であり，もう1つは顆粒球である．既に述べたように，リンパ球はマクロファージ時代の貪食能をやめて，接着能に磨きをかけたのである．接着分子に異物が入ると仕事をする．酵素を分泌して異物付着自己細胞（異常自己細胞でもある）を破壊して除く．一方顆粒球はマクロファージの貪

食能をさらに高めて進化してきたのである.

　顆粒球はアドレナリン受容体をもち,交感神経支配を受けている.この現象は以前から知られていたのであるが,私のような考えを導入したのはこれが初めてである.つまり,これまでの顆粒球のアドレナリン受容体の研究の内容は次のようなものであった.顆粒球をアドレナリンで刺激すると顆粒分泌が抑制されるというものである[4-6].これもある意味では交感神経刺激による分泌抑制という一般的な反応の再現である.

　しかし,交感神経刺激が in vivo (生体内)で顆粒球の数を増やすという発想やデータが無かったために,「交感神経刺激は顆粒球の機能抑制」という結論で終わってしまっていたのである.われわれは,マウスに徐放性にアドレナリンを投与して顆粒球増多を確認している(図3).さらに大事なことは,顆粒球はbcl-2という生き続ける遺伝子を失っているために,分泌抑制がきてもアポトーシスで死んで活性酸素や酵素を放出できるということである.

アドレナリンの初期反応

　交感神経の慢性的刺激は,生体内で全身反応として顆粒球増多症を誘導し,組織障害を引き起こす危険をはらんでいる.一方,交感神経の急性刺激はからだの防御系にどのような反応を引き起こすのかを明らかにしたい.この反応は,強い精神的なストレスや肉体的ストレス(長時間労働や加重労働)を受けた時の反応そのものである.

　実験的にマウスにアドレナリンを1回投与しその後の骨髄を含めて全身の反応を見たものである(図4).骨髄で顆粒球が減少し,全身に顆粒球増多が出現している.これはアドレナリン投与の初期反応として,顆粒球の産生臓器である骨髄から顆粒球が末梢へ移行したためである.骨髄は顆粒球のmarginal poolとしての部位でもあったのである.これまで血管壁や脾臓などがmarginal poolの候補として挙げられてきたがいずれもその証拠が見つからなかった.この実験から真の顆粒球を溜めて急性に全身に送り出す元は,顆粒球の産生臓器である骨髄そのものであることがわかったのである.

　このようなアドレナリン投与による顆粒球の初期反応は数時間で終わり,骨髄がフル回転で顆粒球産生をし出す.そして,刺激が慢性的であれば,真の顆粒球増多が全身にもたらされるに至る.

　アドレナリン投与により,リンパ球側はどのように反応するのであろうか(図5).アドレナリン投与で胸腺の急性萎縮がきて,進化したリンパ球であるT細胞,そしてB細胞も減少する.相対的にストレスに抵抗性のある系統発生学的に古いリンパ球であるNK細胞(CD3$^-$IL-2Rβ^+)と胸腺外分化T細胞(CD3^{int}IL-2Rβ^+)

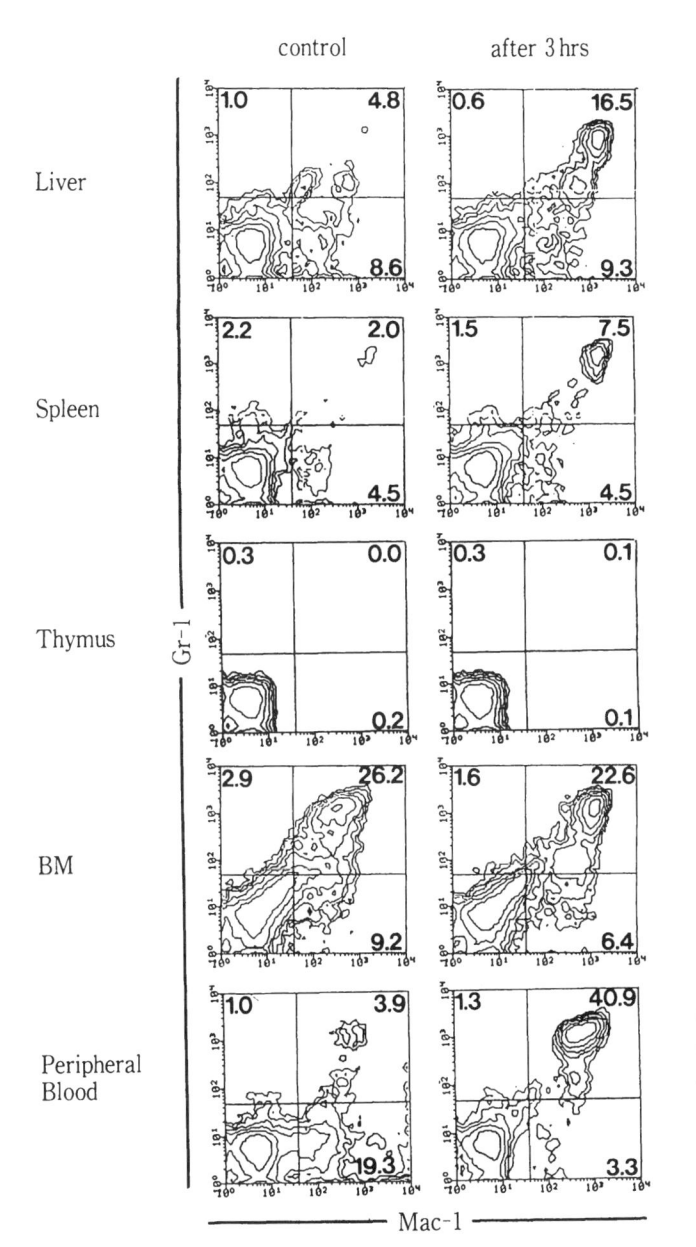

図4 アドレナリン1回投与による顆粒球の骨髄から末梢への移行.
骨髄で顆粒球が減少し,他の末梢免疫臓器に顆粒球増多が出現している.つまり,骨髄がmarginal poolとしての役割をもっていることが明らかになった.

が増加する.この傾向は肝臓でよく見られる.

　アドレナリン初期投与の防御細胞の変化の結論を言うと,活性酸素を産生する顆粒球と自己細胞破壊能を持つNK細胞と胸腺外分化T細胞が相対的,絶対的に増加するということになる.ストレスなどの反応がほどほどである場合は,このような反応は異常自己細胞や侵入してくる細菌などの処理に有効に立ち向かう合目的反応となるであろう.しかし,ストレスの刺激が強過ぎる場合は,逆に,自己の組織破壊を引き起こす危険をはらんでいる.これが急性や慢性のストレスで起こる臓器障害や自己免疫疾患の真のメカニズムであると思う.

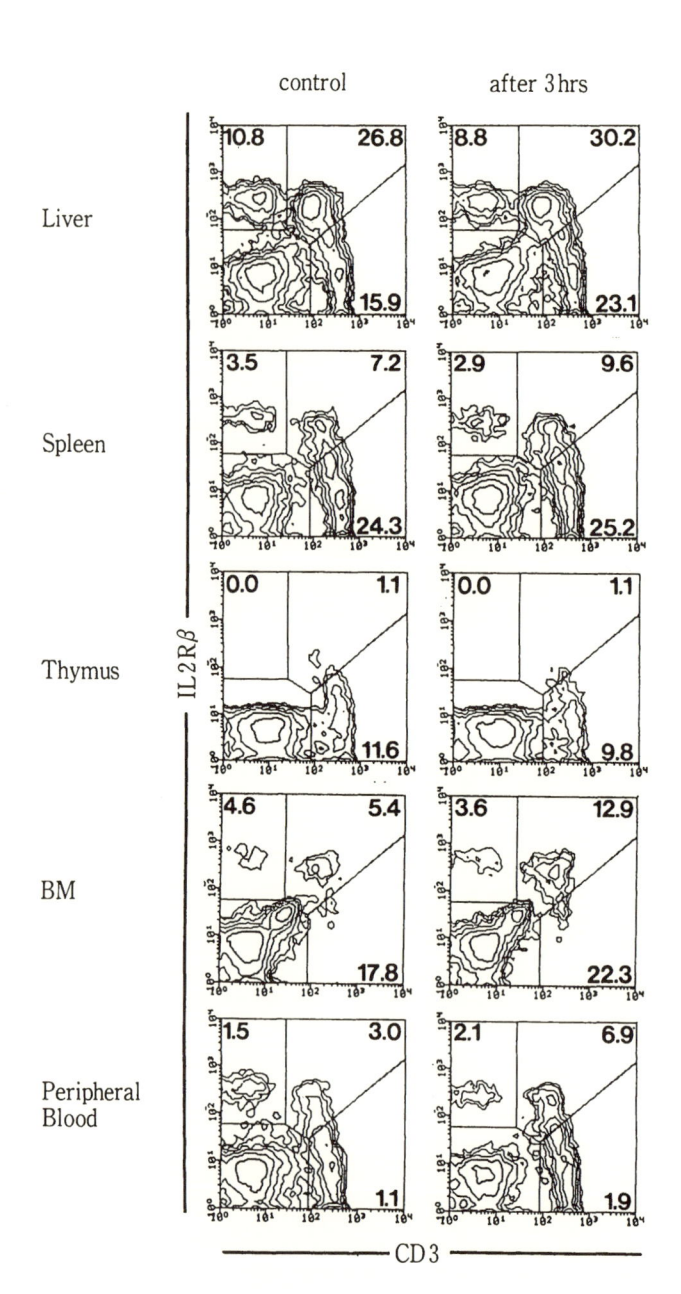

図5 アドレナリン1回投与によるリンパ球の変化.
アドレナリンは進化レベルの高いリンパ球を減少させ，NK細胞（CD3⁻IL-2Rβ⁺）や胸腺外分化T細胞（CD3^int IL-2Rβ⁺）などの系統発生学的に古いタイプのリンパ球を増加させる.

おわりに

この項では，神経，内分泌，免疫がなぜ同調して働くかの謎を明らかにしたと思っている．また，別の観点から見ると，以下のようになる．われわれの全身の細胞はその働きを同調させるために自律神経を準備した．ヒドラなどの下等な多細胞生物でも自律神経は既に完成している．そして，血液系やリンパ系を循環する，組織にあまり固着しない白血球（リンパ球や顆粒球）でさえ，その膜上に自律神経刺激

を受け止めるレセプターを保有し,他の全身細胞と同様に自律神経の支配下に働きを同調させていたのである.

【参考文献】

1) 安保　徹：神経, 免疫, 内分泌系の連携の新法則. 神経免疫研究 8：20-24, 1995.
2) 藤田　恒夫：腸は考える(岩波新書). 岩波書店, 東京, 1991.
3) Fujita T, et al.：The Paraneuron. Springer-Verlag 1988.
4) Ignarro L J, et al.：Hormonal control of lysosomal enzyme release from human neutrophils. Effects of autonomic agents on enzyme release, phagocytosis, and cyclic nucleotide levels. J Exp Med 139：1395-1414, 1974.
5) Jeffrey O, et al.：a_2-adrenergic receptors in human polymorpho-nuclear leukocyte membranes. Biochemical Pharmacol 32：2243-2247, 1983.
6) Landmann R M A, et al.：Changes of immunoregulatory cells induced by psychological and physical stress: relationship to plasma catecholamines. Clin Exp Immunol 58：127-135, 1984.

自律神経と免疫の法則（5）

新生児に生理的に出現する顆粒球増多と黄疸の真の意味

はじめに

ストレス→交感神経緊張→顆粒球増多→組織破壊の図式は，もう読者の皆さんの頭にこびりついたことと思う．さらに皆さんに次の一言を知ってほしい．白血球のうち大多数を占める顆粒球（ほとんどが好中球）はアドレナリン受容体をもち，ヒトが興奮すると増え過ぎ病気を引き起こす，ということである．

そして，人生最大のストレスが出生時に起こっていたのである[1]．生まれたての赤ちゃんが顔をまっかにして泣き叫ぶあの姿である．研究を続けてわかったのであるが，この出生児のストレスは肺呼吸開始による酸素ストレスであった．

出生児のストレスは交感神経緊張を招き，激しい顆粒球増多を引き起こす．そして，胎生期の肝造血を破壊し新生児黄疸を引き起こす．ストレスで起こる組織破壊の原型は，だれでもが既に出生時に経験していたのである．

新生児顆粒球増多とは

どのような小児科の教科書にも，それが外国のものであれ日本のものであれ，新生児の末梢血中の白血球総数が高く（好中球の上昇）生後3日目でこの高値が消失する現象が記載されている．しかし，教科書にはこの現象に関する考察はまったく無く，また，出生前がどのような白血球パターンになっているのかのデータも無かった．

人間はあまりにありふれた現象を考察するのが苦手らしい．私はこの現象を，肺呼吸開始のストレス→交感神経緊張→アドレナリン受容体を持つ顆粒球の増加，と考えたのである．

この仮説の証明には，出生前には顆粒球（好中球）増多が無いことを示せばよい．果たして，ヒト新生児の臍帯血にはいまだ顆粒球増多が見られなかったのである（図1）．この時の感動は今でも忘れることができない．肝障害を示す血清中のトランスアミナーゼの一過性の上昇も興味深い．

この現象は肺呼吸するに至った動物の出生時に普遍的に見られるものではないかと考えたので，すぐマウスの研究に移った（図2A）．ヒトと同様にマウスでも，出生直前（胎生19日目）には顆粒球増多がなく，出生後に顆粒球増多が起こっていた．この実験のデータから，出生時の顆粒球増多は全身性に起こっていることがわ

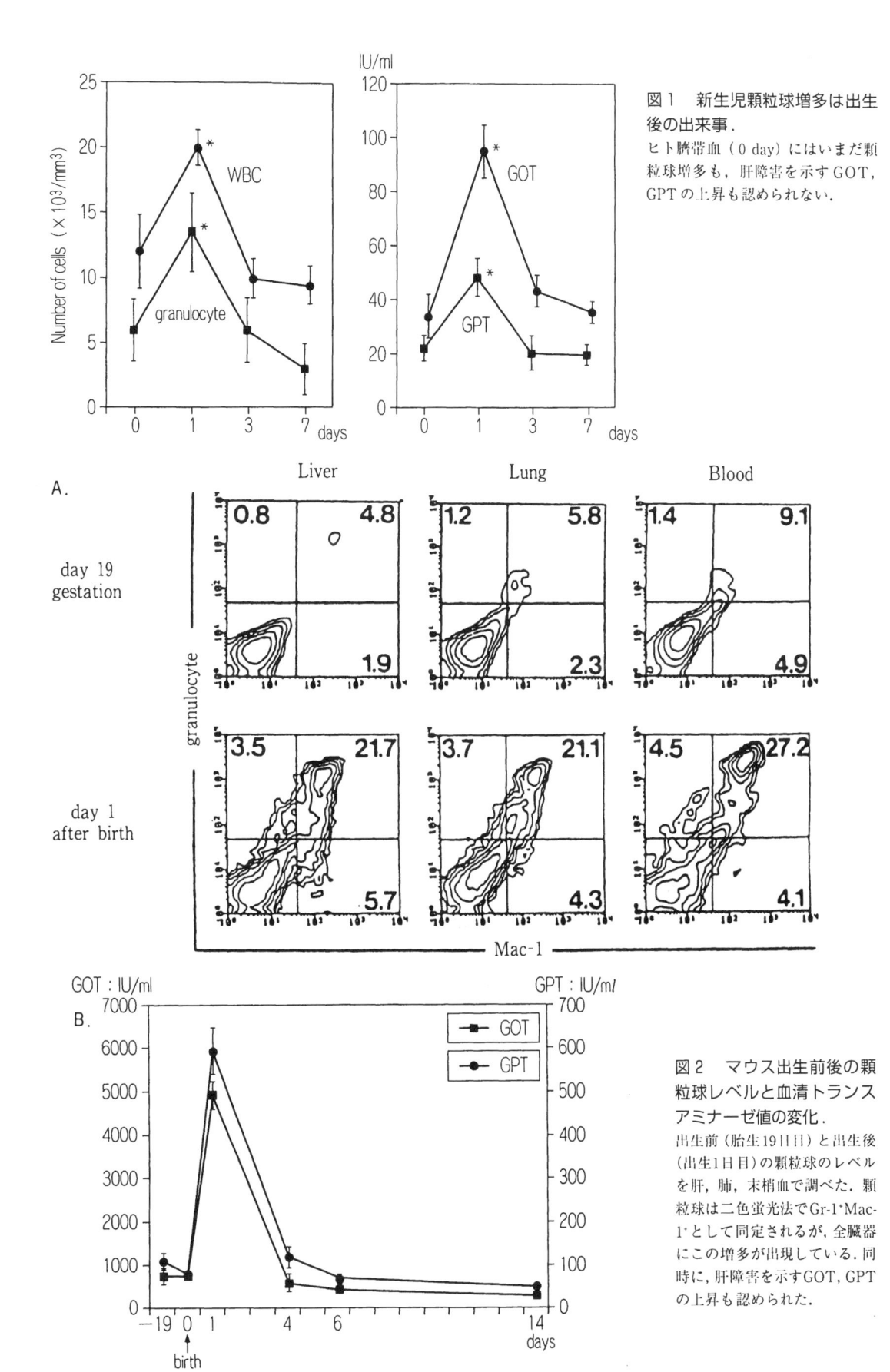

図1 新生児顆粒球増多は出生後の出来事.
ヒト臍帯血(0 day)にはいまだ顆粒球増多も,肝障害を示すGOT,GPTの上昇も認められない.

図2 マウス出生前後の顆粒球レベルと血清トランスアミナーゼ値の変化.
出生前(胎生19日目)と出生後(出生1日目)の顆粒球のレベルを肝,肺,末梢血で調べた.顆粒球は二色蛍光法でGr-1⁺Mac-1⁺として同定されるが,全臓器にこの増多が出現している.同時に,肝障害を示すGOT,GPTの上昇も認められた.

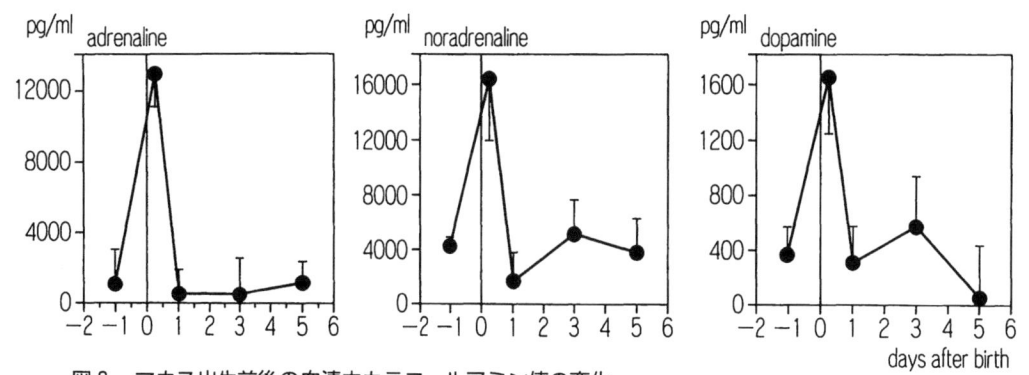

図3 マウス出生前後の血清中カテコールアミン値の変化.
出生のストレスを反映して，アドレナリン，ノルアドレナリン，ドーパミンのいずれの血中濃度にも一過性の上昇が認められた．

かる．肝や肺にも顆粒球増多が見られる．マウスでも，肝障害を示すトランスアミナーゼの上昇が見られた（図2B）．

このデータは私どもに2つのことを教えてくれる．1つは，ストレスによる顆粒球増多は全身反応であるということである．これは大人になってからストレスを受けた場合も同様であるから心に留めてほしい．2つ目は，顆粒球増多が激しいと必ず組織障害を伴うことである．細菌感染は無くてもよい[2]．

ストレス反応の原型

ヒトとマウスで共通に出生後の顆粒球増多が確かめられたが，これはさらにニワトリでも確かめることができた（川村俊彦による）．本現象の出現はすべて肺呼吸開始時に一致していて，酸素ストレスによるものと考えられた．マウスやヒトに純酸素を吸収させると酸素過剰を察知して，呼吸が浅くなり徐脈がくる．この現象は高圧治療を受けた患者全般に見られる反応でもある．しかし，その後ふつうの環境に戻すと，呼吸数の増加と頻脈がくる．これは過剰酸素刺激によって引き起こされた交感神経緊張状態を反映している．

肺呼吸開始がストレスとして交感神経緊張を誘導している（図3）．これはマウス出生前後の血中のカテコールアミン濃度を測定したデータである（鳥谷部真一による）．出生直後に，すべてのカテコールアミンの血中濃度の上昇が見られる．これらのデータは出生がストレスそのものであることを示している．ヒトの研究で，帝王切開で生まれた子供でも同様の新生児顆粒球増多が見られることから，産道を通るストレスは肺呼吸開始のストレスに比べると比較にならないほど小さいことがわかった（池住洋平による）．

ストレスと肝障害

ヒトでもマウスでも出生後にトランスアミナーゼ（GOT, GPT）の上昇が見られたので，出生前後の肝の形態を電顕で比較してみた（図4A）．出生前（a）は肝細胞と共に造血細胞が観察される．そして，出生後（b）急に多くの脂肪滴が出現している．つまり脂肪肝になっている．この時造血細胞は破壊し激減していた．

このような変化は，成体マウスを金網に挟んだストレスでも引き起こすことができる．正常肝（c）が，ストレス（8時間の拘束）によって脂肪肝に変化している（d）．

出生のストレスでも拘束のストレスでも，肝には多数の顆粒球が遊走し肝細胞障害を引き起こす．この反応から身を守るために，脂肪を血中から取り込み脂肪肝になっているものと考えることができる．

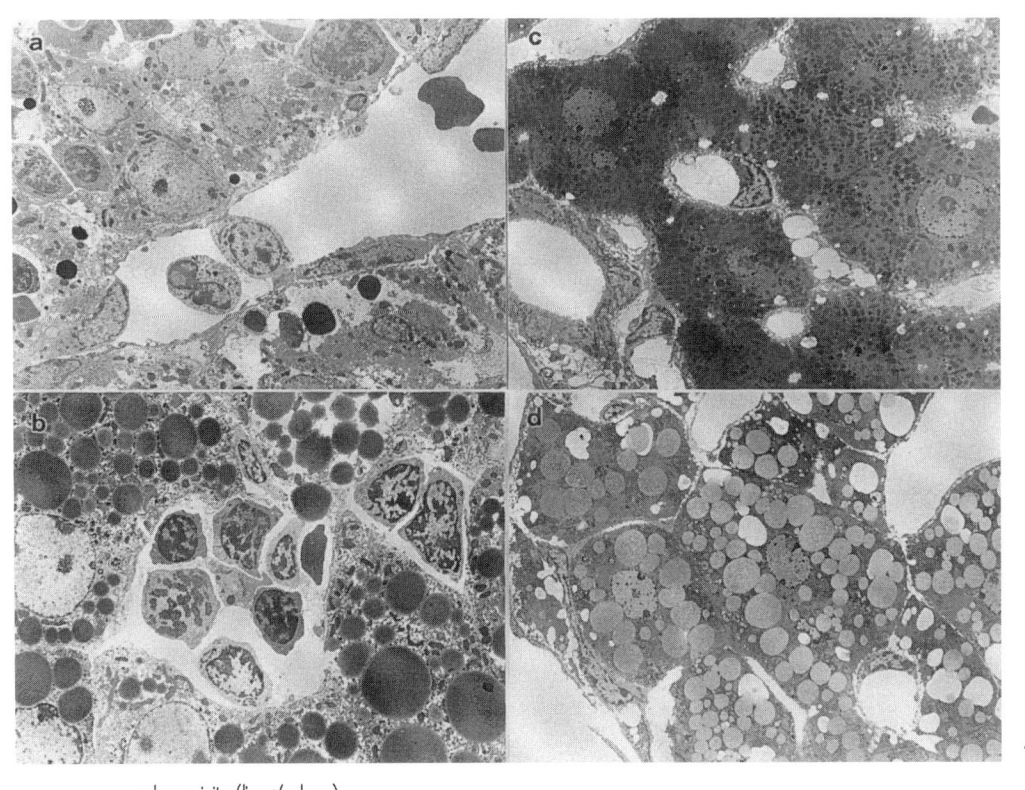

図4　ストレスによって出現する脂肪肝．
A. マウス肝に出現する脂肪肝
a.出生前の胎児肝，b.出生後の肝，c.成体マウスの肝，d.成体マウスを金網に挟んでストレスをかけた時の肝．いずれのストレスでも激しい脂肪滴が肝実質細胞に出現している．
B. ヒト新生児のエコーグラム
肝と脾のechogenicityを測定しその比を計算した．ヒト新生児にも脂肪肝が出現していることを示している．

脂肪肝はこれまでは，肥満によって過剰の脂肪が肝に蓄積するために起こると考察されてきたように思う．しかし，この考えでは脂肪肝全般を統一的に理解することができない．例えば，ストレスや飢餓，そして拒食症でも脂肪肝になるからである．

ここに統一理論を提唱する．交感神経緊張症状による血流障害と顆粒球増多による組織破壊を乗り切るための防衛反応と理解したい．

そもそも下等生物では，肝は正常状態で脂肪肝である．いかの肝（きも），アンコウの肝を思い浮かべてほしい．ところが生物が上陸して保温が必要になったため，脂肪の貯蔵を肝から皮下に移したものと思う．しかし，交感神経緊張による緊急事態が発生すると，基本に立ち戻って身を守ったものと思う．組織障害を引き起こす活性酸素を吸収するには脂肪の力が必要であり，脂肪はまた肝再生のためのエネルギー源となるのである．

肥満だけでは脂肪肝にならない．過剰な肥満でからだを動かすために息が切れる，動悸がする，などの交感神経緊張状態がきた人だけが脂肪肝になっている．また，肥満が無くてもストレスが激しい人は脂肪肝となる．

ヒトの新生児でもかなりの脂肪肝が生理的に出現している（図4B）．これはエコーで肝と脾のechogenicityの比を取ったものである．比の上昇が数日で消失してゆくのがわかる．ある意味では新生児肝炎が起こっているのである．

新生児黄疸の謎

胎児や出生後のマウスの肝から造血細胞を採取して数の変化を検討した（図5A）．生まれる直前まで造血細胞の数が増加し続けているのがわかる．そして，出生と共に造血細胞は急激に消失してゆくのである．つまり，肺呼吸開始で起こるストレスによって，血流障害や顆粒球増多が起こり，肝細胞の障害や肝造血細胞の死が次に引き起こされたと考えることができる．

マウスの出生前後で肝の非実質細胞を分離し，PCR法を用いてiNOSの発現を見てみた（図5B）．出生3時間後にiNOS mRNAの発現が強くなっている．その後，急激にこの発現は消失している．増加した顆粒球は活性化され，活性酸素やNOなどのフリーラジカルを放出しているのである．

以上のことを考えると，出生のストレスが肝の胎児造血を消失させたことがわかる．多分，この現象は生物が上陸する時に起こった普遍的反応と思われる．生物は淡水魚から進化した両生類によって上陸が果たされている．今から約3億6千年前のことである．多くの上陸を試みた淡水魚は過剰な酸素によって，多臓器不全や肝の造血組織が破壊されて死に至ったものと思われる．しかし，造血を骨髄に移し得た両生類が，この上陸に成功することができたのであろう．

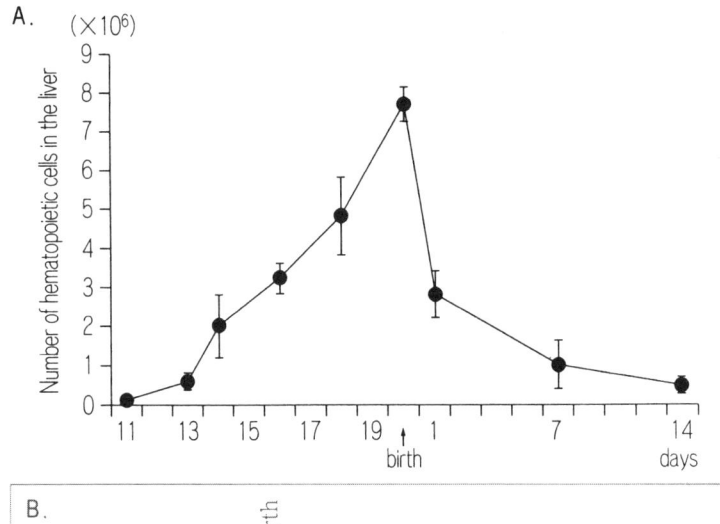

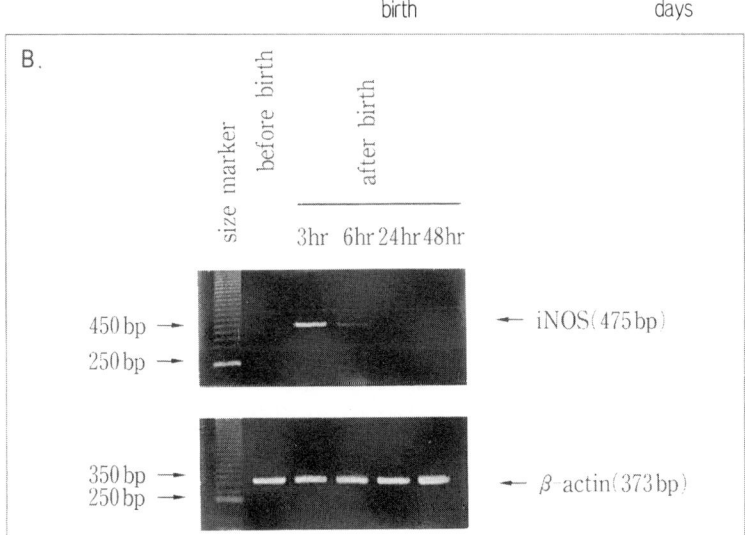

図5 マウス出生前後の造血細胞とiNOSmRNA発現.
A. 肝の造血細胞数の変化,
B. 肝非実質細胞のiNOS mRNA発現をPCR法で同定している. 出生の刺激で造血細胞が傷害されている. この現象に肝の非実質細胞（顆粒球）の出すフリーラジカルが関係していることを示唆している.

　このような生物の上陸時に起こった試練は, 胎生型ヘモグロビンから成人型ヘモグロビンの進化も生み出したものと思われる. 骨髄は腎臓の造血組織から進化したものである. それゆえ, 骨髄は今でも腎臓とよく似た仕事をしている. 骨をつくったり溶かしたりする電解質の調節である. 腎臓の働きの最大の仕事は, からだに太古の海を守り続けることである. 腎と骨髄は共に電解質調節を行い, この仕事をしているのである.

　肝の造血組織の破壊は多量のヘモグロビンの放出を伴うので, 出生後数日してから組織沈着を起こし新生児黄疸として認められる. 従って新生児黄疸は生物上陸のドラマを再現している現象であったのである.

　カエルの研究を現在行っている. オタマジャクシの骨髄は脂肪組織のみで造血細胞は全く見られない（図6A）. そして, 腎臓に多数の造血細胞が見られる. ところがオタマジャクシに後ろ足が出てカエルになり始めると, 突然この腎の造血細胞が消失して骨髄に移るのである（図6B）. 骨髄形成は骨自体の巨大化ももたらしてい

図6 オタマジャクシの腎に見られる造血細胞.
A. オタマジャクシ(×200)
B. カエル(×100)
上陸前のオタマジャクシの骨髄は未だからっぽである（Aの矢印）. 上陸によって突然この空隙に骨髄が完成する（Bの矢印）.

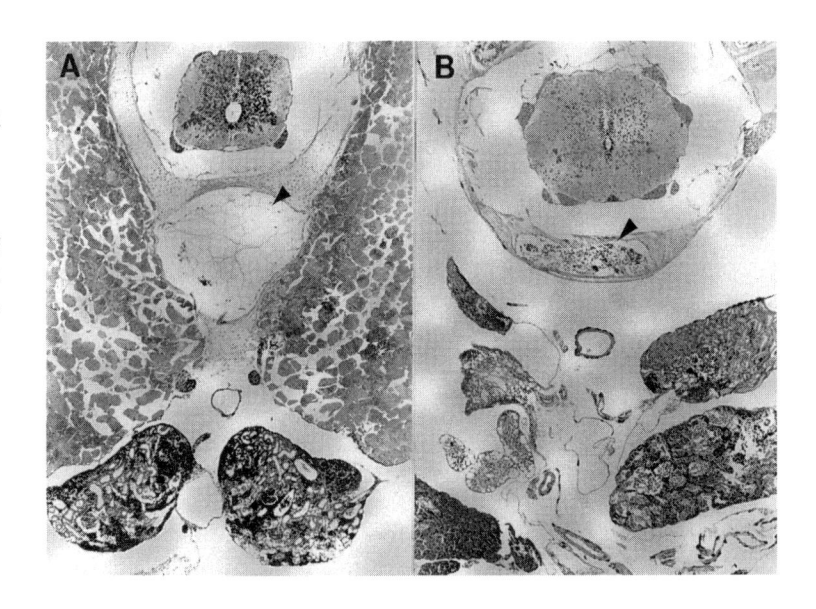

る. 上陸して水中の生活から離れるには重力に打ち勝たなければならない. また, カルシウムやリンなどの電解質を多量に保在し, いつでも補給できる状態にしておく必要があったものと思われる. からだのいろいろな部位での進化がすべて同調して, 始めて生物が上陸できたことを考えると不思議という他はない.

酸素ストレスがストレスの本体

いろいろなストレスが交感神経緊張を招くが, 呼吸数が上昇し脈拍が増し, 活性酸素を振り撒く顆粒球を増加させる. 従って, ストレスは基本的に酸素ストレスと同じことである. 新生児網膜症で酸素の怖さを知らせているが, おとなが純酸素に暴露されるのも怖いことである.

おわりに

おとなになると対人関係などでいろいろなストレスが加わるし, また, 仕事のし過ぎもストレスとなる. 子供の場合は, いじめや, 両親からの過剰期待がストレスとなる. しかし, ヒトも他の肺呼吸を行う生物も, 出生時に既に人生最大のストレスに見舞われていたのである.

【参考文献】

1) Kawamura T, et al. : Neonatal granulocytes is a postpartum event which is seen in the liver as well as in the blood. Hepatology 26 : 1567-1572, 1997.

2) Fukuda M, et al. : Granulocytosis induced by increasing sympathetic nerve activity contributes to the incidence of acute appendicitis. Biomed Res 17 : 171-181, 1996.

自律神経と免疫の法則 (6)

胃潰瘍発症のメカニズム

はじめに

　胃炎や胃潰瘍を患ったことのある人なら経験していると思うが，このような時期は悩みが深く心理的重圧に潰れそうである．また，忙し過ぎて休む暇もないという人も多い．このような状態は交感神経緊張の状態で，副交感神経支配下にある消化管機能は低下する．つまり，胃などの蠕動運動の抑制，胃酸や消化酵素の分泌の抑制がおきて，食欲不振がくる．

　このような交感神経緊張はアドレナリン受容体を持つ顆粒球増多を招き，粘膜や組織の障害を引き起こすことになる．これが胃炎や胃潰瘍の発症メカニズムだったのである．ここでは，ヒトやマウスのデータからこの胃潰瘍形成までのメカニズムを明らかにしてゆく．

　長い間，胃潰瘍形成のメカニズムに消化説（peptic digestion theory）が考えられてきた．しかし，この説は初めから，提唱する人自身が疑問が多いことを述べている（ハリソンの内科書参照）．消化説は胃の特殊性を考慮し過ぎた暫定的アイデアだったと思う．ここではなぜ消化説が消えずに残り続けたのか，その謎も明らかにする．

胃潰瘍患者の顆粒球増多

　胃潰瘍の原因は1）精神的ストレス，2）過労，3）鎮痛消炎剤（NSAID, non-steroidal anti-inflammatory drug）の長期使用，4）細菌感染（ヘリコバクター・ピロリ菌も含む）の順で多いと思われるが，すべてに共通する因子は交感神経緊張状態である．

　胃潰瘍患者で，本当に交感神経緊張があり，その結果として顆粒球増多が末梢血に表れているかどうかをまず検討した（図1）．32歳から54歳までの30名の胃潰瘍患者と年齢をマッチさせた健康人のコントロールを調べてある．

　顆粒球の絶対数でも比率でも，有意な顆粒球増多症が胃潰瘍患者で認められた．リンパ球の絶対数では両者にあまり差がない．

　顆粒球増多はかならず全身反応として現れるので，胃の粘膜などへの顆粒球浸潤も多い可能性がある．胃潰瘍患者の胃切除標本を多数観察したところ，実際，粘膜下に多数の顆粒球が認められている．

マウスの拘束ストレスと胃潰瘍形成

ヒトでの研究の結果を，さらにマウスを使う実験によって確かめた（図2A）．マウスを金網に挟んで8時間目と24時間目に全身の顆粒球レベルを検索した．蛍光抗体法とセルアナライザーにより，顆粒球はGr-1$^+$Mac-1$^+$細胞として同定できる．

マウスは通常，末梢血でさえ顆粒球が少ないが，拘束ストレス後8時間で激しい顆粒球増多がまず末梢血に出現してきた．さらに24時間が経過すると顆粒球増多は全身に及んだ．胸腺だけは顆粒球が浸潤できない．

リンパ球の反応も見るために，CD3とIL-2Rβの蛍光染色も行った．ストレスによるリンパ球の最大の変化は肝に現れている．CD3^{int}IL-2Rβ$^+$の胸腺外分化T細胞の増加が著しい．

胃の粘膜でも同様の検討を行った（図3）．この図ではセルアナライザーによって顆粒球（R2）を同定した．拘束8時間目で既にかなりの顆粒球浸潤が認められた．

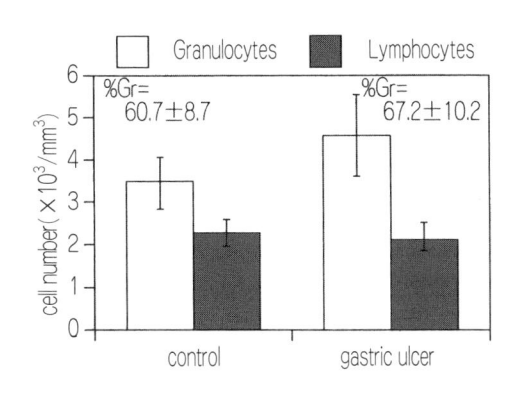

図1 胃潰瘍患者に見られた顆粒球増多．
胃潰瘍患者（n=30）と年齢マッチのコントロール（n=30）において，血液中の顆粒球とリンパ球の総数と割合を比較した．胃潰瘍患者には顆粒球増多が認められた．

ストレス時の全身の顆粒球動態

マウスに拘束ストレスをかけた後の顆粒球反応が極めて早いので，その由来臓器を調べるために骨髄も含めて顆粒球の動態を観察した（図4）．ストレスによって骨髄の顆粒球レベルはむしろ減少していることがわかった．一方，末梢血や肝では8時間という早期に顆粒球レベルが最大値を示している．そして，胃では24時間目に最も浸潤顆粒球レベルが高値を示した．

これまで，顆粒球の末梢での増加反応があまりにも早く起こるので，顆粒球を貯めておくmarginal pool（末梢のプール）の存在を考える研究者もいた．しかし，血管壁にも，末梢血にも，脾臓にもそのような顆粒球は見つからない．この研究により，骨髄そのものがプールで，ストレスに反応して一過性に顆粒球を末梢に送り出す現象があるということが明らかとなった．

中程度の慢性的ストレスをマウスに加えると，早期には骨髄から末梢への顆粒球の放出が起こるが，それに続いて骨髄でも負けずに顆粒球を産生する反応が引き起こされ，骨髄も含めた全身性の顆粒球増多症に至ることを最近見出している[1]．

ストレスによるカテコールアミンとコルチコステロンの産生

マウスの拘束ストレスにおいて，交感神経緊張状態がきているかどうかを知るた

図2 マウスの拘束ストレスによって誘導された顆粒球増多と胃潰瘍形成.
　A. 各種臓器白血球のGr-1, Mac-1染色
　B. 各種臓器白血球のCD3, IL-2Rβ染色
蛍光抗体法により顆粒球（Gr-1⁺Mac-1⁺）や胸腺外分化T細胞（CD3^{int} IL-2Rβ⁺）を同定した. マウスを金網に挟んで8時間おくとまず末梢血に顆粒球増多が起こり, のちにこれが全身に及んだ. 同時に, 肝において胸腺外分化T細胞の増加も認められた.

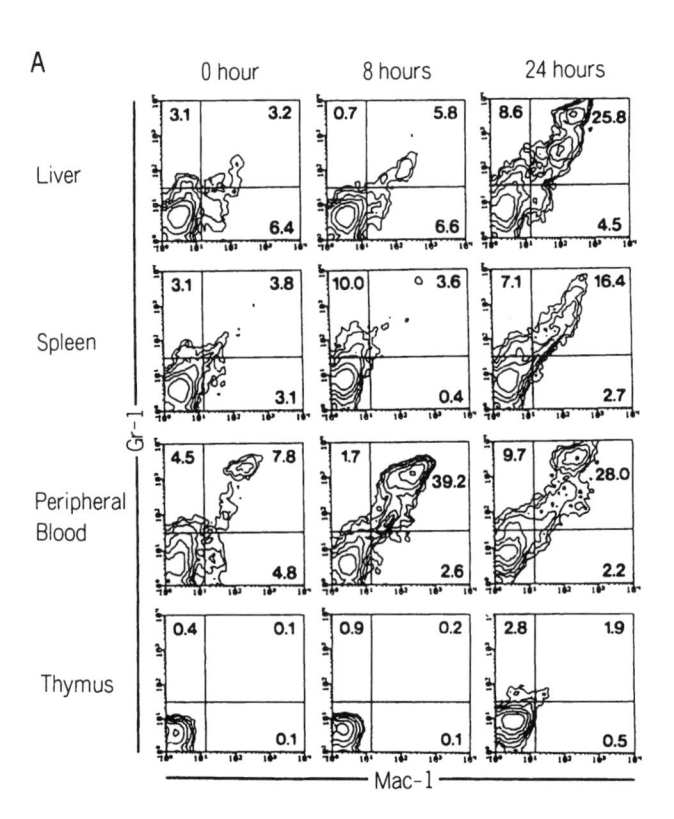

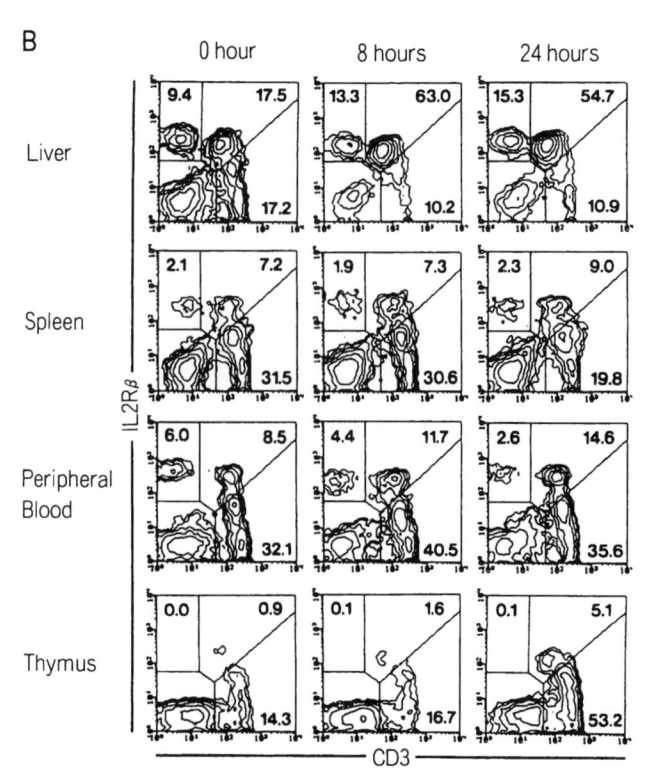

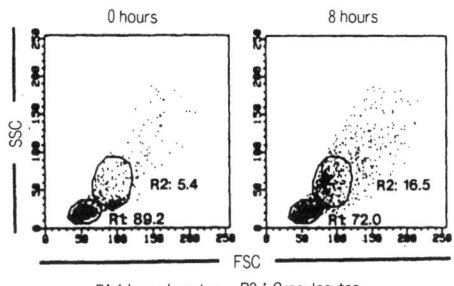

図3 拘束ストレスによる胃粘膜への顆粒球浸潤．
マウスの拘束ストレス8時間目に既に，胃粘膜への顆粒球浸潤が起こっている．

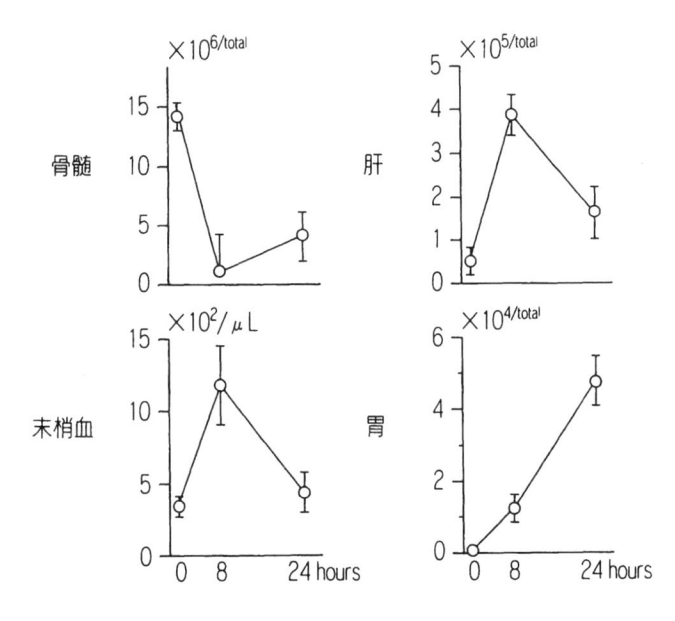

図4 拘束ストレスによるマウス全身の顆粒球動態．
ストレスにより骨髄に多数存在した顆粒球が末梢へ移行してゆく様子がわかる．

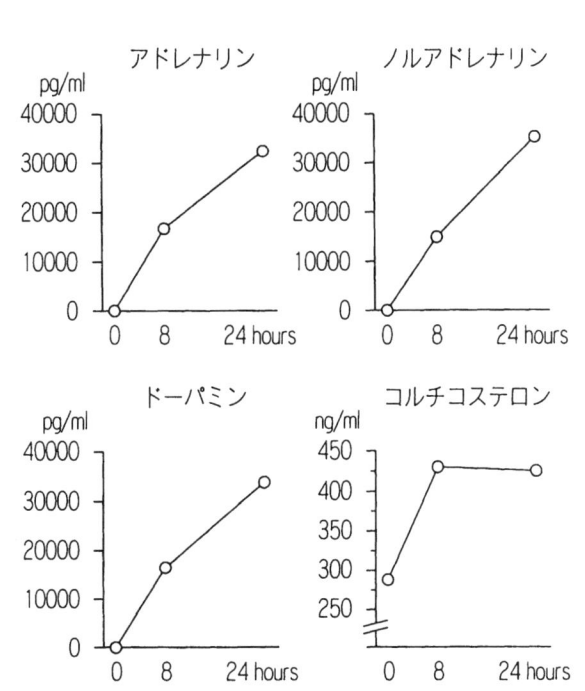

図5 拘束ストレスによる血中のカテコールアミン，コルチコステロン濃度の変化．

6. 胃潰瘍発症のメカニズム

めに，血中のカテコールアミンの濃度を調べてみた（図5）．同時に，血中のコルチコステロンの濃度も測定してある．予想通り，ストレスによって血中のすべてのカテコールアミンの濃度が上昇を続けていた．激しい上昇である．コルチコステロンの濃度の上昇も見られた．

マウスの副腎を摘出しておくと，マウスはこのストレスに耐えられず死亡してしまう．したがって，このコルチコステロンの上昇はマウスをストレスから救う反応として起こっているものと考えられる．

胃潰瘍消化説が生まれた謎

ストレスやその他の原因によって交感神経緊張状態が生じ，次に顆粒球増多，そしてついに胃潰瘍が発症するが，消化説はなぜ生まれたのであろうか．それは胃の特殊性（酸分泌）と生体の保護（防御）反応を見誤ったことから生じたものと考えられる．

ストレスによって副交感神経の働きが抑制されると食欲が低下し，このままでは生体は飢餓状態となる．これを救う反応として，胃潰瘍患者には急に一過性の副交感反応が引き起こされる．つまり，突然に胃の蠕動運動と酸と消化酵素の分泌反応が起こるのである．この反応が起こった時，食事を摂ると蠕動運動によって生じた胃の痛みは消失する．空の胃が動くと痛みを伴うが，食物が入ると正常状態になって働き出すからである．こうして患者は飢餓から救われることになる．

このお助け反応を，痛みが伴うゆえに，原因と見なしたのが"胃潰瘍の消化説"と考えられる．そして，まちがって多くの制酸剤が投与されることになったのである．

しもやけなどの末梢の組織障害も，やはり交感神経緊張による"循環障害"と"顆粒球増多"によって引き起こされる．この治癒過程でやはり激しい痛みが伴う．副交感神経反応によって循環改善が起こりプロスタグランジンなどの痛みホルモンが放出されるからである．

このように，交感神経緊張状態を開放しようとする副交感神経反応が起こった時は常に痛みを伴うということを，私共は理解する必要がある．痛み自体を治療対象にするのではなく，その先にある原因を治療対象にしなければならない．

胃潰瘍メカニズムの混乱の歴史

1965年当たり（昭和40年前後）に一時外科で，胃潰瘍患者に迷走神経切除術（vagotomy）が施行されたことがあった．これは胃潰瘍消化説を信じたからである．しかし，結果はまったく期待はずれで，むしろ逆の潰瘍の悪化が起こった．

マウスの実験でもvagotomyは胃領域の副交感神経支配が破壊されるので相対的

図6 J.W. ブラックによって開発された抗潰瘍薬.
開発当初からメチアシドの顆粒球減少作用が指摘されていたが，その誘導体であるシメチジンもメチアシドほどではないが顆粒球減少作用がある．これまでは，この作用が副作用として理解されてきたが，胃潰瘍形成は顆粒球増多による粘膜破壊であることがわかったので，シメチジンのもつ直接の抗潰瘍作用は顆粒球減少作用にあることになろう．

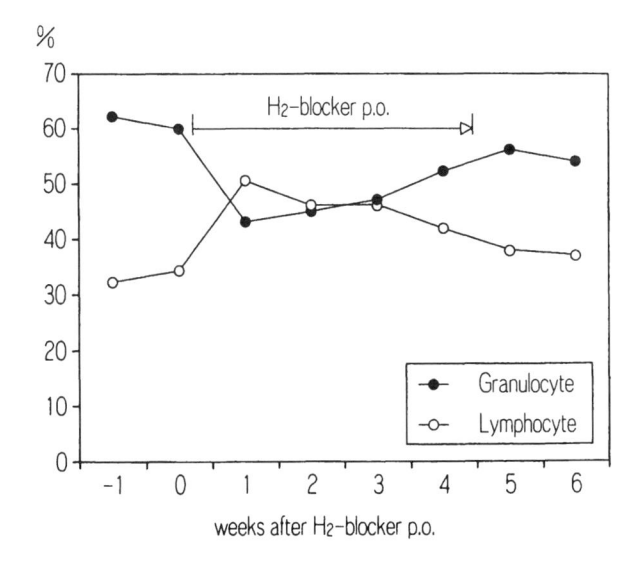

図7 ヒトにおけるH_2-ブロッカーの顆粒球減少作用．
健康人にH_2-ブロッカーの通常の投与量を与えると顆粒球減少が引き起こされる．

に交感神経優位の状態となり，胃の粘膜に顆粒球増多がきて，胃潰瘍形成の促進が起こる．

　このようにして，胃潰瘍の消化説は消滅しかけたのであるが，再び，混乱の歴史がH_2-ブロッカーによってもたらされたのである．それは，J.W. ブラックによって，ヒスタミンH_2拮抗剤のシメチジンが開発されたからである（1970）．しかし，シメチジンは開発の当初から顆粒球減少症を引き起こすことが知られていた．シメチジンの前の開発薬であるメチアシドはさらにこの傾向が強い（図6）．実際，シメチジンでさえヒトに経口投与すると激しい顆粒球減少が誘導される（図7）．
　つまり，シメチジンの抗胃潰瘍作用は酸分泌抑制を介してではなく，顆粒球減少を介して発揮されていたのである．酸分泌の壁細胞だけでなく，顆粒球もヒスタミン受容体陽性の細胞である．プロトンポンプインヒビターも抗胃潰瘍として作用されているが，こちらも酸分泌抑制と共に顆粒球の活性酸素の放出を完全に抑制する作用があることを，最近筆者らは明らかにした．

そもそも，酸分泌は胃潰瘍患者のための保護反応として起こっているので，いずれの制酸剤でも長期使用は危険をはらんでいる．胃の内部環境をこわし（ヘリコバクター・ピロリ菌感染が定着する），本格的な難治性の胃潰瘍へと導くからである．今日，ヘリコバクター・ピロリ菌の胃潰瘍原因説が盛んに言われているが，ほとんどが医源性のものであろう．また，ストレスによる顆粒球の胃粘膜への集積がまずあって，それを活性化するヘリコバクター・ピロリ菌の存在も二次的に重要性を持ってくるのである．

観察力の鋭い外科医の中には，H_2-ブロッカーが胃全摘後（酸分泌の壁細胞無し）の吻合部潰瘍にも効果があるとか，大手術後の腸管出血を抑制できるとかに気が付いている人がいる．このような粘膜破壊は交感神経緊張による血流障害と顆粒球浸潤によって引き起こされる．そして，H_2-ブロッカーはこの顆粒球浸潤を抑制しているのである．

おわりに

長い間，胃潰瘍の消化説は多くの人々の疑問に遭いながらも今日まで生きながらえてきた．それは，胃潰瘍患者に見られるお助け反応の酸分泌現象を，原因そのものと見誤ったためである．また，シメチジンの開発が一時消えかけた消化説を再び復活させるに至ったのである．ストレスによる交感神経緊張によって引き起こされる胃潰瘍は，その引き金になっている原因そのものを患者から聞き出さないことには再発を繰り返すことになるのである．

【参考文献】
1) Tsukahara A, et al. : Adrenergic stimulation simulteneously induces the expansion of granulocytes and extrathymic T cells in mice. Biomed Res 18 : 237-246, 1997.

自律神経と免疫の法則（7）

妊娠免疫の本体

はじめに

妊娠の免疫学に，最近2つの発展があったように思う．1つは，胎児が母体に付着する胎盤成分の主体である絨毛上皮細胞上には，polymorphic MHC抗原（HLA-A, B, C, D）の発現が無く，逆に，monomorphic MHC抗原であるHLA-Gが発現していることである[1,2]．個人間で多様したMHC抗原が発現されていないので，胎児は母体からの拒絶の対象とならないのである．2つ目は子宮脱落膜中に，多数のNK細胞や胸腺外分化T細胞が存在することである[3-5]．増殖し続ける胎児細胞群が母体に迷入しないように，子宮が防御体制を敷いていたのである．

私どもはさらに最近，3つ目の発展をこの分野にもたらしたと思っている．それは妊娠中の自律神経系の活性化レベルの変化によって免疫系を変化させ，妊娠を成功させているということである．具体的に言うと，妊娠が進むにつれ妊婦は交感神経系が優位になり，アドレナリン受容体を持つ顆粒球，NK細胞，胸腺外分化T細胞が子宮粘膜に増加してくるのである．この第三の展開によって，妊娠中毒症や不妊のメカニズムも明らかになったと思っている．

本研究は新潟大医学部大学院生の皆川昌広君，福島県喜多方市にある有隣病院産婦人科の川田信昭先生など多くの先生方の協力によって成し得たものである．また，新潟大学医学部産婦人科の田中憲一教授やスタッフの協力も得た．

妊娠による白血球分画の変動

妊娠によって白血球分画が変化することが知られている．この現象を図1に示した．まず白血球総数が妊娠の経過と共に上昇している．その上昇は顆粒球（比率，絶対数共に）の上昇によるものである．一方，リンパ球の比率は逆に減少している．このような全ての変化は，出産後しだいに回復して，1ヵ月で元に戻っている．

ではこのような変化はどのようなメカニズムによってもたらされているのであろうか．1つの可能性は妊娠中に多量に胎盤から分泌されるエストロゲンやプロゲステロンの働きである．エストロゲンは確かにリンパ球を減少させるので，この白血球の反応に少なからず関与している可能性がある[5,6]．一方，プロゲステロンにはこのような変化を誘導する力はあまりなかった．

次に思い当たったのが自律神経系との関係であった．2つの事実からこの関係の

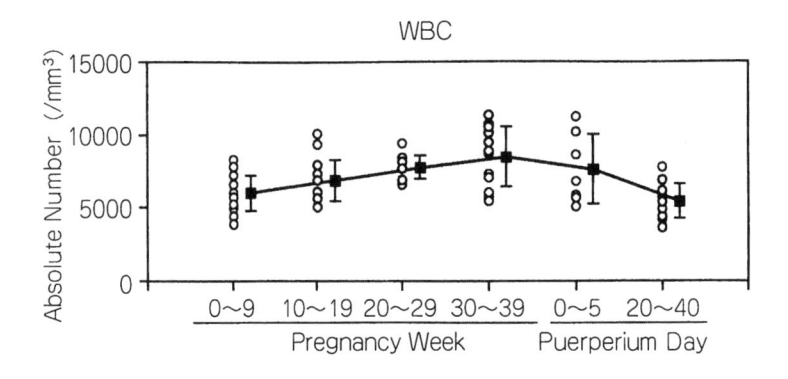

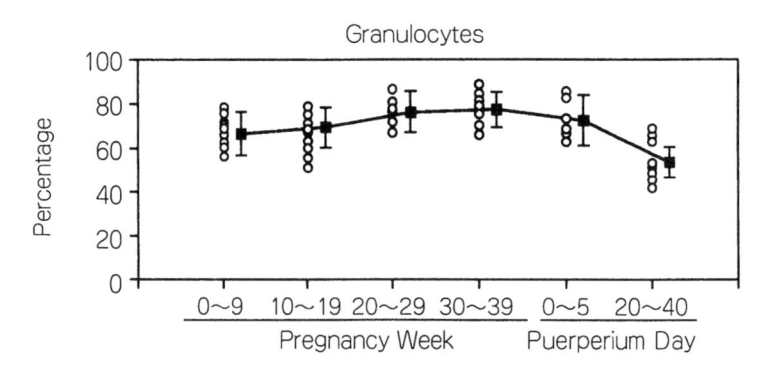

図1 妊娠，出産経過中の白血球の変化．
妊娠の進行と共に，顆粒球が増加しリンパ球が減少している．

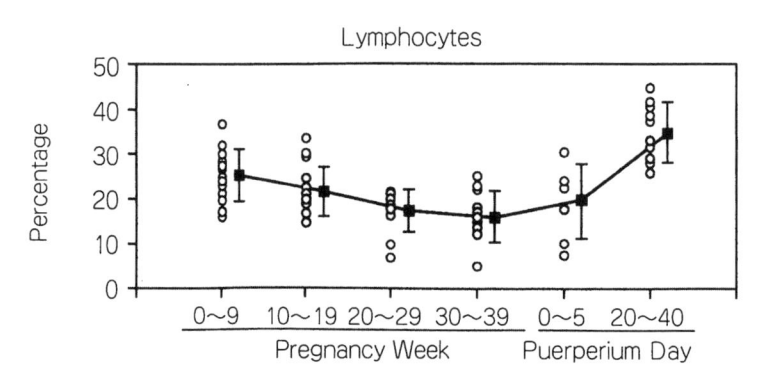

重要性が私の心に浮かんだのである．1つは，妊婦は妊娠の進行とともに交感神経緊張状態が強くなってくるということである．大きくなり続ける胎児に酸素と栄養分を送るために心拍数が上昇してくる．2つ目は，顆粒球がアドレナリン受容体を持ち，リンパ球がアセチルコリン受容体を持っているという[7,8]，この法則の主題テーマである．この法則を取り入れることで，子宮粘膜における顆粒球，NK細胞，胸腺外分化T細胞の集積のメカニズムとつながってくる．通常のT，B細胞はアセチルコリン受容体を持ち交感神経優位の状態で減少するが，古いタイプのリンパ球であるNK細胞や胸腺外分化T細胞は，顆粒球と同様に，アドレナリン受容体を持ち交感神経優位の状態で増加するからである．

つまり，妊娠中の交感神経緊張状態が妊娠免疫を成立させているとも言えるのである．そして，胎児が出産されると間もなく自律神経のレベルも正常化するので，妊娠の免疫状態も正常化するということになる．

妊婦末梢血のリンパ球サブセット

ヒトの末梢血のNK細胞，胸腺外分化T細胞，通常T細胞は，CD3とNKマーカーの二重蛍光染色法により同時に同定することができる（図2）．NK細胞はCD3$^-$NKマーカー$^+$，胸腺外分化T細胞はCD3$^+$NKマーカー$^+$，そして，通常T細胞（胸腺由来のT細胞）はCD3$^+$NKマーカー$^-$である．この図ではNKマーカーとしてCD56, CD57, CD16を使用している．γδT細胞や，CD20$^+$B細胞，CD4$^+$とCD8$^+$細胞の分布を知るための染色も行ってある．

図2Aには2人の正常妊娠の女性のデータをのせてある．NK細胞は＜10％，胸腺外分化T細胞もほとんど＜5％である．そもそも，若い女性はNK細胞や胸腺外分化T細胞が少なく，その後加齢とともに上昇する傾向にある．この図2Aでわかるのは，正常妊娠では妊娠の進行にもかかわらずNK細胞や胸腺外分化T細胞の上昇があまり目立たないということである．

これに対して，妊娠中毒症を示した妊婦の末梢血では著しい変化が見られた（図2B）．NK細胞または胸腺外分化T細胞の上昇である．

妊娠中毒症患者の尿中のNK細胞

妊娠中毒症と診断された患者は高血圧症と共に腎障害を示す蛋白尿が出現している．これらの患者の尿中に出現するリンパ球のサブセットを同定した（図3）．末梢血の変化が少ない症例でも，尿中には多数の顆粒球とリンパ球が漏出していた．そして，検出されたリンパ球サブセットは，主にNK細胞（CD3$^-$CD57$^+$）と通常のT細胞（CD3$^+$CD57$^-$）であった．これらのリンパ球は，顆粒球と共に腎臓障害を引き起こすエフェクター細胞となっている可能性が高い．

子宮脱落膜中の白血球

正常に分娩した女性と，妊娠中毒症で分娩（帝王切開出産）した患者の胎盤からリンパ球を取り，白血球の内容を比較した（図4）．正常胎盤に比べて，妊娠中毒症を起こした胎盤にはNK細胞（CD3$^-$CD56$^+$とCD3$^-$CD57$^+$）と胸腺外分化T細胞（CD3$^+$CD56$^+$とCD3$^+$CD57$^+$）が多い．また，通常のT細胞の比率さえも高い．顆粒球の比率も高い（CD3$^-$CD66b$^+$）．この研究中にわかったことであるが，妊娠中毒症では胎盤の単位g当たりの採取されてくる白血球数自体も極めて多い（＞2～3倍）．

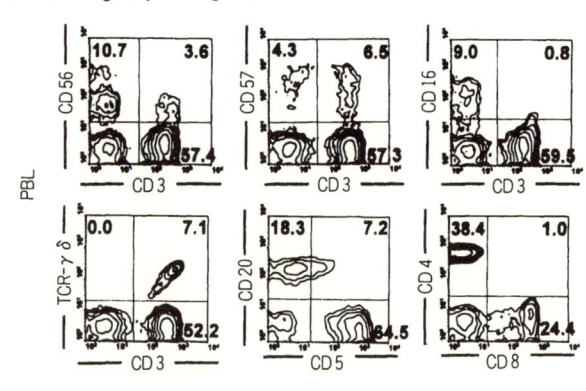

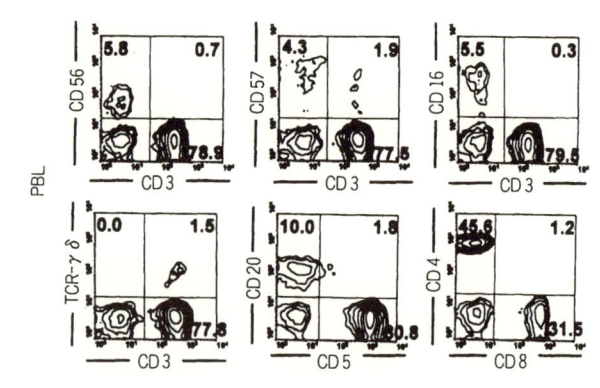

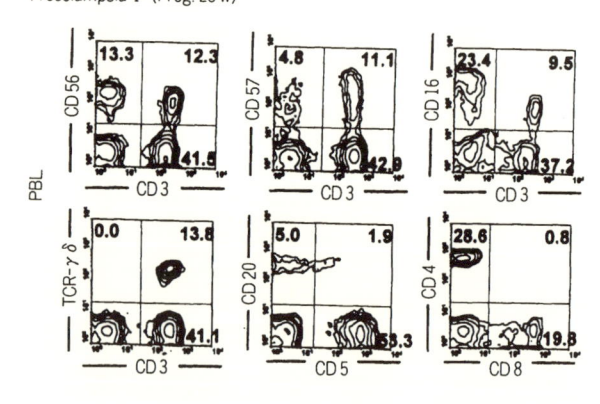

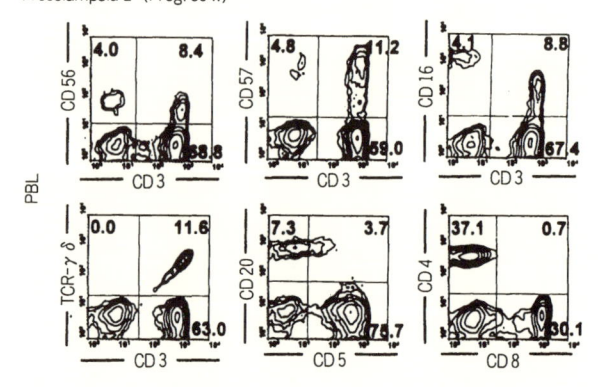

図2 妊娠時のリンパ球サブセットの変化.
A. 正常妊娠
B. 妊娠中毒症
正常妊娠ではNK細胞も胸腺外分化T細胞も増加がほとんど目立たないが,妊娠中毒症では両者かいずれかの上昇が認められる.

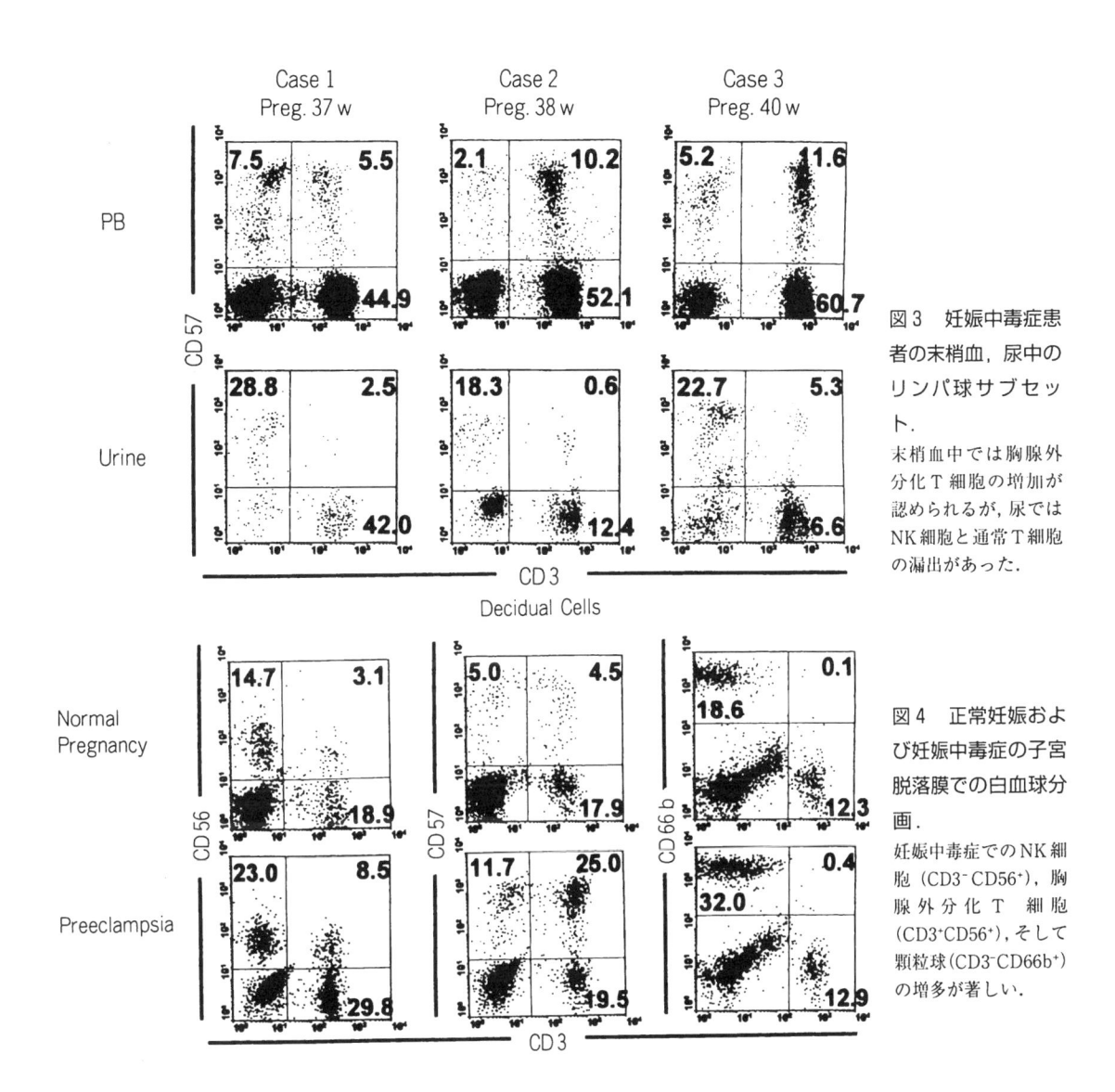

図3 妊娠中毒症患者の末梢血,尿中のリンパ球サブセット.
末梢血中では胸腺外分化T細胞の増加が認められるが,尿ではNK細胞と通常T細胞の漏出があった.

図4 正常妊娠および妊娠中毒症の子宮脱落膜での白血球分画.
妊娠中毒症でのNK細胞(CD3⁻CD56⁺),胸腺外分化T細胞(CD3⁺CD56⁺),そして顆粒球(CD3⁻CD66b⁺)の増多が著しい.

付け加えておくが,$CD3^-CD56^+$ NK細胞は多少(<5%)胎児側の末梢血中に含まれているが,$CD3^-CD57^+$ NK細胞そして$CD3^+CD56^+$ や $CD3^+CD57^+$ の胸腺外分化T細胞はそもそも新生児はまだ保有していないので,図4の白血球パターンは母親由来のものと言える.

胸腺外分化T細胞と自律神経の関係

妊娠後期になると妊婦は交感神経緊張状態になり,アドレナリン受容体を持つ顆粒球,NK細胞,胸腺外分化T細胞が増加するという仮説が,これまでの実験によって正しいことが確かめられたように思う.さらに,この関係を確かめるために,妊婦末梢血の$CD57^+$T細胞の比率とその時点での収縮期血圧の関係を調べた(図5).両者にきれいな正の関連を認めた.

妊娠免疫の合目的性とその破綻

妊娠中の免疫状態を形成するためには，妊娠の進行とともに引き起こされる交感神経緊張状態が大切な役割を演じていることを明らかにした．つまり，大人の正常妊娠の免疫状態はアドレナリン受容体を持つ顆粒球，NK細胞，胸腺外分化T細胞を妊娠子宮の脱落膜に集積させ，増殖の盛んな胎児側の細胞が母体に迷入することを防ぐ合目的反応と考えられる（図6）．この破綻が，良性の泡状奇胎や悪性の絨毛上皮腫であろう．顆粒球とNK細胞は第一線で非特異的に防御を行うであろうし，胸腺外分化T細胞は第二線でmonomorphic MHC-拘束性に防御を行うであろう．最初に述べたようにヒト絨毛上皮細胞が発現しているmonomorphic MHC抗原はHLA-Gである．

逆に，交感神経緊張が強く起こり過ぎた場合は高血圧症などの発症とともに，顆粒球，NK細胞，胸腺外分化T細胞の過剰誘導反応を引き起こすのである．妊娠の比較的後期にこの反応が起こるのが妊娠中毒症と言える．過剰に増加した顆粒球，NK細胞，胸腺外分化T細胞は子宮に付着した胎児細胞を攻撃して流産を引き起こすことになる（図6再度参照）．また，循環系や組織に増加したこれらの白血球群は，腎障害や肝障害を引き起こすことにもなろう．これが妊娠中毒症に見られる妊娠腎である．

この論文の中では省略したが，妊娠中毒症と同様に，交感神経刺激状態とそれに伴った顆粒球，NK細胞，胸腺外分化T細胞の増加を起こす病態に，妊娠悪阻，稽留流産，習慣性流産がある．いずれも，胎児に対する攻撃と多少の腎障害が引き起こされる由縁である．実際，つわりの強い時は蛋白尿がでる．妊娠中毒症とともに，これらの病態はその元が交感神経緊張にあるわけである．

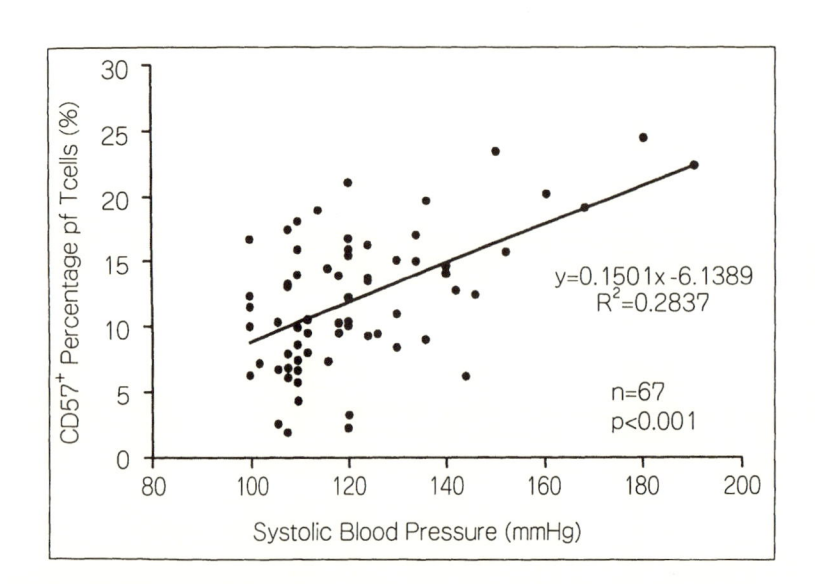

図5 妊娠におけるCD57⁺T細胞の比率と血圧の相関．
妊婦末梢血中の胸腺外分化T細胞（CD3⁺CD56⁺）の比率と収縮期血圧をプロットしその関係を調べた．両者に正の相関が見られた（$P<0.001$）．

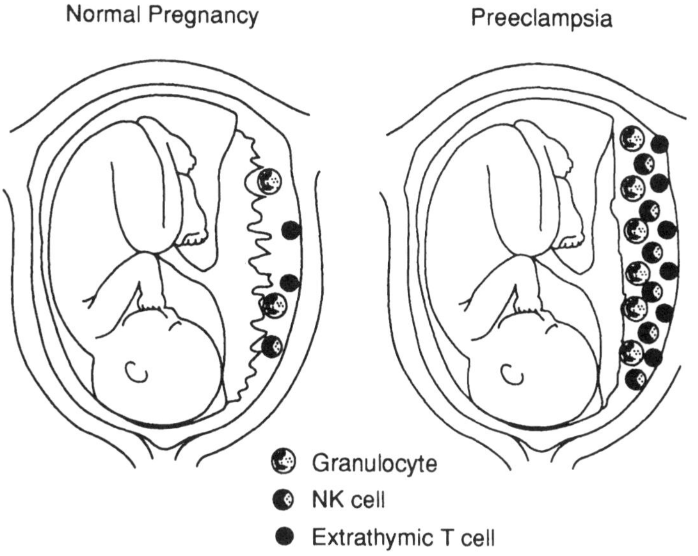

図6 正常妊娠と妊娠中毒症の子宮脱落膜中の白血球分布の模式図（皆川昌広と安保徹による）.
正常でも脱落膜には胎児細胞の迷入を防ぐために，顆粒球，NK細胞，胸腺外分化T細胞が存在するが，妊娠中毒症の脱落膜では過剰反応が起こっている．

妊娠異常を引き起こす交感神経緊張

では，妊娠による交感神経緊張はどのようなメカニズムでおとずれるのであろうか．それは，妊娠前に交感神経緊張状態にあるか，すぐこの状態になりやすい素因の女性であろう．もう少し具体的に言うと，次のようなものがあるように思う．1) やせ傾向にある，2) 過重労働をしている，3) 精神的ストレスがある，4) 緊張しやすい性格や体質，などである．

さらに，交感神経緊張状態にある人は，顆粒球が増加し分泌現象が抑制されているので，次のような状態になり不妊症を招きやすい．1) 顆粒球が子宮内膜に増加し，子宮内膜症となる，2) 卵管に顆粒球が浸潤し，卵管癒着となる，3) 女性ホルモンの分泌が低下し女性性器の成熟が抑制され，また，ふくよかさが少なくなる．

このような交感神経緊張状態にある女性は体外受精で妊娠しても，受精卵が着床しにくく（子宮粘膜の血流障害や顆粒球の攻撃による），また，うまく着床しても妊娠悪阻や妊娠中毒症に移行する可能性が高くなると思われる．やせ過ぎの女性に針治療などを行って体重をふやしてやると，ふくよかになって妊娠する（福田稔，川田信昭らによる）．

おわりに

妊娠の免疫状態は，妊娠の進行とともにおとずれる交感神経優位現象によってつくられていると言える．正常妊娠ではこの反応が合目的に働くが，妊娠中毒症など

ではこの過剰反応が起こっている.妊娠中毒症における高血圧と腎障害の真のメカニズムを明らかにできたと思っている.

【参考文献】

1) Kovats S, et al. : A class I antigen, HLA-G, expressed in human trophoblasts. Science 248 : 220-223, 1990.
2) Yelavarthi K K, et al. : Analysis of HLA-G mRNA in human placental and extraplacental membrane cells by in situ hybridization. J Immunol 146 : 2847-2854, 1991.
3) Saito S, et al. : Cytokine production by CD16⁻ CD56^{bright} natural killer cells in the human early pregnancy decidua. Int Immunol 5 : 559-563, 1993.
4) Hayakawa S, et al. : Expression of recombinase-activating genes (RAG-1 and 2) in human decidual mononuclear cells. J Immunol 153 : 4934-4939, 1994.
5) Kimura M, et al. : Synchronous expansion of intermediate TCR cells in the liver and uterus during pregnancy. Cell Immunol 162 : 16-25, 1995.
6) Yahata T, et al. : Physiological dose of estrogen regulates extrathymic T cells in female mice. Cell Immunol 171 : 269-276, 1996.
7) Suzuki S, et al. : Circadian rhythm of leukocytes and lymphocyte subsets and its possible correlation with the function of autonomic nervous system. Clin Exp Immunol 110 : 500-508, 1997.
8) Toyabe S, et al. : Identification of nicotinic acetylcholine receptors on lymphocytes in periphery as well as thymus in mice. Immunology 92 : 201-205, 1997.

自律神経と免疫の法則 (8)

ストレス反応の男女差そして寿命

はじめに

私たちは経験的に，女性の方が男性よりストレスに強いことを知っている．また，その積み重ねとして女性は加齢の進み方が男性よりも遅く寿命が長い．日本人の男女の平均で寿命に約6年の開きがあるから驚きである．

病気に関する個別的な面からも，多くの点で男女差が挙げられている．女性の発癌率は男性の約1/5であり，女性の動脈硬化の進み方も男性より遅い，などである．しかし，このような女性の疾病率（各年齢における）の低さや寿命の長さのメカニズムを明確にした研究は無かったように思う．法則の(8)では，この謎を明らかにしてゆく．

研究を進めてみると，女性に特有なエストロゲンやプロジェステロンがこの謎に深く関与している可能性が示唆された．これらの女性特有な性ホルモンは，グルココルチコイド（糖質コルチコイドあるいはステロイドホルモン）と同様にコレステロール骨格を持ち，グルココルチコイドと同様な"ストレス吸収ホルモン"として働いている可能性がある．

急性ストレスと性ホルモン

マウスの拘束ストレス実験で経験したことであるが，雄マウスの方が雌マウスよりも胃潰瘍形成が著しい[1]．この実験を科学的に明らかにするために，雄と雌マウスの急性ストレスに対する反応の差を調べた．まず，カテコールアミン，ステロイドホルモン，性ホルモンの産生の差を知るために，これらの血中濃度の変化を比較した（図1）．アドレナリン，ノルアドレナリン，ドーパミンの三つのカテコールアミン群では，多少雄マウスで分泌が高い傾向があった．雄マウスが急性ストレスで興奮しやすいということだろうと思う．

ストレスで誘導されたカテコールアミン群は生体を興奮させ，そもそもその個体が攻撃反応や逃避反応を引き起こすためのエネルギーをつくり出す元になっている．しかし，このような反応が抑圧されたり，繰り返された時は交感神経緊張により，血行障害（高血圧としても表現される）や顆粒球増多（組織破壊として表現される）がもたらされる．そして，これらの反応を緩和しているのが，コレステロール骨格を持つグルココルチコイドや性ホルモンと思われる．

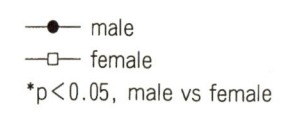

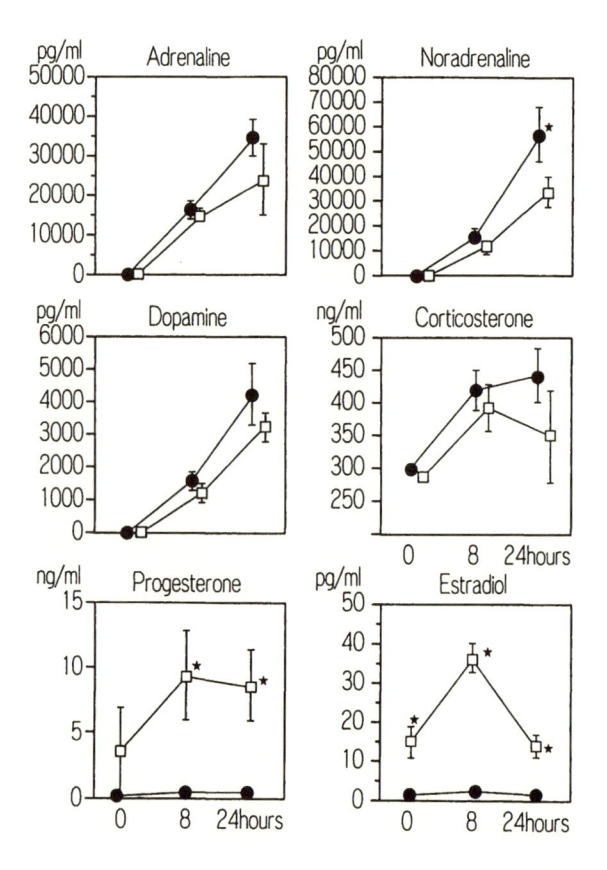

図1 マウスの拘束ストレスによる，カテコールアミン，グルココルチコイド，性ホルモンの血中濃度変化とその雌雄差．
マウスを金網に拘束し，8，24時間後に図に示したパラメーター血中濃度を測定した．

　図1に示すようにグルココルチコイド（マウスではcorticosterone）の産生は雌雄差があまりないが，雄マウスで少し高い傾向がある．ここで明らかになったことであるが，ストレスが女性ホルモンの分泌を誘導している現象が興味深い．このような報告は現在まで無かったのではないか．ストレスによって，卵巣に蓄積されていたプロジェステロンやエストラジオールの分泌が引き起こされたものと思う．これらの女性ホルモンの血中濃度はコルチコステロンに比較すると格段に低い．しかし，コルチコステロンのレセプターはほぼ生体の全細胞が発現しているが，性ホルモンレセプターは特定の性器と特定の細胞（胸腺上皮，その他）にしか発現されていないので標的細胞を限定してストレスによる組織障害から守っている可能性がある．

　実際の例を挙げると，低濃度のプロスジェステロンやエストラジオールは，マウスの拘束ストレスの直前に投与しておくと，ストレスで誘導される胸腺萎縮や顆粒球増多を完全に阻止することができる．

　マウスの拘束ストレスは交感神経緊張を誘導し，次にアドレナリン受容体を持つ顆粒球を増加させる．そして，胃潰瘍形成，肝障害などを引き起こす．マウスの雄と雌で顆粒球の上昇レベルを比較した（図2）．雄マウスの肝で顆粒球（Mac-1$^+$Gr-1$^+$）の比率，絶対数がともに著しく上昇しているのがわかる．マクロファージ（Mac-

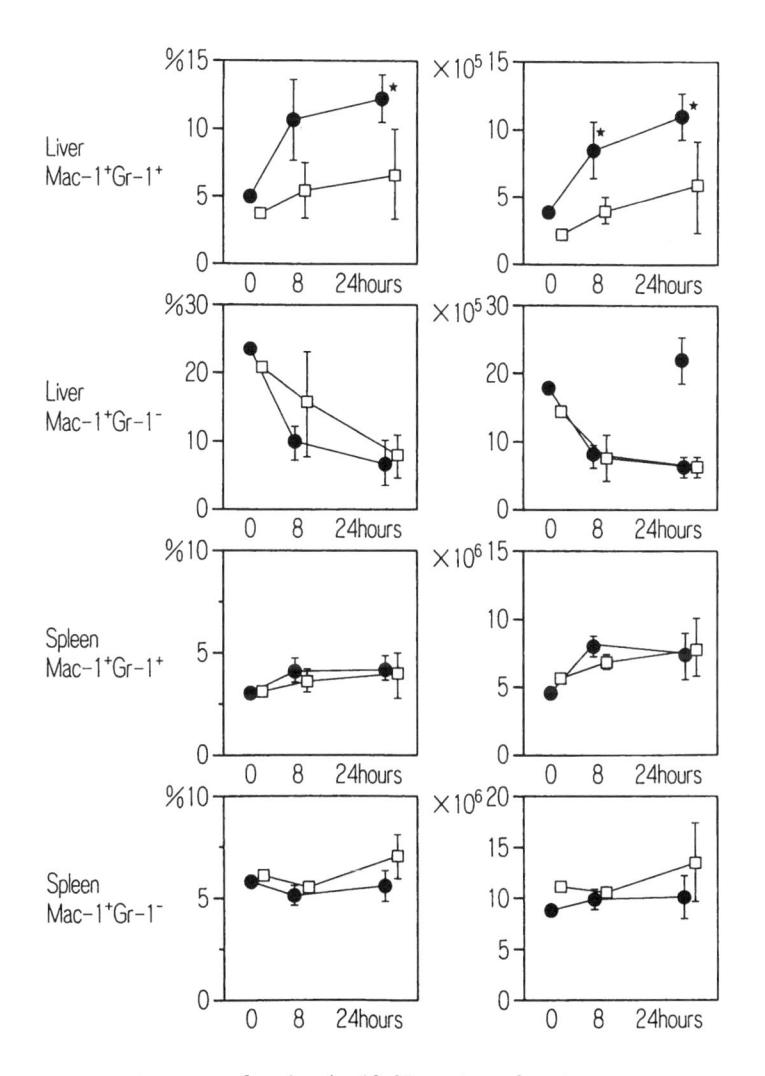

図2 マウスの拘束ストレスによる,肝と脾におけるマクロファージの変化とその雌雄差.
拘束ストレス後,8,24時間後に蛍光二重染色により顆粒球(Mac-1⁺Gr-1⁺)とマクロファージ(Mac-1⁺Gr-1⁻)を同定した

1^+Gr-1^-)は肝でむしろ減少している.脾での変化はいずれのマウスでもいずれの細胞でも少ない.内胚葉上皮下(胃や腸の上皮と肝細胞:肝細胞は腸上皮から進化している)で顆粒球は寿命を終えるのでこれらの細胞が標的となって破壊される.また,常在菌は顆粒球を刺激してアポトーシスを促進して活性酸素の放出を促す.

この項をまとめると,雄マウスではカテコールアミン群の産生が強く起こり,一方,雌マウスではカテコールアミン群の産生の弱さと女性ホルモンの放出によって,顆粒球誘導に差が生じているものと考えられる.顆粒球誘導の少なさは交感神経系の過緊張が起こりにくいことを意味し,他の交感神経緊張症状(血行障害など)も少ないものと予想される.これが雌マウスがストレスに強いメカニズムであろう.

ステロイドホルモンの逆転作用

グルココルチコイドや性ホルモンは,生理的な濃度で胸腺の萎縮や,顆粒球増多を抑制する働きがある.いわゆる,ストレスを吸収(やわらげる)する作用である.しかし,これらを大量に投与すると,逆に,胸腺萎縮や顆粒球増多を招くという正反対の作用が表れる[2].この現象を正しく理解する必要がある.特に,臨床においてステロイドホルモンを使用する際に極めて重要である.

グルココルチコイドや性ホルモンは,ステロイド骨格を持ち側鎖が酸素分子や水酸基(-OH)がいまだ結合していない,いわゆる,不飽和状態にある.このため,酸素分子,水酸基,フリーラジカルなどに対する高い吸着作用を発揮し自らは酸化してゆく.逆に,生体分子側から見ると還元反応を引き起こしている.このため,強い抗炎症作用を表す.しかし,これらは生体にある時間停滞すると酸化コレステロールとなり,まわりの組織を酸化する.このため,逆転して起炎作用を発揮し出す.アトピー性皮膚炎にステロイド軟膏を塗り過ぎた時に病状が悪化するメカニズムである.局所及び全身に顆粒球増多が出現し,炎症を引き起こすのである.体調は交感神経優位の状態となり,末梢の血行障害も出現する.

酸化したコレステロールは主な排泄が肝で行われる.胆汁酸として腸に捨てられる.しかし,この排泄能には限度がある.このため,グルココルチコイドの投与は

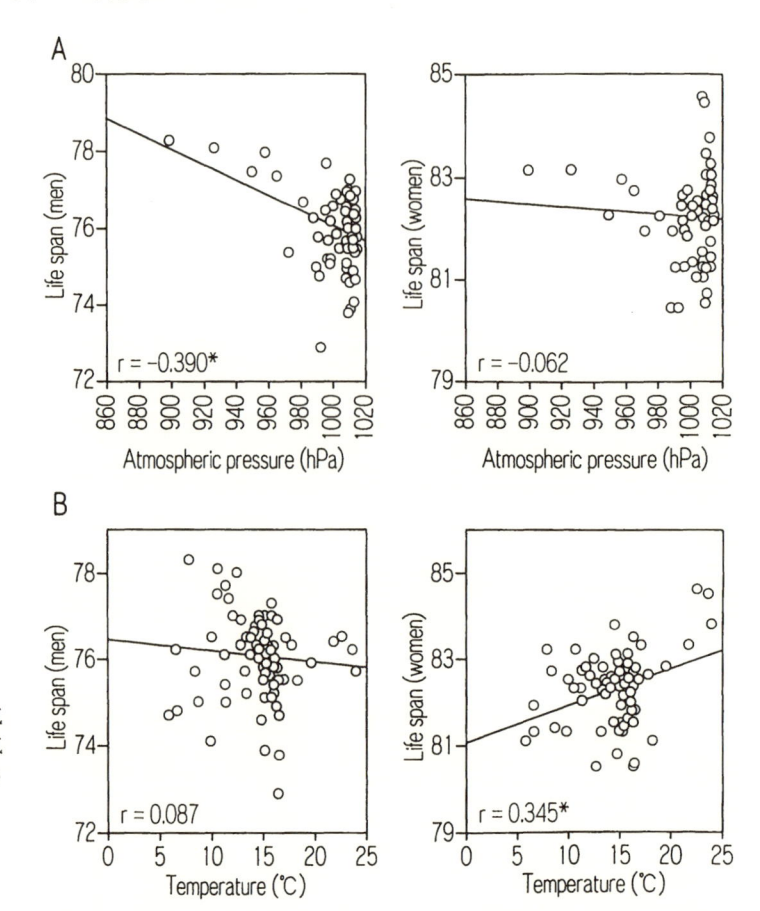

図3 男女の平均寿命と環境因子
　A. 気圧
　B. 温度
日本の各都市の男女別の平均寿命と気圧,温度の関係を図にプロットした.気圧と温度は過去30年間の年平均である(気象庁による).

外用薬で使用しても組織に沈着するので,全身投与に負けない強い副作用が出現することになる.

ヒトの寿命と環境因子

女性のストレスに対する抵抗性の高さをよく表現しているのが,女性の長寿と女性の発癌率の低さであろう.ここでは,寿命の男女差とそれぞれの寿命がどのような環境因子に影響されているかを検討してみた.各都市の住民の平均寿命と,その都市の二つの環境因子の関係を調べた(図3).環境因子は年平均気圧と年平均気温である.図に示すように男性の平均寿命は気圧に影響され,女性の平均寿命は温度によって影響されているのがわかる[3].では,男性が低気圧で寿命が延長するのはなぜであろうか.低気圧は副交感神経優位のゆったりした体調をつくるためと考えられる.高地にあり実測の気圧が低い長野市,盛岡市,甲府市などが男で上位を占める理由である.一方,女性が暖かさで寿命が延長するのはなぜであろうか.やはり,暖かさが副交感神経優位のゆったりした体調をつくるためと思う.沖縄の那覇市が上位を占める理由である.暖かさは上昇気流を生じ気圧を下げるので,暖かさは多くの場合低気圧を伴っている.熱帯低気圧である台風が南からくることでもわかる.

地域と住民の白血球分画

気圧や気温などの環境因子とその住民の寿命の長さをつなぐメカニズムを知るために,その住民の白血球分画を比較した(表1).白血球分画のデータは人間ドックに入った健康成人から採った.高気圧($> 1,015$ hPa)時と低気圧($< 1,013$ hPa)時に採血した2つのグループ(それぞれ n=200)で白血球総数,顆粒球の比率と数,リンパ球の比率と数を比較した.高気圧でリンパ球の比率が低下していた($p < 0.05$).統計的有意差ではなかったが,顆粒球の比率,数ともに上昇傾向を示している.

次に,青森と沖縄の住民で比較した.白血球総数で沖縄の住民が低値を示した.また,顆粒球の数,リンパ球の比率でも差が認められた.長寿者の多い沖縄では顆粒球低下,リンパ球上昇の副交感神経優位のパターンになっている.

おわりに

ストレスに対するマウスの雌雄差がはっきりと認められた.ストレスによって性ホルモンが分泌される現象を見い出したのは初めてのことと思う.性ホルモンもグルココルチコイドと同様に,生理的濃度で胸腺萎縮や顆粒球増多を防止することができるので,ストレス吸収ホルモンとして働いているものと思われる.また,環境

表1　高気圧と低気圧時の住民
A.寒い地域と暖かい地域の住民，B.での白血球分画の比較．

A.　新潟の成人男性

気　圧	白血球総数	顆　粒　球		リ　ン　パ　球	
		%	数	%	数
＜ 1,013	6,439 ± 1,976	54.7 ± 10.1	3,564 ± 1,380	41.3 ± 9.3	2,652 ± 898
＞ 1,015	6,941 ± 2,408	56.8 ± 10.0	3,922 ± 1,470	37.1 ± 7.8	2,566 ± 1,021
	(NS)	(NS)	(NS)	(p< 0.05)	(NS)

B.　青森と沖縄の成人女性

気　圧	白血球総数	顆　粒　球		リ　ン　パ　球	
		%	数	%	数
青　森	6,144 ± 1,667	52.4 ± 7.1	3,258 ± 1,133	36.6 ± 6.3	2,211 ± 569
沖　縄	5,626 ± 1,499	52.4 ± 8.2	2,971 ± 1,005	39.2 ± 8.6	2,178 ± 630
	(p< 0.05)	(NS)	(p< 0.05)	(p< 0.05)	(NS)

NS= 有意差なし

　因子がヒトの男女の寿命を決める因子の一つとして働いていることを明らかにした．男性は気圧，女性は温度により強い影響を受けている．このメカニズムは，やはり自律神経の活性化を通して，免疫系や循環系に影響を与えて起こっていることが示唆された．

　環境因子などは住民にとって避けることのできないファクターであるが，この自律神経や白血球系を介したメカニズムは，さらに，他のストレスの積み重ねでも寿命が決定されていることを意味している．

【参考文献】

1) Moroda T, et al. : Association of granulocytes with ulcer formation in the stomach of rodents exposed to restraint stress. Biomed Res 18 : 423-437, 1997.

2) Hirahara H, et al. : Glucocorticoid independence of acute thymic involution induced by lymphotoxin and estrogen. Cell Immunol 153 : 401-411, 1994.

3) Abo T, et al. : Environmental factors affecting the life span of men and women. Biomed Res 18 : 265-271, 1997.

自律神経と免疫の法則（9）
アレルギー疾患になぜかかる

はじめに

　現在，日本では子どもも大人もアレルギー疾患で悩む人が増加し続けている．これまでこの真の理由を明らかにした論文はなかったように思う．これから述べるように，たった1つのメカニズムを理解するだけでアレルギー疾患増加の謎を明らかにできると考えている．

　ここで述べるのは，Ⅰ型アレルギーと呼ばれている，外界に微量あるいは大量に存在するアルゲンとB細胞の産生するIgE抗体との生体反応である．この反応には，T細胞，好酸球，好塩基球，肥満細胞（マスト細胞とも呼ばれ，組織固有の好塩基球系細胞）も係わる．現代の免疫学ではサイトカインの係わりも含めて，多くの分析学的研究が進められているが，治療にはほとんど役立たない．次のような理由によると思われる．

　アレルギー疾患の発症は，「過剰副交感神経優位体質の基盤をもつ人が，精神あるいは身体的ストレスを受けて発症する」という基本メカニズムを理解していなかったからである．従って，患者の自律神経レベルを変えない限り，他の治療は全て小手先の治療になってしまう．

アレルギー疾患が子供に多い理由

　リンパ球が多い副交感神経の体質は，生理的には子ども全般に見られる現象である．図1に出生前後から生涯に至る白血球の加齢変化を示した．出生のストレスで出現する顆粒球増多は生後数日で消失し[1]，顆粒球よりもリンパ球の比率が多いパ

図1　白血球の加齢変化．
出生時に見られる顆粒球増多は肺呼吸開始のストレスによる．その後，子ども時代のリンパ球優位から成人の顆粒球優位へと移ってゆく．

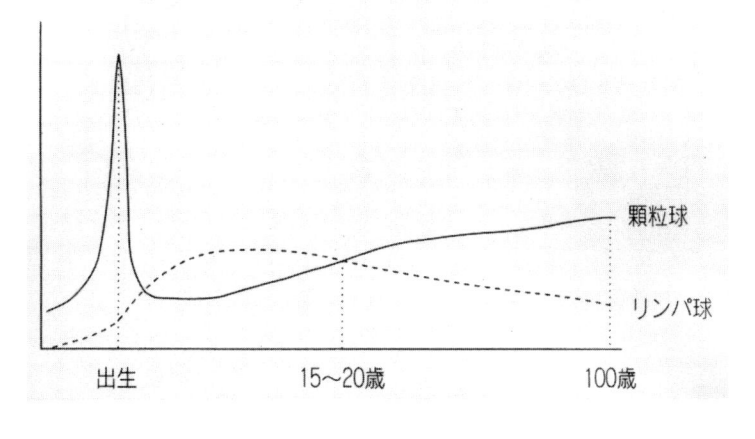

ターンになり，この状態が15～20歳まで続く．この時期を過ぎると顆粒球がリンパ球の比率よりも高い成人パターンとなって一生を終える．

子どもに見られるリンパ球優位パターンは，からだの副交感神経優位パターンによって生じているが，これでも普通はアレルギー疾患の誘発には至らない．副交感神経優位はそもそも生体のエネルギー同化作用優位を反映しているので，子どもの成長に用するエネルギー消費によって打ち消され，バランスがとれているのである．

しかし，このリンパ球優位の子ども時代に，何らかの原因によってエネルギー同化作用が過剰になると，体調が副交感神経過剰優位となりリンパ球過剰優位が起こり，アレルギー疾患の誘発がくる．具体的な原因を挙げると，1）肥満，2）運動不足，3）過保護，4）排気ガスの吸入，5）有機溶剤の吸入，などがある．

子ども時代はリンパ球優位のため上記の原因が上乗せされると，アトピー性皮膚炎や気管支喘息が引き起こされる．しかし，これらのアレルギー疾患のほとんどが，高学年や成人になると自然治癒に至るのは図1に示した白血球の加齢変化によって，リンパ球優位体調が自然消滅するからである．しかし，上記1）～5）の原因が続くと，成人型白血球パターンへの移行が遅延し，アレルギー疾患も消えずに残る．また，肥満や運動不足などで成人になってから再びリンパ球人間になると，アレルギー性鼻炎や花粉症が引き起こされる．

排気ガスとアレルギー

白血球の自律神経支配の考えを導入すると，自動車の排気ガスや工場などの煤煙がアレルギー疾患を誘導するメカニズムがはっきりと見えてくる．ここではまずマウスの実験結果から紹介する（表1）．10 lのチャンバーにマウスを入れ，50 mlの自動車の排気ガスを加えた（0.5％）．小さなコックから自由に空気が出入できるようにした（白井浩光，関川弘雄による実験である）．約30分の半減期で排気ガスは減少した．そして，6時間と24時間後に，肝，脾，骨髄の白血球数を測定した．6時間後に肝と骨髄で細胞数の減少が見られた．

この変化が，どのような白血球分画の変化を伴っているのかをさらに検索した（図2）．このデータは肝の白血球サブセットを同定したものである．CD3とIL-2Rβの二重染色でNK細胞（CD3$^-$IL-2Rβ^-），胸腺外分化T細胞（CD3^{int}IL-2Rβ^+），通常の胸腺由来T細胞（CD3^{high}IL-2Rβ^+）を同定している（図の上）[2]．NK細胞や胸腺外分化T細胞が6時間後に減少しているのがわかる．逆に，6時間後の通常T細胞の増加が著しい．このような変化は24時間後には元に戻る傾向がある．

次に，Gr-1とMac-1の二重染色で顆粒球（Gr-1$^+$Mac-1$^+$）とマクロファージ（Gr-1$^-$Mac-1$^+$）の変化を検討した．6時間後に，顆粒球とマクロファージが減少して

表1 マウスによる排ガス吸入後の細胞数の変化

臓　器	細　胞　数　（×10^6/mouse)		
	—	6時間後	24時間後
肝	8.8 ± 1.0	3.5 ± 0.8*	12.3 ± 3.7
脾	100.5 ± 25.0	117.3 ± 71.7	90.1 ± 23.7
骨髄	22.8 ± 7.8	15.8 ± 6.1*	24.8 ± 11.8

*$P<0.05$, n=4

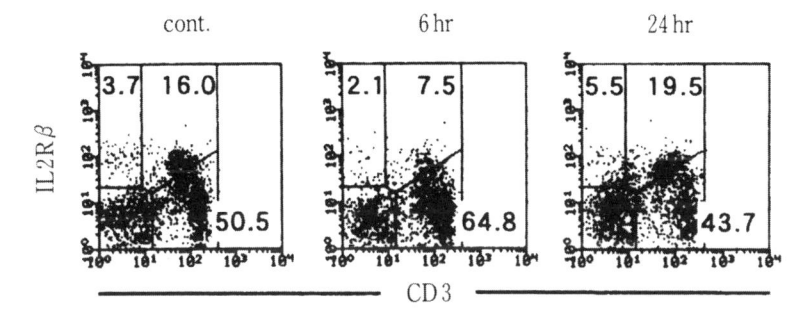

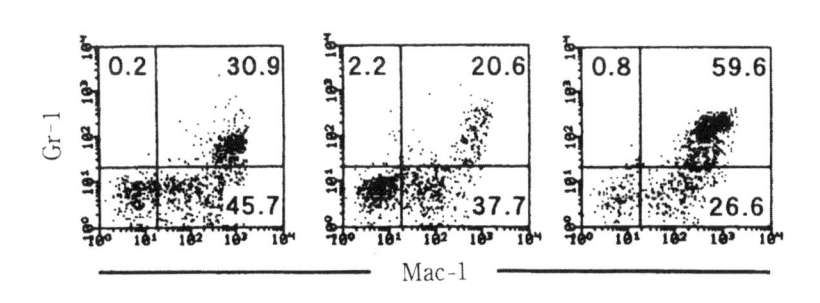

図2 自動車の排気ガス吸入によるNK細胞，胸腺外分化T細胞，顆粒球の減少．
0.5％の排気ガスを吸入させ，時間経過による白血球の変化を肝において調べた．6時間後にCD3$^-$IL-2Rβ^+NK細胞とCD3^{int}IL-2Rβ^+胸腺外分化T細胞，そして，Gr-1$^+$Mac-1$^+$顆粒球の減少が認められた．この全ての変化は24時間後には回復していた．

いる．24時間後には顆粒球は回復を通り越して，逆に増加に転じている．このように顆粒球は排気ガスの作用で激しく揺り動かされるのである．

筆者らの研究で，肝（成体でも）も骨髄と同様に造血幹細胞が存在し，リンパ球や顆粒球をつくっていることが明らかになっている[3]．排気ガスの刺激を受けて，この産生が変化したのである．通常のT細胞が増加し，逆に，顆粒球と古いタイプのリンパ球（NK細胞と胸腺外分化T細胞）が減少する傾向がある．

この減少は，白血球の日内リズムなどでの副交感神経優位パターン（夜間タイプ）と完全に一致している．つまり，排気ガスに含まれるCO_2，NO，NO_2などが呼気から入ると体液に溶けて酸素をうばう反応（還元反応）が起こり，副交感神経優位の体調にすることから全て始まっている．$CO_2+H_2O \rightarrow CO_3^- +2H^+$，$2NO+O_2 \rightarrow 2NO_2$，$NO_2+H_2O \rightarrow NO_3^- +2H^+$ の反応である．呼吸を激しくして生体分子を酸化する反応（エネルギー異化作用）が交感神経反応であり，生体から酸素をうばう反応はこの逆で副交感神経優位にする．排気ガスを吸うと頭がぼんやりして，体が

ゆったりする反応でもある．そして，これに続いて副交感神経支配下にある進化レベルの高い T, B 細胞の産生が盛んになる．逆に，顆粒球や進化レベルの低いリンパ球である NK 細胞や胸腺外分化 T 細胞は減少する．

ニトログリセリン $C_3H_5O_3(NO_2)_3$, が副交感神経を刺激して血管を拡張し，狭心症の薬になるのも同じメカニズムである．排気ガスがゆったりの体調をつくり，進化レベルの高いリンパ球をふやすことが，文明国や発展途上国でアレルギー疾患が増加し続けるという理由がよく分かってもらえたと思う．抗原を避けるだけでは，アレルギー疾患の解決にならないのである．

金属とアレルギー

排気ガスと同様に，金属もまた生体に入ると酸素をうばう性質がある．いわゆる金属のさびる現象である．このため，生体は還元作用を受け副交感神経系が刺激される．鉄，鉛，アルミニウム，水銀，白金，金など全てアレルギー反応を引き起こす由縁である．日常よく見られるのが，入れ歯，ピアスなど体液に接触する場合の金属アレルギーである．さびる性質の少ない白金や金はアレルギーを引き起こしにくいが皆無ではない．特に，色白で太った，いわゆる「リンパ球人間」は他の人が起こさない金などでも金属アレルギーを発症することがある．

金属アレルギーは副交感神経刺激を引き起こすので，局所や全身に副交感神経刺

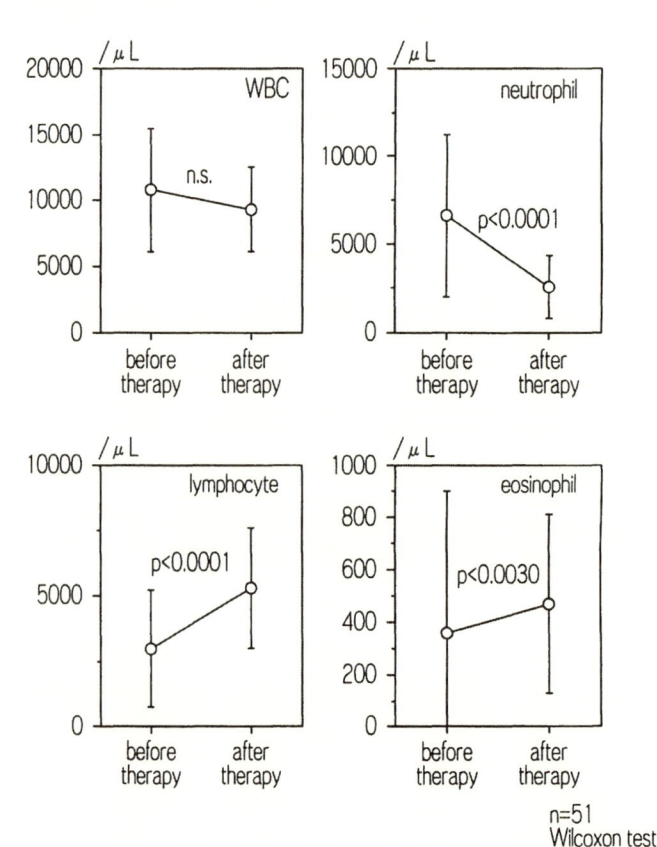

図3 子どもの喘息症例の発作時と治癒時の白血球分画の変化．
発作時に好中球増多とリンパ球の減少が認められた．

n=51
Wilcoxon test

激症状が出る．漿液の浸出（いわゆるカタール性炎症），発赤，発熱，かゆみ，痛み，知覚過敏などである．水銀中毒である水俣病の患者の症状も副交感神経刺激症状と理解できる．よだれが出る，知覚過敏がくる，自信が無くなる，下痢がくる，骨折する，などが挙げられると思う．

鉄などのさびやすい金属が生体にとり残されると，逆に，酸化鉄となって回りの組織に酸化作用を発揮する．このため，交感神経刺激作用として激しい顆粒球（好中球）を呼び込み，化膿巣を形成する．

アレルギー発作誘導のメカニズム

アレルギー疾患は，リンパ球の多い子どもの時期や，リンパ球優位が続いている成人に起こるが，その引き金となるのはストレスの可能性がある．喘息の子ども51名の，喘息発作時と治療により発作がおさまった時の白血球の変化を調べた（図3）．このデータは新潟大学小児科の池住洋平氏によるものである．発作時と発作がおさまった時で，好中球の減少とリンパ球増加の変化が見られた．この喘息患者の子ども達はふだんリンパ球優位であるが，発作時のみは顆粒球増多が誘導されていて，この時（あるいはこの前）に交感神経緊張状態が来ていたことが予想される．

ストレスと自律神経

ストレスはふつう交感神経緊張を招き，脈拍増加，血圧上昇，末梢循環不全，静脈血のうっ滞，顆粒球増加などを招くが，ストレスの強さとストレスを受ける側の体調などによって，この反応が修飾を受けることがある．図4に示したように，ストレスが強かったり，ストレスを受ける側が副交感神経優位の人であった時に，ストレスが一過性に副交感神経刺激反射を誘導する．筆者らは，これを「驚き反応」と呼んでいる．ある意味ではストレスを和らげる反応と言ってもよい．

例えば，激しい恐怖で気絶する（低血圧ショック），光を直接目に入れると縮瞳する，ヒトや生物を純酸素にさらすと呼吸抑制（徐脈も）がくる，高い水圧を急に受けると徐脈がくる，苦い漢方薬を飲んで食欲がでたりゆったりした気持ちになる，悲しみに泣き出す，などである．本来いずれの刺激もストレスとして交感神経刺

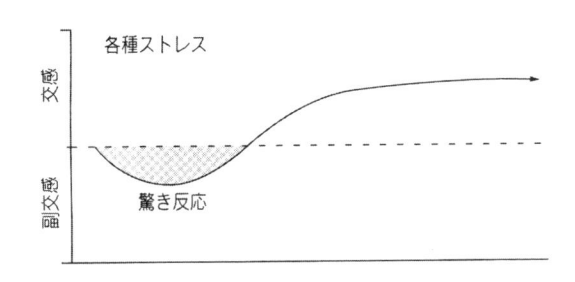

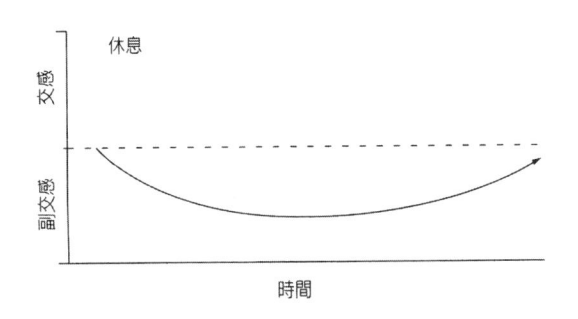

図4　強いストレスを受けた時に出現する驚き反応．
ストレスが強過ぎた場合は，予想に反して一過性に副交感神経反射が出現する．この反応はリンパ球人間に強く出る．驚きストレスを和らげる反応とも言える．

激をする因子ばかりであるが，これらのストレス刺激が強過ぎるゆえに，生体は副交感神経反射を誘導し生き延びる方策を立てているのであろう．この生体の仕組みには，ただただ感動するしかない．

おわりに

アレルギー疾患（特に，I型アレルギー）についての研究を紹介した．アレルギーの分析的研究に加えて，ここで記したような生体全体の自律神経系と白血球系の問題を考えないとアレルギー疾患の治療には結び付かない．

【参考文献】

1) Kawamura T, et al. : Neonatal granulocytosis is a postpartum event which is seen in the liver as well as in the blood. Hepatology 26 : 1567-1572, 1997.
2) Watanabe H, et al. : Relationships between intermediate TCR cells and NK1.1⁺T cells in various immune organs. NK1.1⁺T cells are present within a population of intermediate TCR cells. J Immunol 155 : 2972-2983, 1995.
3) Watanabe H, et al. : c-kit⁺ stem cells and thymocyte precursors in the livers of adult mice. J Exp Med 184 : 687-693, 1996.

自律神経と免疫の法則（10）

癌誘発の体調と免疫状態

はじめに

　一般の人達も多くの医者も「ヒトが癌にかかる」のは偶然のでき事と思っている．そのため，早期発見をしようと癌検診などをする．しかし，この考えには疑問がある．特に，成人になってからの発癌は交感神経緊張状態の持続によって引き起こされると思われるからである．交感神経緊張は過重労働，精神的ストレス，連日の飲酒，NSAIDsの長期使用などによって引き起こされる[1,2]．従って，癌検診よりもふつうの健康診断で交感神経緊張の持続がないかどうかを調べる方が意味がある．ここでは，上記したような考え方を支持する実際のデータと，交感神経緊張から発癌に至るメカニズムを提示する．

癌患者に見られる顆粒球増多

　40歳から80歳までの人で，早期胃癌，進行性胃癌，進行性大腸癌の患者（コントロールを含めそれぞれ30名）について末梢血の白血球分布を調べた（図1）．顆粒球とリンパ球の実数をグラフにしてある．胃と大腸の進行癌で顕著であるが，顆粒球増多がはっきりと認められる．ほとんど例外がない．さらに驚くべきことは，早期胃癌でさえコントロールの健康人に比較して顆粒球増多とリンパ球減少がある程度認められることである．

　本講座の読者はおわかりと思うが，これらのデータは，癌患者は交感神経緊張状態にありアドレナリン受容体（adrenergic receptor）を持つ顆粒球が増加していることを示している[3-5]．進行癌でこの傾向が強いのは癌組織の増大が代謝を亢進させている面もあると思われる．

　一方，早期胃癌の段階でまだ癌組織が小さいレベルでも顆粒球増多があるということは，交感神経緊張自体が発癌を促した可能性が考えられる．交感神経刺激は生体の代謝を亢進させ，粘膜への顆粒球の送り込みを促進させる．さらに，これといっしょになり，粘膜上皮の再生を促進させる．この反応は内胚葉上皮だけではなく外胚葉上皮や造血組織を含めた再生細胞全般に及ぶ．発癌に関与する遺伝子群はすべて細胞の増殖に関係する遺伝子であるから，これらの増殖遺伝子が過剰に活性化し，ついには発癌に至るものと考えられる．

　40歳台や50歳台の働き盛りの年代で発癌の頻度が高まり出し，実際，発癌に見

図1 癌患者に見られる顆粒球増多.
40〜80歳の癌患者（それぞれn=30）で白血球分画を検索した．年齢を合わせた健康人も調べてある．癌の進行と共に，顆粒球総数（比率も）増加するのが分かる．早期胃癌の患者でさえ顆粒球増多が認められる．

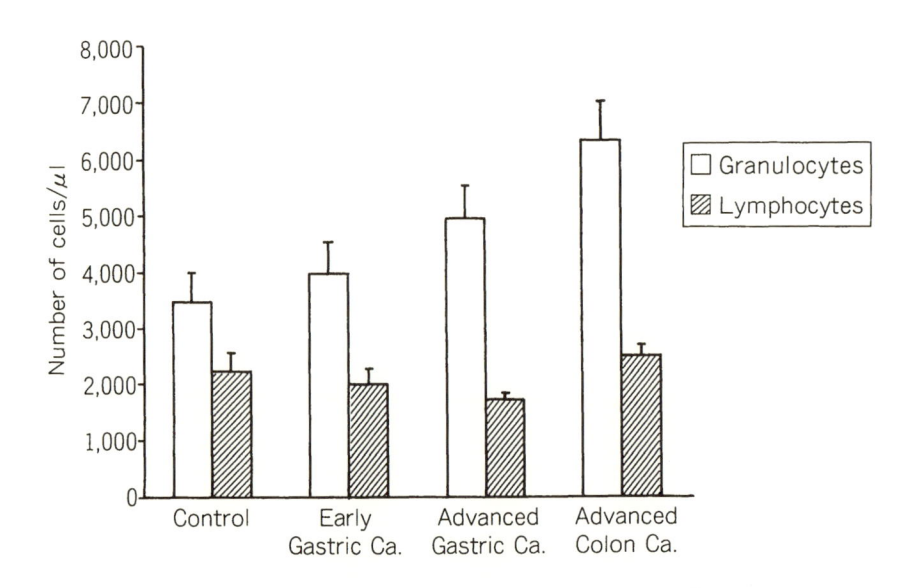

舞われる人達は活発な性格で仕事人間の人である．また，社会や家庭での精神的ストレスの多い人も交感神経緊張と顆粒球増多がやってきて発癌の頻度が高まる．図1に示したデータをもっと具体的に数値で示すと，血液の白血球分画でリンパ球が25％以下になっている人は注意が必要である．結論から先に言うと，癌検診よりふつうの健康診断を行う方がよい．そして，その健康診断をするなら白血球分画を調べればよい．この時，白血球総数もまた重要である．感染症もないのに，白血球総数が血液中に10,000/μlくらいもある人は1日のエネルギー消費が高過ぎる人である．白血球総数はエネルギー消費と正比例を示す．こういう人は，発癌からの危険を避けるために1日の仕事量を減らす必要がある．

癌患者とNK細胞・胸腺外分化T細胞

癌患者では顆粒球増多があることを示してきたが，リンパ球サブセットはどのようなパターンになっているのであろうか（図2）．消化管の癌で肝への転移を伴っている症例を2例示した．肝と末梢血からリンパ球を採取し，CD3と3つのNKマーカーの組み合わせでリンパ球のサブセットを同定している[6,7]．CD3⁻NK⁺がNK細胞，CD3⁺NK⁺が胸腺外分化T細胞，CD3⁺NK⁻が通常のT細胞を表している．case1でもcase2でも末梢血中のNK細胞の増多が著しい．case1ではCD3⁻CD56⁺NK細胞が44.4％，CD3⁻CD16⁺NK細胞が45.6％ある．これらはそれぞれoverlapしたポピュレーションである．case2ではどのマーカーで調べてもNK細胞が60％かそれ以上になっている．

CD3⁺CD56⁺やCD3⁺CD57⁺の胸腺外分化T細胞も肝と末梢血で共に増加している．CD56⁺NK細胞やCD3⁺CD56⁺胸腺外分化T細胞は肝で直接つくられている．

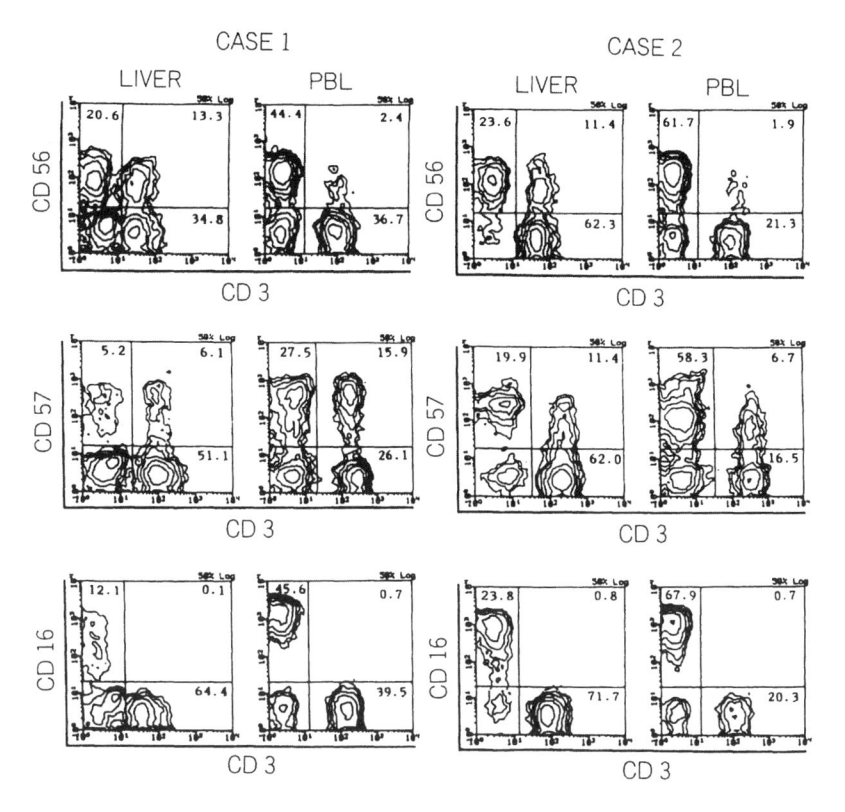

図2 癌患者に見られるNK細胞と胸腺外分化T細胞の増加.
case1と2の進化癌患者（肝転移のあった人）で肝と末梢血のリンパ球分画を調べた．CD3と3つのNKマーカーの組み合わせで二重蛍光染色を行い，NK細胞（CD3⁻NK⁺），胸腺外分化T細胞（CD3⁺NK⁺），通常T細胞（CD3⁺NK⁻）を同定している．

一方，骨髄ではCD57⁺NK細胞やCD3⁺CD57⁺胸腺外分化T細胞がつくられている[7]．

NK細胞や胸腺外分化T細胞は抗腫瘍活性を持つので，癌細胞の処理に極めて大切である[8]．しかし，NK細胞や胸腺外分化T細胞は顆粒球とともに交感神経刺激を受け止めるadrenergic receptorを発現しているので，交感神経緊張状態にある人で増加する．NK細胞や胸腺外分化T細胞は発癌の阻止に重要であるが，これらのリンパ球が増加している人は発癌の可能性が高い状態にあると言うことができる．NK細胞が多いからと言って単純に喜べない理由である．また，交感神経緊張は細胞レベルの分泌抑制も起こすので，パーフォリンを使用するNK活性は細胞数の増にもかかわらず低下する．急性ストレスでも同様のことが言える．やはり，NK細胞の数は増加するがNK活性は低下するからである．

癌末期の免疫状態

癌細胞が全身に拡がり患者がやせて消耗した状態では，さらにリンパ球が減少し，白血球分画がマクロファージ（単球）と顆粒球のみからなるようになる．交感神経緊張による頻脈，疲れやすさ，活性酸素により生体内分子が酸化され皮膚が黒ずんでくる（活性酸素焼け）．リンパ球分画では，通常T細胞，さらには胸腺外分

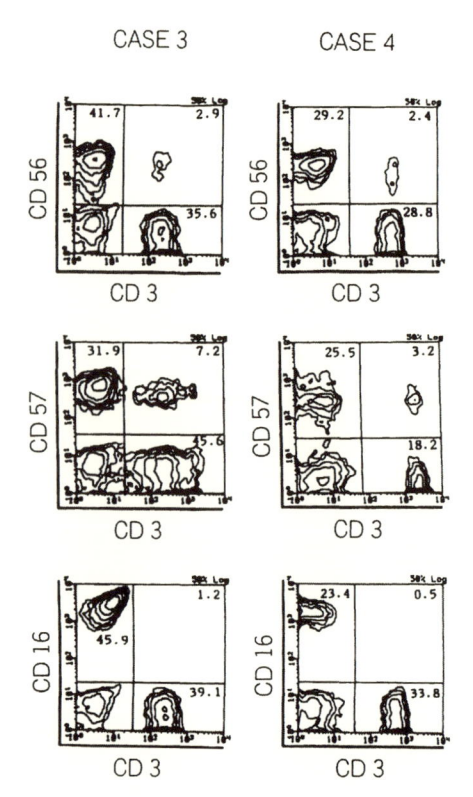

図3 末期癌患者に見られた胸腺外分化T細胞の減少.
進行途中の癌患者に比べて，末期では胸腺外分化T細胞の減少が起こっている．また，NK細胞の減少も多少起こっているのがわかる．

化T細胞の減少が始まる（図3）．つまり，最後まで残るのはNK細胞である．最後には顆粒球も減少し，マクロファージのみになって死を向かえる．進化した白血球は死滅し，基本細胞（マクロファージ）になるのが興味深い．

外科手術や放射線療法によって癌の治療をし，その後予後のよい患者がいる．このような人達は，やせていても色白のリンパ球人間になっている．白血球総数が少なく顆粒球の減少が著しい．逆に，NK細胞の増加はあまりない．このように，NK細胞は生体での腫瘍細胞の排除に重要なリンパ球ではあるが，多過ぎるのは危険の目安になると言ってもよい面がある．

おわりに

小児期の神経細胞芽球（neuroblastoma）や急性白血病（leukemia）は，胎生期に盛んに増殖していた細胞群の腫瘍化である．本来，このような細胞は出生後増殖抑制遺伝子（あるいは癌抑制遺伝子）の働きによって分裂が停止または抑制された状態でコントロールされている．そして，まだ知られていない原因（一部は遺伝子の転座）によってこの抑制がとれて発癌する．

一方，40歳以降にしだいに頻度が上昇してくる多くの癌は，内胚葉や外胚葉の上皮由来で出生後も増殖を続けている細胞群由来である．このような上皮細胞の再生の早さは自律神経レベルによって調節を受けている．交感神経緊張状態が長く続く

ような過剰に活発な生活を続けている人は，上皮細胞の置き換えの早さが促進され発癌が引き起こされる危険を持っているのである．やり手と言われるような人が若くして発癌し，惜しまれてこの世を去る謎である．

【参考文献】

1) Moroda T, et al. : Association of granulocytes with ulcer formation in the stomach of rodents exposed to restraint stress. Biomed Res 18 : 423-437, 1997.

2) Yamamura S, et al. : Simultaneous activation of granulocytes and extrathymic T cells in number and function by excessive administration of nonsteroidal anti-inflammatory drugs. Cell Immunol 173 : 303-311, 1996.

3) Toyabe S, et al. : Identification of nicotinic acetylcholine receptors on lymphocytes in periphery as well as thymus in mice. Immunology 92 : 201-205, 1997.

4) Suzuki S, et al. : Circadian rhythm of leukocytes and lymphocyte subsets and its possible correlation with the function of autonomic nervous system. Clin Exp Immunol 110 : 500-508, 1997.

5) Tsukahara A, et al. : Adrenergic stimulation simultaneously induces the expansion of granulocytes and extrathymic T cells in mice. Biomed Res 18 : 237-246, 1997.

6) Takii Y, et al. : Increase in the proportion of granulated $CD56^+$ T cells in patients with malignancy. Clin Exp Immunol 97 : 522-527, 1994.

7) Okada T, et al. : Origin of $CD56^+$ T cells which increase at tumour sites in patients with colorectal cancer. Clin Exp Immunol 102 : 159-166, 1995.

8) Abo T, et al. : Extrathymic T cells stand at an intermediate phylogenetic position between natural killer cells and thymus-derived T cells. Natural Immunity 14 : 173-187, 1995.

体調と免疫系のつながり（11）
東洋医学との関連

はじめに

　漢方薬の投与や針治療を経験してみると，これらが自律神経系や免疫系に強い影響を与えていることがわかる．漢方薬の多くのものは，植物由来の物質で，天日にさらしてあるので酸素結合が進んだ状態になっている．つまり，からだに入ってもエネルギー源としては使えず栄養にはならない．このような生体にとって不用な物質は味が悪く，少量を経口投与すると，からだからこれらを除こうとする「排泄反射」を誘発する．排泄反射は副交感神経刺激反射であるから，唾液分泌，消化液の分泌，消化管の蠕動運動，利尿作用，血圧低下，末梢血液循環の促進などを誘導することになる．いずれも，不用物質をからだの外に排除する反応である．

　針治療も少量の痛みと軽い組織破壊により，危険からの逃避反射を誘発する．逃避反射は驚き反射となることが多く，やはり副交感神経刺激が起こる．そして，末梢の血液循環の促進，その他を誘導する．このような新しく提唱する「東洋医学の治療原理」がある．従って，漢方薬や針治療は交感神経緊張症状（食欲不振，高血圧，腰痛，肩こり，不眠，焦燥感，痔，静脈瘤，頭痛，冷え症など）をもつ患者には絶大な力を発揮するのである．また，このようにして誘導された副交感神経反射は，これから述べるように，順次免疫系にも影響を与えることになる．

漢方薬の副交感刺激反射

　血圧の正常な人と血圧の高い人に，十全大補湯（日本クリエートの補全-S，またはツムラNo.48）を通常の一回量を飲んでもらい，呼吸数，脈拍，血圧を連続測定した（図1）．血圧の正常な人には，投与後いずれの値にも有意な変化は認められなかった．しかし，血圧の高い人に投与した場合は，約15分後に呼吸数，脈拍，血圧の低下が見られ，その後一時間以上この状態が持続した．これらの変化はすべて副交感神経刺激反射として理解できる．全身の皮膚温の上昇も伴うので，末梢血液循環の改善も起こっていることがわかる．

　針治療でも同様の変化を誘導することができる（データ省略）．高血圧の人の両手小指のつめのわきに24Gの注射針を指すと約30秒で，呼吸数，脈拍，血圧の低下，皮膚温の上昇がくる．漢方薬と同様に血圧の正常な人にはこのような変化がこない．

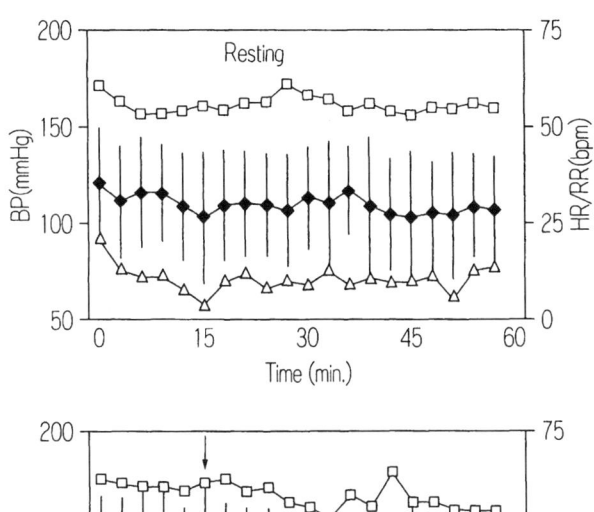

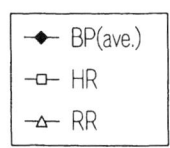

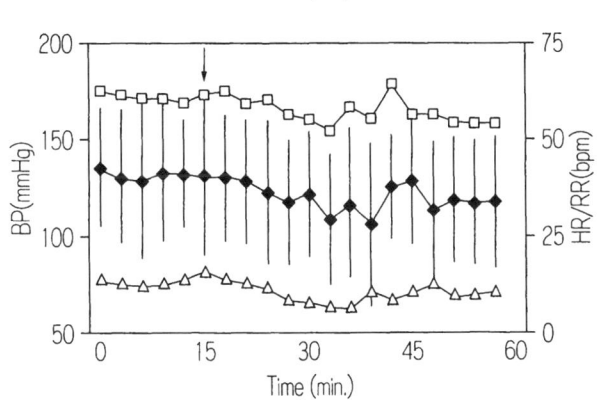

図1 漢方薬投与による副交感神経反射の誘導.
血圧の正常な人と血圧の高い人を選び十全大補湯の投与を行った．呼吸数，脈拍，血圧を自動的に測定している．正常血圧の人（図上部）は漢方薬に反応が無かったので安静時（resting）の時のものだけ示した．
BP=血圧，HR=脈拍，RR=呼吸数

　漢方薬は，酸化物質によって排泄反射を誘発することで交感神経緊張状態にある人の症状を改善している．しかし，これらは本来酸化物質なのであまり大量に長期間服用すると交感神経刺激を起こすことになる．これが漢方薬の副作用である．体重減少，疲れ，不安感，粘膜障害，肺線維症などがあろう．

　漢方薬と同様に酸化物質として生体に排泄反射を誘導するものがある．アルコール，酢，茶，カフェイン，苦いもの（アロエや熊の胆など），からいもの（からいだいこんおろしなど）などである．アルコールも酢も炭水化物が酵母によって酸化を受けた物質であり，最後に炭酸ガスと水になる．このため，お酒を飲んだり，酢の物を食べるとやはり排泄反射が起こる．具体的には，利尿作用が出てリラックスした（徐脈）体調になる．しかし，酸化物質なので，アルコールを飲み続けると本来の交感神経刺激症状が出てくる．元気がでて（頻脈），自慢などが始まる．翌日には，交感神経支配下にある顆粒球が増加し（図2），血流停滞と相まって歯槽膿漏や痔が悪化する．この症例はそもそも「リンパ球人間」であるが，二日酔いで顆粒球優位パターンへの逆転が見られている．

　高血圧の治療には塩分の制限が一番よい．完全に塩分を制限すると血圧が低下し過ぎ元気が出なくなるので，少しずつ塩分をふやしよい血圧で塩分の摂取量を決める．塩分の制限をせずに降圧剤を飲むと，腎臓での塩分と水分の排泄作用がフル回

転して腎臓に負担がかかるので，血圧が下がっても期待したようには寿命が延びない．

塩分の過剰摂取は高血圧だけの問題ではなく，他の交感神経刺激症状も伴い万病の元となる．よく「塩分の制限はむずかしい」と言ってすぐ薬を出してしまう医者がいるが，塩分過剰摂取の害の認識が足りない．患者に迷惑がかかることになる．

塩分の制限は過剰食欲をも断ち切るので，体重が減少し，リンパ球過剰で花粉症になっている人を2～3日で治癒させる力も持っている．また，ストレスの解消も伴う．昔の人が願掛けをする時に（身内の人の病気平癒を願って）「塩断ち」する理由でもある．願う本人の不安がやわらぐ．

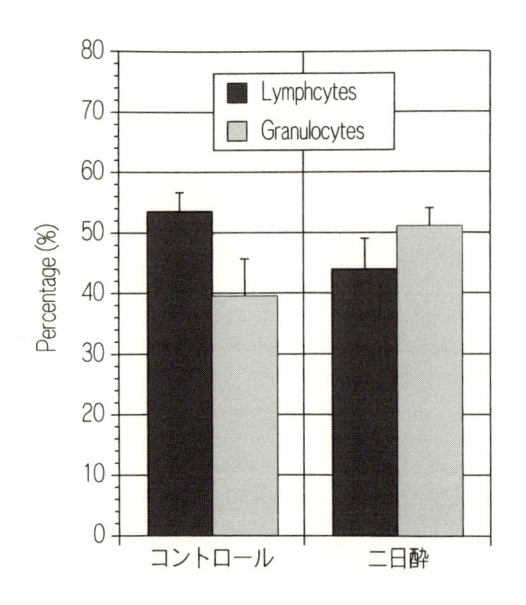

図2　アルコールの多量摂取による翌日の顆粒球増多の誘導．
リンパ球の多い人でも二日酔いするほどお酒を飲むと激しい顆粒球増多が誘導される．3回の平均を示している．

漢方薬による顆粒球減少作用

漢方薬の投与や針治療は副交感神経刺激を誘導する力があるので，これを繰り返すことにより免疫系にも影響を与える．マウスに十全大補湯（ツムラ No.48）や黄耆建中湯（ツムラ No.98）を飲用水に混ぜて与えてみた（図3）．各種免疫臓器から白血球を採取し，顆粒球やリンパ球サブセットの動態を検索した．Gr-1とMac-1の二重蛍光染色で顆粒球（Gr-1$^+$Mac-1$^+$）とマクロファージ（Gr-1$^-$Mac-1$^+$）を同定している．また，CD3とIL-2Rβの二重蛍光染色でNK細胞（CD3$^-$IL-2Rβ$^+$），胸腺外分化T細胞（CD3^{int}IL-2Rβ$^+$），通常T細胞（CD3^{high}IL-2Rβ$^-$），B細胞（CD3$^-$IL-2Rβp$^-$）を同定している[1]．いずれの漢方薬の投与でも，骨髄及び末梢で顆粒球の減少が見られている．顆粒球は主にアドレナリン受容体を発現し，交感神経刺激で数が増加し機能が上昇するので[2]，予想に一致したデータである．一方，リンパ球の中では，NK細胞または胸腺外分化T細胞の減少が見られた．これらの進化レベルの低いリンパ球は，やはり，交感神経支配下にあることと一致する．逆に，進化レベルの高いT，B細胞は増加している．

これらのデータをまとめると漢方薬の投与は副交感神経刺激によってT，B細胞を増加させる．つまり，免疫系を活性化する力を持っている．しかし，顆粒球や，NK細胞，胸腺外分化T細胞を減少させる．過度の交感神経緊張状態にある人は，ほとんど例外なく痔，歯槽膿漏，胃潰瘍，腎障害などの粘膜や組織障害を伴っている．これらの病態は交感神経支配下にある顆粒球，NK細胞，胸腺外分化T細胞の過剰活性化によって引き起こされている[3]．もう少し詳しく言うと，顆粒球の出す

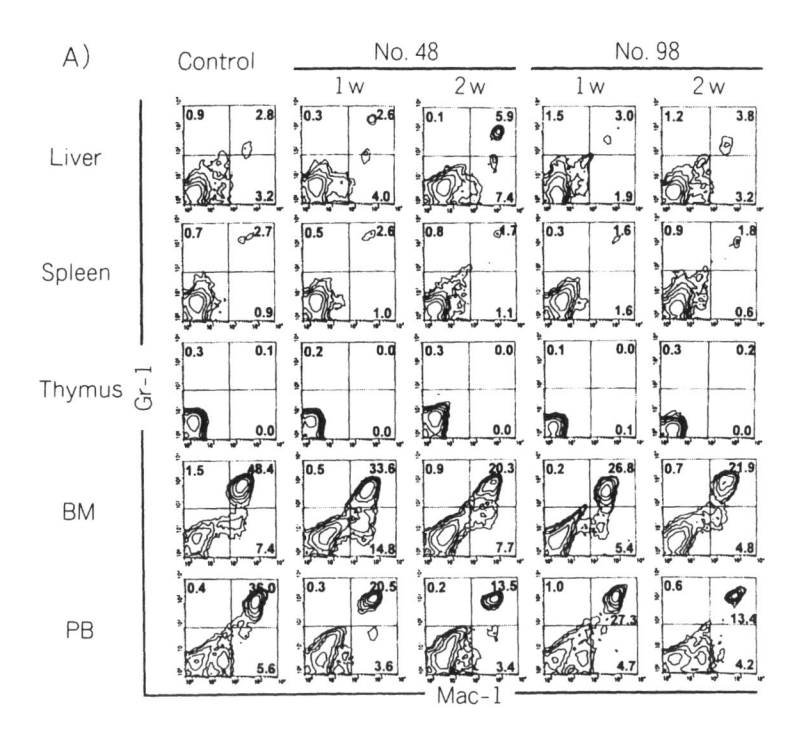

図3 マウスへの漢方薬投与による顆粒球，NK細胞，胸腺外分化T細胞の減少．
　A．GrとMac-1の染色
　B．CD3とIL-2Rβの染色
8週齢のC3H/Heマウスの引用水に十全大補湯や黄耆建中湯を入れて漢方薬の白血球分画への作用を検索した．代表的なデータを示してある．

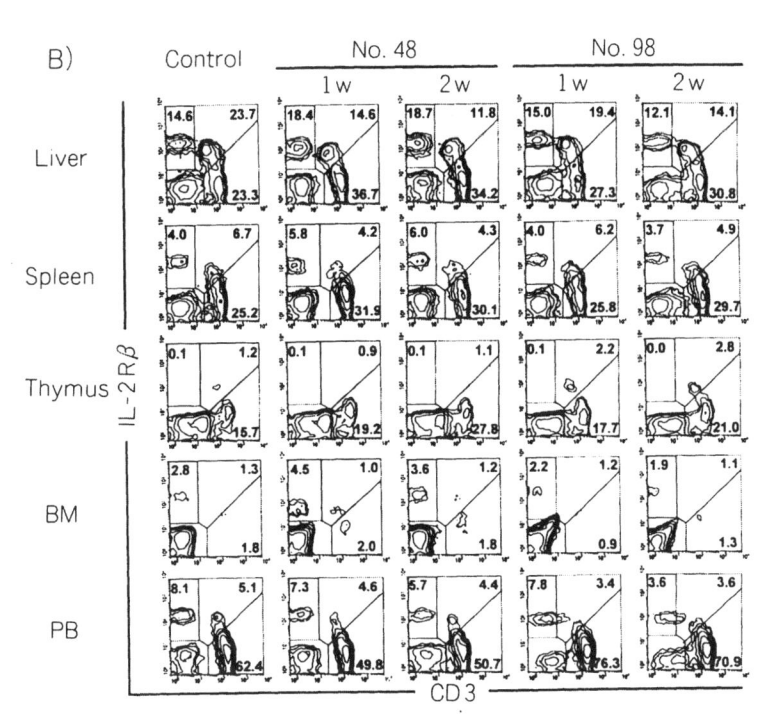

活性酸素や，NK細胞や胸腺外分化T細胞の持つ自己細胞破壊能によって組織が破壊されているのである[4]．漢方薬によるこれらの白血球レベルの正常化は，漢方薬でいろいろな疾患の病状が軽減されてゆくメカニズムとなっているものと考えられる．

傷の治癒の遷延と漢方薬

　法則（3）で既に述べたように[5]，創傷の治癒が遷延する症例があり，その謎は患者が顆粒球増多症になっているためである．つまり，このような患者は何らかの原因によって交感神経緊張状態になっていて，交感神経支配下にある顆粒球が数，機能共に過剰に活性化している．具体的には，精神的ストレス，NSAIDs（解熱鎮痛剤であるが，非ステロイド性消炎剤という名前もあるため顆粒球の炎症にまで間違って使用してしまう）の長期使用，体質，過労などが原因となっている．そして，常在菌と反応して激しい化膿巣を形成する（いわゆる傷が塞がらず膿がふき出す）．このような時，黄耆建中湯を使用し治癒に導いた症例があるので紹介する（福島県喜多方市有隣病院の川田信昭氏による）．

　この症例は数年前の帝王切開後，傷口が塞がらず（子宮腹壁瘻孔）病院を転々とした人である（図4）．白血球総数が高く顆粒球増多症があるのがわかった．黄耆建中湯（ツムラNo.98）の使用により顆粒球の比率が減少し，膿が治まりついに傷が治っている．

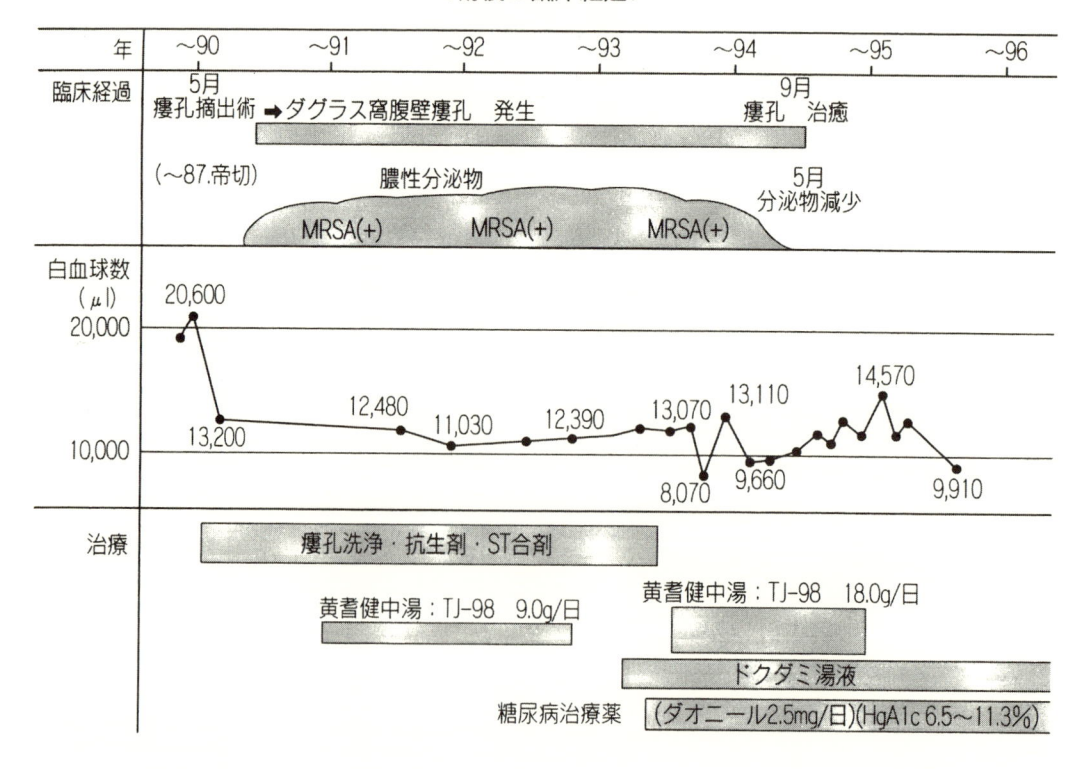

図4　創傷治癒の困難だった子宮腹壁瘻孔の患者と漢方薬.
顆粒球増多による白血球総数の上昇とともに傷が治らず膿がふき出る状態の患者であったが，漢方薬の投与によってこれが改善された．数年間の難治の経過を持った症例である．

アトピー性皮膚炎と針治療

（9）で少し述べたように，アトピー性皮膚炎は子供の時のリンパ球優位の状態で発症する．しかし，このようなアトピー性皮膚炎の子供にステロイド軟膏を使用し続けると，皮膚にステロイドホルモンが沈着し酸化コレステロールとなりステロイド皮膚炎となる．アトピー性皮膚炎の難治症例はこのようなメカニズムで起こっている．酸化剤（酸化コレステロール）は局所と全身に激しい交感神経緊張状態をもたらすので，末梢循環不全と顆粒球増多が来る．健康部位の見当たらない皮膚一面のステロイド皮膚炎は，このようにして引き起こされる．

この治療のためには，ステロイドからの離脱が必須であるが激しいステロイド離脱症状（withdrawal syndrome）がくる．副腎機能低下を起こしているので，内因性のステロイドホルモンが充分に分泌されず病態のさらなる悪化がくる．このような時に，副交感神経刺激（分泌現象の促進）を強く誘導する針指し治療が効果を示す（図5）．これらの症例は新発田市二王子温泉病院の福田稔氏の経験したものである．50例の子供（10〜25歳）の難治性アトピー性皮膚炎（ステロイド軟膏使用により悪化したもの）のデータを示す．白血球パターンは，子供や若い人にもかかわらずリンパ球比率の減少（28%）と顆粒球比率の増多（60%）が見られる．この年齢ではリンパ球40%顆粒球50%が平均値である．治療途中の2〜3週間目で，ステロイド離脱によりさらなる白血球パターンの悪化がある．治癒とともに白血球パターンも正常化しつつある．その後，50例全例が治癒している．ステロイドからの離脱は，激しい交感神経緊張症状を伴うので入院して治療し，子供どうしで励

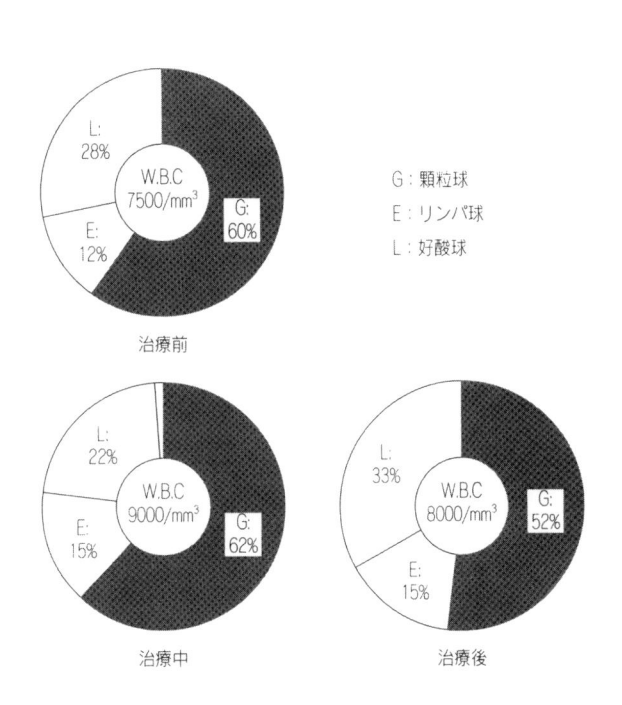

図5　ステロイド軟膏使用により難治性になったアトピー性皮膚炎症例と針治療．
10〜25歳の症例50名である．治療による悪化によって，顆粒球増多が来ている．ステロイド使用停止によりさらなる顆粒球増多がくるが，針治療でこれを乗り越えると白血球パターンが正常化しているのがわかる．

ましあってこれをのり越える．また，症状が耐え難い時はステロイドホルモンの静注を間に1～2回行う．

これらの症例は，治癒後本来のリンパ球人間に戻る．その後は，運動不足や過保護にならないように生活習慣を調えて再発を防ぐ．そもそも，アトピー性皮膚炎は体質や抑圧的性格がその発症に深く関与している．

おわりに

東洋医学の治療原理を考察した．自律神経系の片寄りは多くの病気発症の本体と深くかかわっているので，病気の治療にはこの片寄りの是正が絶対必要である．この時，針治療や漢方薬が大きな力を発揮する．「良薬は口に苦し」のメカニズムをわかっていただけたことと思う．

【参考文献】

1) Moroda T, et al. : Restricted appearance of self-reactive clones into intermediate T cell receptor cells in neonatally thymectomized mice with autoimmune disease. Eur J Immunol 26 : 3084-3091, 1996.
2) Suzuki S, et al. : Circadian rhythm of leukocytes and lymphocyte subsets and its possible correlation with the function of autonomic nervous system. Clin Exp Immunol 110 : 500-508, 1997.
3) Moroda T, et al. : Association of granulocytes with ulcer formation in the stomach of rodents exposed to restraint stress. Biomed Res 18 : 423-437, 1997.
4) Yamamura S, et al. : Simultaneous activation of granulocytes and extrathymic T cells in number and function by excessive administration of nonsteroidal anti-inflammatory drugs. Cell Immunol 173 : 303-311, 1996.
5) 安保　徹：体調と免疫系のつながり(3)　感染による白血球の変化，そして体調．治療79：2666-2671, 1997.

自律神経と免疫の法則（12）

骨形成と免疫の深い関係

　はじめに

　血液中を自由に循環している白血球と，いつもじっとしている骨（骨細胞）が，完全に由来する細胞の起源が同じであると私は断言できる．多くの読者は驚かれたことと思うが，実は，白血球も骨細胞も同じ元祖マクロファージから進化した兄弟分なのである．少し例を挙げると，両者のその類似性を感じてくれることと思う．1）骨は骨成分と骨髄成分から成るがそれぞれの部位で骨細胞が分化し，白血球が分化している．2）骨細胞は骨形成細胞（osteocyte）と破骨細胞（osteoclast）から成るがosteoclastがマクロファージ起源であることを知る人は多いと思われる．実際，ヒトやマウスの大理石病（osteopetrosis）は M-CSF（macrophage-colony stimulating factor）の遺伝的欠損で起こるが，成熟したマクロファージの極端な減少とともに osteoclast の異常により骨形成不全がくる[1]．osteoclast はマクロファージがいくつか融合した多核細胞として認められる．マウスの大理石病ではその名のごとき骨形成不全とともに，歯が欠損している．破骨細胞だけではなく，osteocyte の方もマクロファージ起源であることが最近明らかにされつつある．

　このようなわけで，白血球と骨細胞は元をたどれば同じ細胞なので，これから述べるように，骨の病気と免疫の破綻はいつも同時に起こることになるのである．

　元祖マクロファージから白血球と骨細胞への分岐

　下等な多細胞生物（腔腸動物や海綿動物）は二胚葉生物と呼ばれるが，外胚葉成分と内胚葉成分のみから構成されているわけではない．両成分の間隙には，いまだ単細胞生物時代の性質をそのまま残したような元祖マクロファージが存在している．これがアメーバ状に遊走して生体防御に当たっていた白血球の祖先である．この元祖マクロファージは，三胚葉生物（線形動物や環形動物）に進化した時にあらゆる中胚葉成分をつくる元になっている．具体的に言うと，血球細胞，生殖細胞，泌尿器系細胞，筋細胞，線維細胞などの中胚葉細胞である．三胚葉生物の一部は進化の過程で，さらに血管（内皮）細胞，軟骨細胞，骨細胞も生み出している．この進化は我々の先祖である原索動物，そして脊椎動物，つまり円口類，魚類，両生類，は虫類（鳥類），哺乳類で順次起こってきたものである．

　元祖マクロファージは生体防御の他，栄養物や老廃物の（一時的）貯蔵と排泄（放

出）を行っていたので，白血球の他，生殖細胞，脂肪細胞，腎細胞，支持細胞，骨細胞へと進化を拡げたものと考えられる．細胞興奮に使用したCa^{2+}やPO_4^{3-}は腎細胞から排泄されるが一部OH^-と結合して，つまりハイドロキシアパタイト$Ca_{10}(PO_4)_6(OH)_2$として貯め置かれ，軟骨時代のコラーゲンと結合して，支持組織としての骨を形成するに至る．排泄の腎細胞と白血球が腎で同時につくられたり働いた時代が，魚類や両生類である．つまり，腎での造血である．腎細胞の一部はそこに居た白血球と共に，それぞれ骨と骨髄に進化して行ったのである．腎細胞と骨細胞はこのように起源が同一なので，今でも同じ仕事をしている．つまり，ともに電解質の調節（排泄，蓄積，放出）に当たり，生体内に太古の海（体液）を守り続けているのである．

骨形成と免疫の関連

骨形成と免疫は密接に関連していることを説明してきたが，やはりともに自律神経支配下にある．そして，次の図式が成立している．1）交感神経刺激→骨形成の促進→顆粒球増多，2）副交感神経刺激→骨形成の抑制（脱灰）→リンパ球増多，である．交感神経緊張による骨形成の促進は，分泌抑制による老廃物（ハイドロキシアパタイト）の骨への一時的貯め置きと理解できる．逆に，副交感神経優位による骨形成の抑制は，老廃物の骨からの放出と腎からの排泄と見ることができる．これらの反応は，ほとんどすべては生体にとって合目的反応である．運動の必要な人が骨が丈夫になり，不必要な人は骨を柔らかくする（女性の分娩など）ことになるからである．しかし，行き過ぎるとそれぞれ骨硬化症（osteopetrosis）と骨軟化症（osteoporosis）という病的状態になるのである．

交感神経の過緊張は骨硬化症となるが，必ずしも骨全体の増大とはならないこともある．交感神経の過緊張時，骨の元となるコラーゲン蛋白成分が減少するので細くて硬い骨となる傾向がある．マラソン選手をみたまえ．寝たきりの人は骨粗鬆症になることが多いが，運動不足の副交感神経優位の体調により分泌現象が促進され，骨から老廃物（ハイドロキシアパタイト）がどんどん排泄されてゆく状態と理解できる．

骨粗鬆症と白血球

骨粗鬆症は，寝たきりの老女や閉経後の婦人に多いが，胃切除後の女性にも多発する[2]．この三者には女性に多いという共通点があるが，女性はそもそも副交感神経優位の状態になりやすいためである．副交感神経はあらゆる分泌現象を促進させるので，骨の脱灰とCa^{2+}やPO_4^{3-}の腎からの排泄が促されるのである．特に，胃切除後の女性はCa^{2+}の吸収阻害が起こるので上記の体調と相まって骨粗鬆症が引

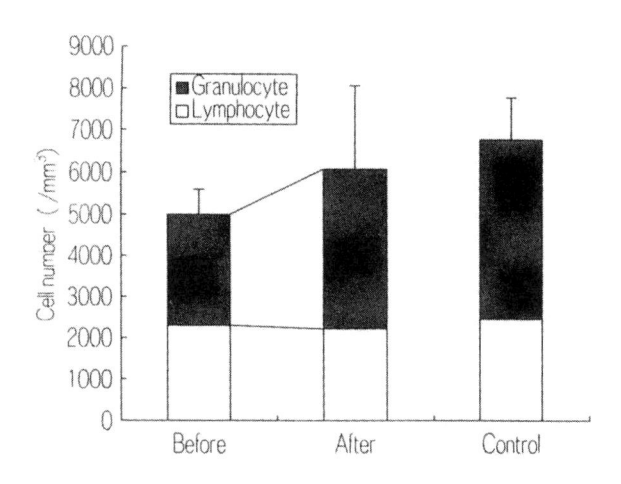

図1 胃切除後に出現した骨粗鬆症の患者24名の治療前後の白血球分画パターン．
男性11，女性13名のデータである．年齢を合わせた男女のコントロールデータも右端に示した．

き起こされるのである．

　このような胃切除後の骨粗鬆症の免疫状態を知るために白血球分画を調べた（図1，新潟県二王寺温泉病院の福田稔による）．治療前の患者の白血球総数レベルが，コントロール（年齢をあわせた）に比較して低い．そして，その内容は顆粒球の減少によるものであった．これまでこの「自律神経と免疫の法則」で述べてきたように，これは患者の副交感神経優位の体調によるものである．顆粒球は交感神経支配を主に受け，副交感神経優位の体調で減少する．これらの患者にカルシトニンと活性化ビタミンD_3を投与したところ[3]，白血球分布がかなり正常化したのがわかる．

　カルシトニンやビタミンD_3は骨の形成を促進させるが，これは体調を副交感神経優位から交感神経優位にするからである．実際，この治療をすると1時間後には脈拍の増加や血圧が上昇する（図2）．つまり，運動せずに生体を興奮させているのである．このため，この治療の前はしょんぼりすることの多い患者達が治療後元気がでるという変化が見られる．しかし，治療を長く続け過ぎると危険もでてくる．交感神経緊張状態が続くと，息切れする，いつも疲れている，食欲がない，焦燥感がでる，不眠になるなどの多くの症状がでてくるのである．そして，ついには白内障，発癌，多臓器不全などがくる．そのような症例の各種パラメーターを図3

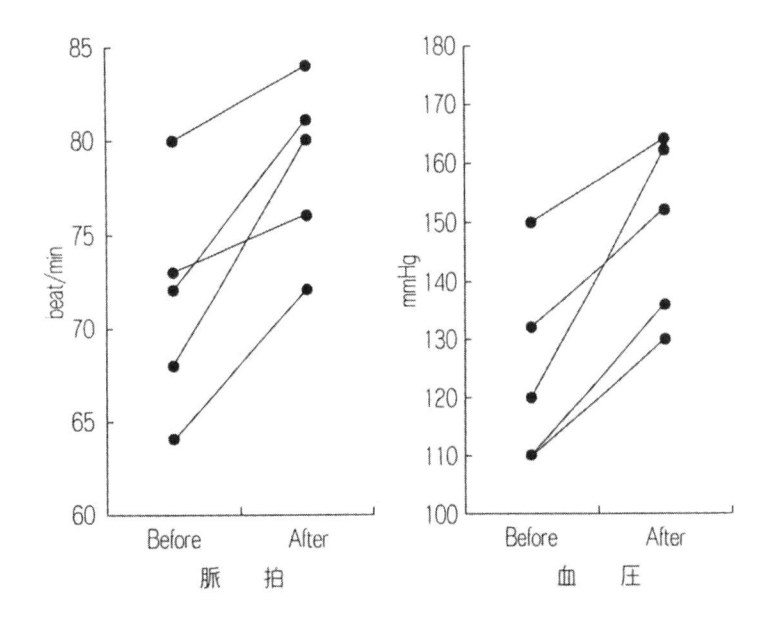

図2 カルシトニン注射による脈拍と血圧の上昇．
10単位のカルシトニンを筋注して1時間後に脈拍と血圧の変化を見た．

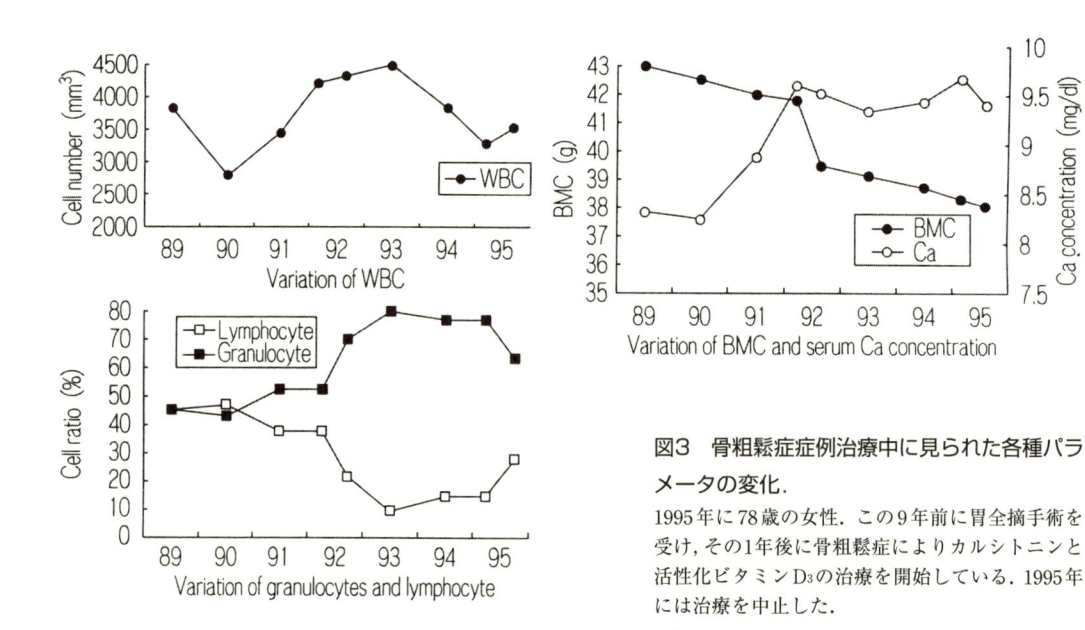

図3 骨粗鬆症例治療中に見られた各種パラメータの変化.
1995年に78歳の女性．この9年前に胃全摘手術を受け，その1年後に骨粗鬆症によりカルシトニンと活性化ビタミンD_3の治療を開始している．1995年には治療を中止した．

表1 交感神経緊張症状

肩こり、腰痛、不眠、食欲不振、便秘、胃炎、胃潰瘍、高血圧、痔、静脈瘤、子宮内膜症、卵管癒着、不妊、常に疲れている、全身倦怠感、歯槽膿漏、四肢の冷え、指の壊死、頻尿、口渇（唾液が粘稠）、声がすれ、頭痛感、関節が重く痛い、不安、恐怖、知覚鈍麻、白内障、るい痩、発癌、多機能不全

に示した．治療中に白血球総数の増加と顆粒球増多が出現している．このようになると，血中のCa^{2+}濃度の上昇と骨量（BMC）の減少が起こっている[4]．マラソン選手パターンである．そして，この患者では白内障など多彩な交感神経緊張症状が出現している．1995年に入って治療を止めることによって，すべての症状が軽減している．表1に交感神経緊張症状をまとめてみた．

カルシトニンは海水と淡水を行き来するサケやウナギから抽出している．これらの魚類は淡水に戻る時，生体を興奮させてCa^{2+}の消失を防ぎ，川を遡上するエネルギーをしぼり出しているのである．過剰の治療によって，患者も興奮の極限に達することになる．

顆粒球増多の危険性

興奮し続けた人間は，交感神経刺激によりアドレナリン受容体を膜上に持つ顆粒球がふえる[5]．この顆粒球は細菌処理に無くてはならないものであるが，過剰になると，その放出する活性酸素などにより組織障害を引き起こす．交感神経刺激が強い時は，細菌の関与がなくても組織障害も起こる．マウスにG-CSFを投与し顆粒球増多マウスを作製した（図4）．このようなマウスにTNF（αでもβでもよい）

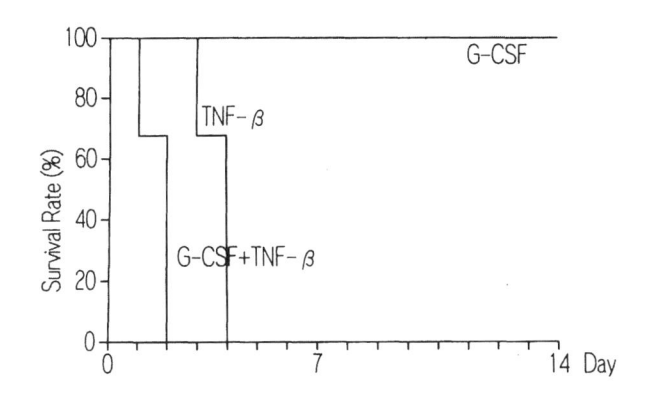

図4 マウスでの多臓器不全死の誘導.
G-CSF投与（$10^2U \times 3/$週/マウス）マウスにTNFβ（$10^3U/$マウス）追加投与することによって激しい多臓器不全を起こしマウスは死亡した．

を投与すると多臓器不全を起こし1〜2日で死亡する．

　白血球異常と骨疾患の深い関係は，これまで述べてきた骨硬化症や骨粗鬆症の他，慢性関節リウマチや大腿骨骨頭壊死でも見られる．慢性関節リウマチはウイルス（パルボウイルス）感染の急性発症時はウイルスとリンパ球の戦いから始まるが，慢性期は顆粒球（好中球）の炎症と骨破壊を伴う骨硬化の炎症である．また，大腿骨骨頭壊死は精神的ストレス，過労や大量飲酒による交感神経緊張→顆粒球増多と循環不全→骨壊死の病態である．このメカニズムを知ると，病気を治癒に持っていく比率が急に上昇する．

顆粒球数と赤血球，白血球数の関係

　交感神経優位は運動し，よくからだを動かす体調であるので，この体調に有利な

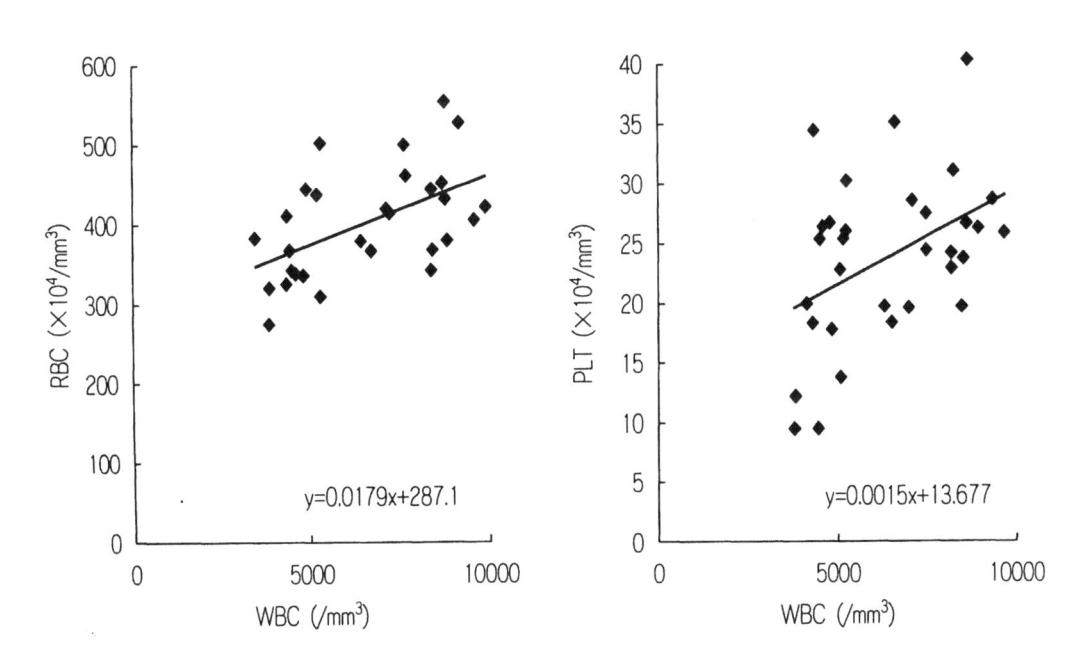

図5　白血球総数と赤血球数，血小板数の相関.
共にに正の相関が見られた．RBC＝赤血球，PLT＝血小板

ように赤血球,顆粒球,血小板いずれも上昇する.この関係を図5に示してある(新潟大学第二内科小屋俊之による).横軸に白血球総数をとってあるが主体は顆粒球である.いずれも有意な正の相関が見られる.つまり,生体が運動してエネルギー消費する時は,よく酸素を運び(赤血球数の上昇),傷ができて侵入してくる細菌を処理し(顆粒球数の上昇),そして,傷口を塞ぐ(血小板数の上昇)という条件を整備しているのである.顆粒球が少なくリンパ球の多い若い女性が貧血を示すのは,彼女らが最も副交感神経優位の体調だからである.逆に,これらの若い女性がダイエットをすると顆粒球が上昇し,赤血球数が上昇し,骨は硬くなる(細く硬くなる).この仕組みを理解してほしい.

交感神経緊張が長く続き顆粒球増多が極限になると最後には赤血球や血小板が破壊され,正の相関が崩れる現象が起こる.この時が,脳梗塞,心筋梗塞,播種性血管内凝固(DIC; Disseminated intravascular coagulation)症候群などである.

おわりに

交感神経緊張のあまりに長い持続は死に直結している.この交感神経緊張は各種の精神的,身体的ストレスや過労の他,過剰量のNSAIDs,ステロイドホルモン,カルシトニン,ビタミンD_3などの長期投与によっても引き起こされる.この時,骨形成の問題がかならず関連してくる.最後に付け加えるが,激しい運動を毎日繰り返すような選手は,運動していない時は徐脈のレベルが極めて高い.強い交感神経刺激の持続の後は,休息時に副交感神経優位を強調することでバランスを得ている.

【参考文献】

1) Umeda S, et al. : Neonatal changes of osteoclasts in osteopetrosis (op/op) mice defective in production of functional macrophage colony-stimulating factor (M-CSF) protein and effects of M-CSF on osteoclast development and differentiation. J Submicr Cytol Pathol 28 : 13-26, 1996.

2) Fukuda M, et al. : Difference in calcium metabolism following Billroth-I and Billroth-II procedures for gastric and duodenal ulcers. Jpn J Surg 9 : 295-303, 1979.

3) Fukuda M, et al. : Failure of the bone formation after gastrectomy and its therapy. Osteopor Jpn 1 : 77-81, 1993.

4) Fukuda M, et al. : Granulocytosis and lymphocytopenia in the blood as indicators for drug adverse reaction during calcitonin therapy in patients with osteoporosis after

gastrectomy, including a case report. Acta Med Biol 44：209-213, 1996.
5) Suzuki S, et al ：Circadian rhythm of leucocytes and lymphocyte subsets and its possible correlation with the function of the autonomic nervous system. Clin Exp Immunol 110：500-508, 1997.

自律神経と免疫の法則（13）

免疫システムと女性ホルモン

はじめに

免疫システムを構成しているのはリンパ球であり，集中的にリンパ球の存在する部位が免疫臓器である．ここ十年間で，胸腺外分化するT細胞の存在が知られその性質が明らかになるにつれて[1-5]，免疫システムの全体像が見えてきたように思う．免疫システムは1）腸管と肝を中心とする歴史の古い系と，2）胸腺，リンパ節，脾臓を中心とする歴史の新しい系，から成る[6]．1）は異常自己細胞の速やかな排除を目的としているし，2）は外来抗原の処理を目的としている．若いヒトや動物では2）の系が主体となっているが，1）の系は加齢に伴ってしだいに拡大してくる[3,7-9]．また，若い時でもストレスが加わる（緊急事態）と，一過性に拡大する[10-12]．ストレスはカテコールアミンの産生を伴うが，同時にグルココルチコイドやエストロゲン（女性ホルモン）も放出される[13]．そして，これらのステロイドホルモン（ステロイド骨格，またはコレステロール骨格を持つホルモン群，他に男性ホルモンやビタミンDがある）は，通常の免疫システムを緊急事態に対応した免疫システムに変える役割を持っている．つまり，1）の古い免疫システムを拡大する．このような反応は，生物がストレスに打ち勝って生き延びるために必須の生体反応である．

免疫臓器の進化

リンパ球はマクロファージから進化してきたものである．マクロファージや顆粒球などの貪食細胞は，バクテリアのような大きな粒子を処理するのに適している．しかし，ウイルス粒子や異種蛋白（食物が消化酵素で断片化したものなど）のような微細なものは貪食に不向きである．ここに，リンパ球の存在意義がある．

リンパ球はマクロファージ時代の貪食能をしだいに失い，接着分子（主たるものに，イムノグロブリン・スーパーファミリーがある）を多様化させて認識系を発達させたのである．異物を認識すると細胞質内顆粒を外に放出し攻撃に使用したのが，NK-T細胞系列である．接着分子そのものを攻撃に使用したのがB細胞である．

NK細胞からすぐにT細胞が進化したわけではない．途中に，胸腺外分化T細胞の長い歴史があったものと思われる．胸腺外分化T細胞は内胚葉上皮の中で一番歴史の古い腸管で進化し，のちに腸から突起状に出た肝にも移ったものであろう

(図1).そして,今でも胸腺外分化T細胞の果たす役割は重要である.

図1は円口類(ヤツメウナギ)時代の免疫臓器の全体像を模式化したものである.この時代に,腸や肝の上皮下に進化したリンパ球に加えて,えら(上部消化管由来)の上皮下に進化したリンパ球も生まれている.えらのリンパ球は抗原と出会う頻度が高いゆえに,後発ではあるが最も進化したT細胞を生み出すに至ったものと考えられる.その後,えら穴形成のための外胚葉の落ち込みがあり,内胚葉成分と外胚葉成分が合体して,進化した胸腺ができたものである.皮膚は抗原提示のための主要組織適合抗原(MHC)の最も発現の高い部位である.このMHCと自己抗原は進化して自己応答性の高くなったクローを除く,いわゆるnegative selectionのシステムを生み出すに至った.図1に示すように外胚葉成分は胸腺の被膜と髄質に入り込んでいる.

外胚葉である皮膚もそもそも古いタイプのT細胞を進化させていたので,外胚葉成分の多い胸腺髄質にもこの古いT細胞分化経路が存在している(図2).つまり,胸腺内には主要経路(the mainstream of T-cell differentiation)と代替経路(an alternative intrathymic pathway of T-cell differentiation)の2つが存在している[14].胸腺の代替経路でつくられるT細胞と肝でつくられる胸腺外分化T細胞は,形質がほとんど同じである.古いタイプのT細胞分化経路ではCD4$^+$8$^+$の

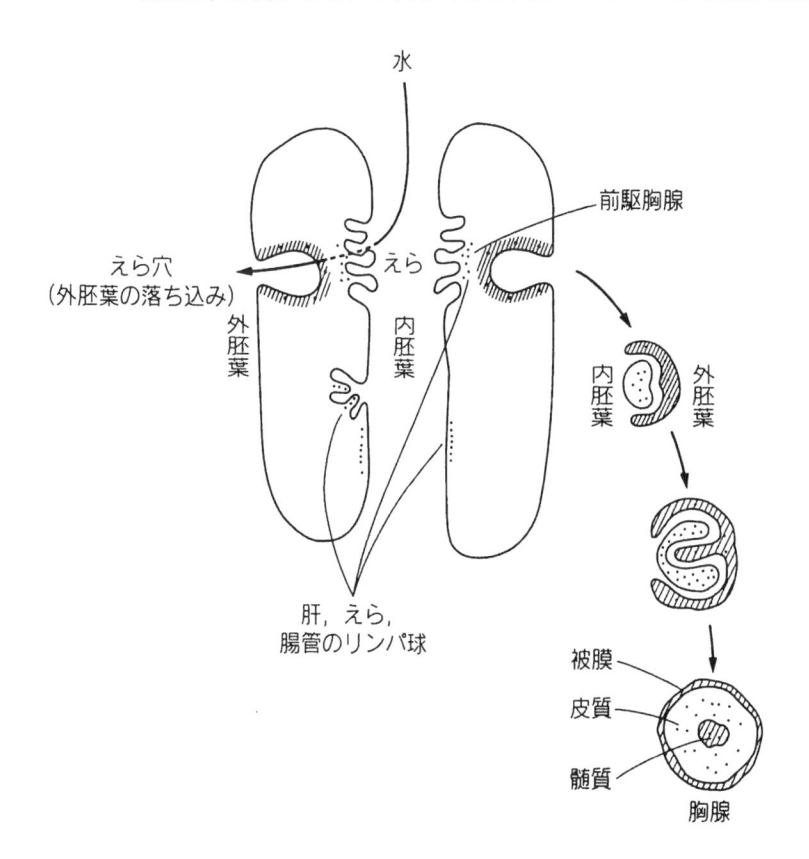

図1 免疫臓器の進化.

図2 T細胞の分化経路．

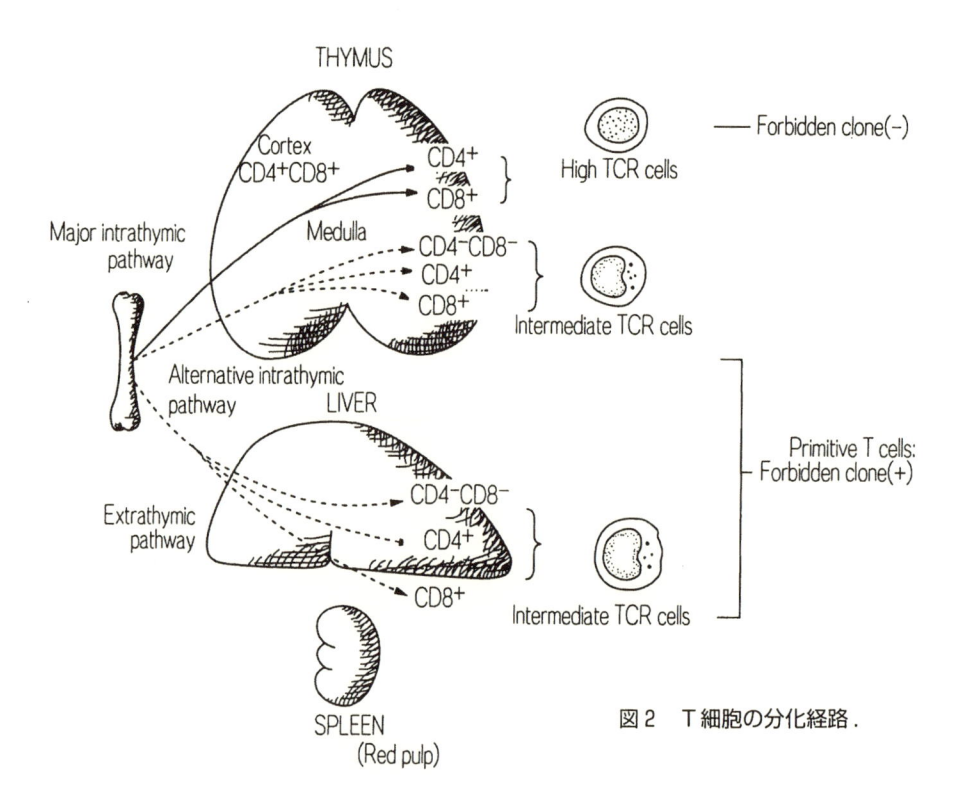

ステージになる系が完成されていず，したがって，自己応答性の禁止クローンを除くことも不完全である．言い換えると，古いT細胞分化経路では常時自己応答性の禁止クローンをつくっているということになる．

女性ホルモンによる免疫調節

ステロイド骨格を持つホルモン群は，身体的，精神的ストレス，あるいは性サイクルなどによる刺激に伴って放出され，これらのホルモンに対する受容体（細胞内に存在する）を持つ細胞群の働きを充進させる．内胚葉の上皮群やリンパ球自身もステロイド受容体を持つので，これから述べるようにステロイドホルモンによって免疫系が影響を受ける．真実は，これから述べるように免疫系が影響を受けるという以上の調節が存在した．

そもそも，女性ホルモンのエストロゲンは妊娠と出産のための性器の成熟などを促すものであるが，同時に妊娠を成功させるための免疫パターンをつくるために必須のものだったのである．妊娠時の免疫状態とストレスに立ち向かう免疫状態はほぼ共通していて，胸腺中心の免疫システムを，粘膜（腸，肝，子宮）中心の免疫システムに変えることにある．ここでは，マウスにエストロゲンを投与する実験系を用いて，このパターンの変化を明らかにしてゆく[15]．

マウスにエストロゲンを1mg皮下注して，胸腺，骨髄，子宮での採取される白血球数を検索した（図3）．この研究は新潟大学第二内科大学院生の成田淳一によ

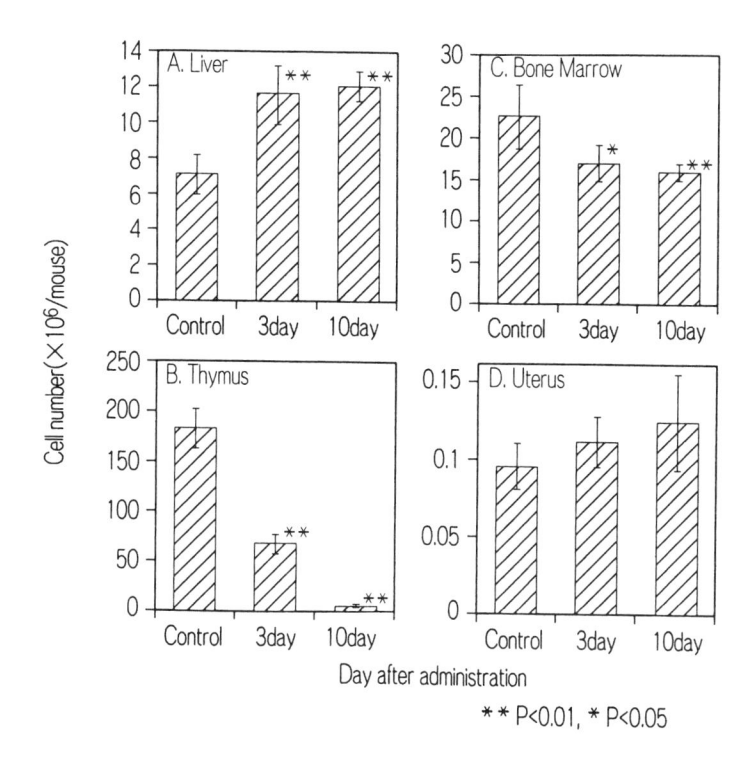

図3 エストロゲン投与後の各種免疫臓器での白血球数の変化.

8週齢のB6マウスにエストロゲン（1mg/mouse）を皮下注し，3日目と10日目に白血球を測定した．図3～5の実験は新潟大学第二内科成田淳一によってなされた．

表1 エストロゲン投与マウスでの肝や骨髄におけるLin⁻c-kit⁺幹細胞の数の変化

Organs	No. of Lin⁻c-kit⁺ cells		
	Control	Day3	Day10
Liver （×10^4）	4.3 ± 0.8	8.1 ± 3.1*	6.7 ± 1.6*
Bone marrow （×10^5）	5.0 ± 0.7	2.5 ± 1.2*	3.1 ± 1.1*

*$P<0.05$

るものである．エストロゲン投与によって，3日後と10日後に肝と子宮のリンパ球の増加と，胸腺のリンパ球と骨髄細胞の減少が見られた．

さらに，肝と骨髄の造血幹細胞の数を測定した（表1）．骨髄は両側の大腿骨から得ている．エストロゲン投与によりLin-c-kit⁺の幹細胞は肝で増加し，骨髄で減少した．

エストロゲン投与で幹細胞が増加し採取されるリンパ球数が増加したので，直接，肝の形態学的変化を電顕で観察した（図4）．エストロゲン投与3日目の肝である．低倍率で肝の実質に多数の白血球からなるクラスターが出現していた（図4A）．高倍率で見るとそのクラスターの中にはリンパ球と顆粒球（主に好中球）が存在した．時には，リンパ球のみから成るクラスターと顆粒球のみから成るクラスターも存在した．

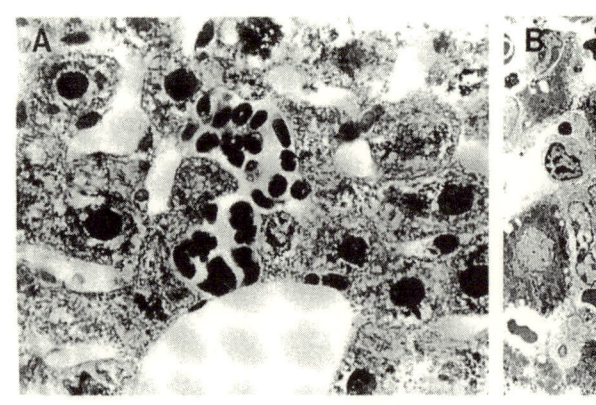

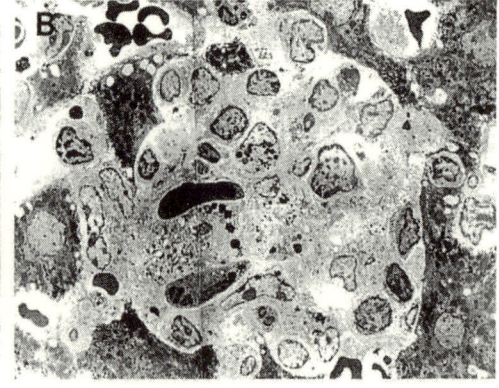

図4　エストロゲン投与後の肝の形態学的変化，電顕による検索．
A．×1500，B．×3500．肝実質に白血球のクラスター形成が起こった．

エストロゲン投与によって活性化するNK細胞，胸腺外分化T細胞，顆粒球

　エストロゲンの投与によって肝と子宮に増加したリンパ球や白血球の種類を解析するために，これら白血球サブセットの同定を行った（図5）．CD3とIL-2Rβの二重蛍光染色では，NK細胞（CD3$^-$IL-2Rβ$^+$），胸腺外分化T細胞（CD3^{int}IL-2Rβ$^+$），胸腺由来T細胞（CD3^{high}IL-2Rβ$^-$）を同時に同定することができる（図5A）．エストロゲン投与後3日目と10日目に肝のNK細胞の比率の増加が見られた．一方，調べたすべての臓器でCD3^{int}IL-2Rβ$^+$T細胞の増加が認められた（エストロゲン投与10日目）．

　胸腺外分化するT細胞や胸腺に出現するCD3^{int}細胞の半数以上はNKマーカーであるNK1.1を発現する．それゆえ，これらをNKT細胞とも呼んでいる．これらの比率の増加も肝と胸腺で見られている（図5B）．この図で見られるように子宮の粘膜の胸腺外分化T細胞はまったくNKマーカーを発現していない．

　CD4とCD8の二重染色で特徴的なことは，エストロゲン投与10日目の胸腺でCD4$^+$8$^+$のdouble-positive T細胞が著しく減少していることである（図5C）．これは胸腺の萎縮に伴って胸腺のT細胞の主要分化経路（the mainstream of T-cell differentiation）が抑制されたことを示している．

　Gr-1とMac-1の二重染色では顆粒球（Gr-1$^+$Mac-1$^+$）とマクロファージ（Gr-1$^-$Mac-1$^+$）を同時に同定できる．顆粒球とマクロファージの比率は多少の増加にとどまっているが，肝と子宮では採取される白血球の絶対数が増加しているので，これらミエロイド細胞は増加傾向にあると言える．

女性ホルモンによる古いリンパ球と顆粒球増多の意義

　女性ホルモンの分泌上昇が強く起こるのは若い女性であり，また特別この反応が強く起こるのは妊娠中である．卵巣のみならず胎盤から多量のエストロゲンが分泌

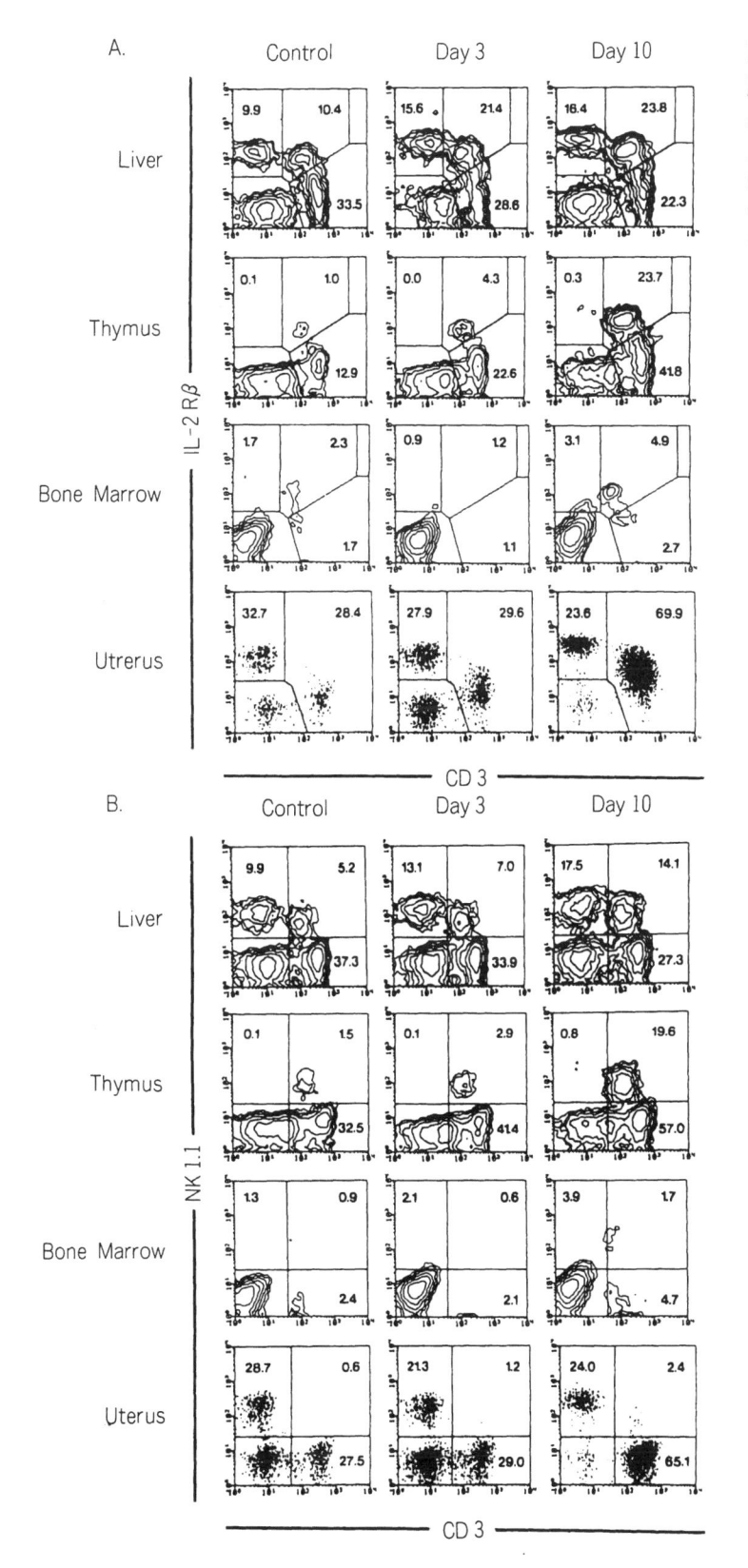

図5 エストロゲン投与後の各種免疫臓器の白血球,リンパ球のサブセットの同定.
A. CD3とIL-2Rβ染色
B. CD3とNK1.1染色
C. CD4とCD8染色
D. Gr-1とMac-1染色

88 自律神経と免疫の法則

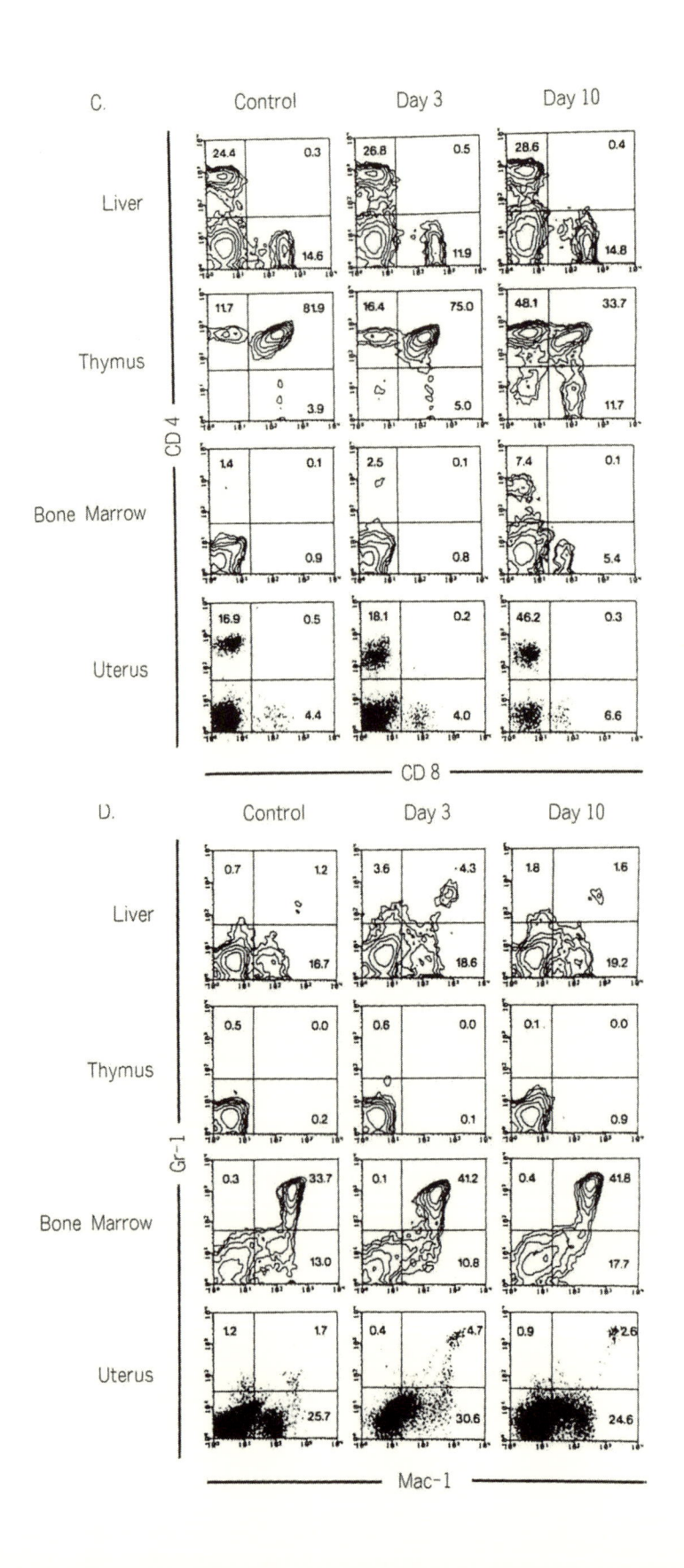

されるからである．その結果，胎児の母体への侵入を防ぐために子宮粘膜に多数のNK細胞，胸腺外分化T細胞，顆粒球が誘導される．子宮粘膜にも造血幹細胞が存在するのでこれらは，すべて子宮由来のものの可能性がある．一部は末梢からhomingしているかもしれない．

　一方，妊娠の進行と共に母親は交感神経緊張状態の体調になる．胎児に栄養と酸素を送り込むため循環血液量を増加させる必要があるからである．このようにして誘導された体調（身体的ストレスと同じ状態）から身を守るために，肝や全身の免疫系も古いシステムに置き換えられるものと考えられる．交感神経緊張の体調は再生上皮（肝，腸，子宮などの上皮細胞）の置き換えを促進し，異常自己細胞の出現頻度が増すためであろう．ある意味では担癌時の免疫状態ともよく似ている由縁である．

おわりに

　ステロイド（コレステロール）骨格を持つ女性ホルモンやグルココルチコイドは，これらのホルモンの受容体を持つ細胞群を活性化するが，白血球もこの影響を強く受ける．そして，この反応の基本は，進化した外来抗原向けの免疫システム（胸腺-リンパ節系）を抑制し，古い自分向けの免疫システム（腸-肝-子宮系）を活性化することである．このようにして免疫系を変えることにより，緊急事態を乗り越える事ができるのである．その緊急事態の中には，妊娠や多くのストレスが含まれている．

【参考文献】

1) Abo T, et al.: The appearance of T cells bearing self-reactive T cell receptor in the livers of mice injected with bacteria. J Exp Med 174: 417-424, 1991.

2) Seki S, et al.: Unusual $\alpha\beta$ T cells expanded in autoimmune lpr mice are probably a counterpart of normal T cell in the liver. J Immunol 147: 1214-1221, 1991.

3) Iiai T, et al.: Ontogeny and development of extrathymic T cells in mouse liver. Immunology 77: 556-563, 1992.

4) Watanabe H, et al.: Relationships between intermediate TCR cells and NK1.1$^+$T cells in various immune organs. NK1.1$^+$T cells are present within a population of intermediate TCR cells. J Immunol 155: 2972-2983, 1995.

5) Kawachi Y, et al.: Supportive cellular elements for hepatic T cell differentiation: T cells expressing intermediate levels of the T cell receptor are cytotoxic against synge-

neic hepatoma, and are lost after hepatocyte damage. Eur J Immunol 25 : 3452-3459, 1995.
6) Abo T, et al. : Extrathymic T cells stand at an intermediate phylogenetic position between natural killer cells and thymus-derived T cells. Natural Immunity 14 : 173-187, 1995.
7) Ohteki T, et al. : Age-dependent increase of extrathymic T cells in the liver and their appearance in the periphery of older mice. J Immunol 149 : 1562-1570, 1992.
8) Ohtsuka K, et al. : A similar expression pattern of adhesion molecules between intermediate TCR cells in the liver and intraepithelial lymphocytes in the intestine. Microbiol Immunol 38 : 677-683, 1994.
9) Tsukahara A, et al. : Mouse liver T cells: their change with aging and in comparison with peripheral T cells. Hepatology 26 : 301-309, 1997.
10) Moroda T, et al. : Self-reactive forbidden clones are confined to pathways of intermediate T cell receptor cell differentiation even under immunosuppressive conditions. Immunology 91 : 88-94, 1997.
11) Yamamura S, et al.: Simultaneous activation of granulocytes and extrathymic T cells in number and function by excessive administration of nonsteroidal anti-inflammatory drugs. Cell Immunol 173 : 303-311, 1996.
12) Moroda T, et al : Association of granulocytes with ulcer formation in the stomach of rodents exposed to restraint stress. Biomed Res 18 : 423-437, 1997.
13) 安保　徹：体調と免疫系のつながり(8)　ストレス反応の男女差そして寿命．治療 80：1809-1814, 1998.
14) Kawachi Y, et al. : Self-reactive T cell clones in a restricted population of IL-2 receptor β^+cells expressing intermediate levels of the T cell receptor in the liver and other immune organs. Eur J Immunol 25 : 2272-2278, 1995.
15) Narita J, et al. : Differentiation of forbidden T cell clones and granulocytes in the parenchymal space of the liver in mice treated with estrogen. Cell Immunol 185：1-13, 1998.

自律神経と免疫の法則（14）
自己免疫疾患の発症メカニズム

はじめに

　自己免疫疾患はどのようにして発症するのであろうか．この質問に答えることができるようになった．それは，この病態が顆粒球による組織破壊と，系統発生学的に古いリンパ球（NK細胞と胸腺外分化T細胞）の自己細胞攻撃性によって進行してゆくことが分かったからである．本来，顆粒球と古いリンパ球は，それぞれ細菌や異常自己細胞を生体から速やかに除くために存在するものであるが，これらの細胞が過剰反応を起こした結果が自己免疫疾患と言える．

　筆者らの研究で二つの重大なことが明らかになった．1）自己免疫疾患の慢性期の主要なエフェクター細胞は顆粒球と胸腺外分化T細胞である[1,2]，2）自己反応性のT細胞は胸腺外分化経路，または胸腺の代替経路で生じ，胸腺の主要経路の失敗では生じない[3,4]，ということである．この2つの事実を理解することは，すぐに自己免疫疾患の治療に結び付いてゆく．自己免疫疾患の殆どの症例を治癒に導くことができると思う．

自己免疫疾患の急性期の病態

　自己免疫疾患の代表的なものを挙げると，全身エリテマトーデス（SLE），慢性関節リウマチ（RA），皮膚筋炎，橋本氏病（自己免疫性甲状腺炎），ベーチェット病などがある．いずれも風邪の症状で始まる．また，この風邪の症状のでる前後に精神的ストレスや過労があったという人も多い．

　慢性関節リウマチの多くの人はパルボウイルスの感染を経て発症しているという（東北大学第二内科佐々木毅による）．この他のウイルスや通常の風邪ウイルス（アデノウイルス，エンテロウイルス，インフルエンザウイルスなど）も関係している可能性もある．つまり，自己免疫疾患の急性期は，ウイルスとリンパ球との戦いから始まると思われる．自己免疫疾患の発症は女性が圧倒的に男性より多いことを考えると（約10：1），この急性期に「リンパ球人間」である女性が高い反応を引き起こすゆえであろう．風邪の症状の代表的なものは，だるさ（徐脈），発熱，関節痛，下痢などがある．多くの人達はこの急性期を乗り越えて治癒に至るものと思われる．

急性期以降の自己免疫疾患の病態

健康な人の末梢血の顆粒球レベルは約60%であるが，自己免疫疾患患者，つまり，風邪様の急性期を過ぎて自己免疫状態になった患者の顆粒球レベルは上昇する．これは比率で見るとよくわかる．自身の白血球に対する自己抗体をつくることの多いSLEなどでは白血球の総数は減少するが顆粒球の比率で見ると高い．このような反応は急性期の副交感神経刺激状態から，逆に，交感神経刺激状態になったからである．つまりアドレナリン受容体を持つ顆粒球が上昇してくる．

顆粒球の他，NK細胞や胸腺外分化T細胞もアドレナリン受容体を持つので[5]，これらのリンパ球サブセットの変化もくる．慢性関節リウマチ患者2例でこれらを観察した（図1）．以下のヒト慢性関節リウマチ患者のデータはすべて新潟大学整形外科の荒井勝光氏によってなされたものである．末梢血，関節液，滑膜，関節に近い骨髄，関節から遠い骨髄で，これらの変化を見ている．この図では，CD3とCD57の二重蛍光染色によって，NK細胞（CD3$^-$CD57$^+$），胸腺外分化T細胞（CD3$^+$CD57$^+$），通常の胸腺由来T細胞（CD3$^+$CD57$^-$）を同定している[1]．

症例1ではいずれの部位でもCD57$^+$T細胞の上昇が明らかである（図1A）．一方，症例2では，CD57$^+$NK細胞とCD57$^+$T細胞の両リンパ球サブセットの上昇が見られる．CD57$^+$T細胞に注目して非RA群とRA群で，末梢血やその他の部位での比率を比較した（図1B）．末梢血の比率は両者に共通しているので直接比較できる．RA群で高い（$p<0.05$）．非RA群の胸腺のデータで分かるように，胸腺でCD57$^+$T細胞がつくられている様子はない．そもそも，骨髄と関節腔は発生学に起源が同一である．それを反映して，滑液中とその近くの骨髄のパターンはもっともCD57$^+$T細胞の比率の高い部位となっている．

同じ方法で，CD3とCD56の染色データを見てみた（図2）．末梢血や関節液中でCD56$^+$NK細胞の上昇が認められた（図2A）．すべての部位でCD56$^+$T細胞の比率はCD57$^+$T細胞の比率ほど高くはなかった．骨髄と同様に，関節液でも胸腺外分化T細胞の主体はCD57$^+$T細胞である．一方，CD56$^+$T細胞は肝や子宮内膜にある胸腺外分化T細胞の主体を占めている．CD56$^+$T細胞も胸腺ではつくられない（図2B）．

胸腺外分化T細胞の特徴

ヒト慢性関節リウマチの患者では末梢血や関節に顆粒球や胸腺外分化T細胞が増加していることを明らかにしてきたが，この免疫パターンを引き起こす力は，急性期の副交感神経刺激状態から，慢性期の交感神経刺激状態に移ったためである．つまり，アドレナリン受容体を持つ顆粒球，NK細胞，胸腺外分化T細胞が活性化し，これらの細胞による炎症が始まったのである．

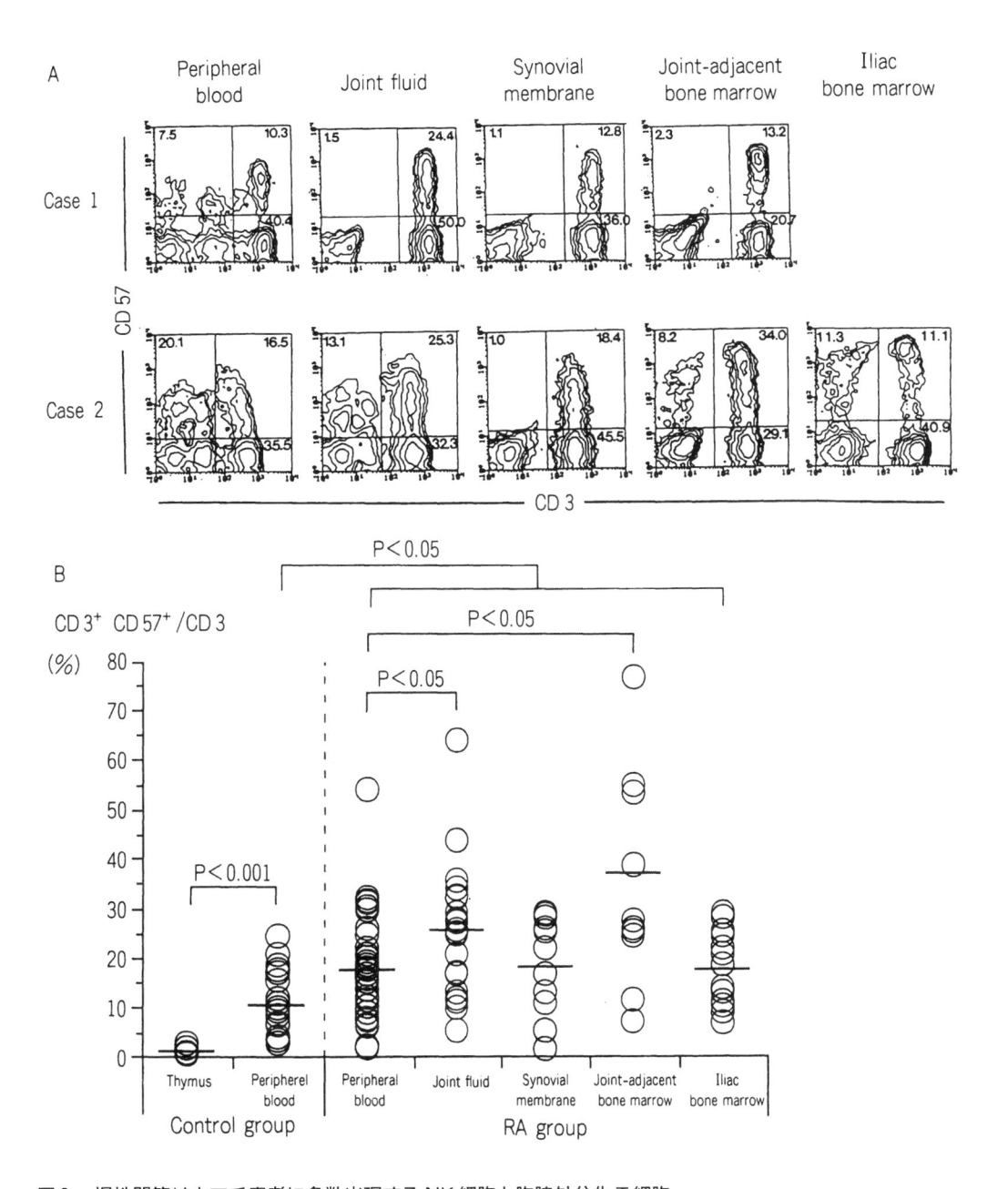

図1 慢性関節リウマチ患者に多数出現するNK細胞と胸腺外分化T細胞.
A. CD3とCD57の二重蛍光染色, B. 健常者と慢性関節リウマチ患者でのCD3⁺CD57⁺/CD3⁺細胞の比率の比較.

　　　　組織破壊によって生じる変成コーラーゲン蛋白はその後,胸腺外分化T細胞によって認識され,自己応答性の対象となる.また,多くの生体内物質や細胞構成成分が自己抗体産生のCD5⁺B細胞によって認識され,多くの自己抗体が産生される[6,7].慢性関節リウマチではRA因子（イムノグロブリンに対する自己抗体）,SLEではanti-DNA抗体などが有名である.CD5⁺B細胞はB細胞の中でも系統発生学的に古いリンパ球で,古いT細胞である胸腺外分化T細胞と対応して進化してきたものと考えられる[8].

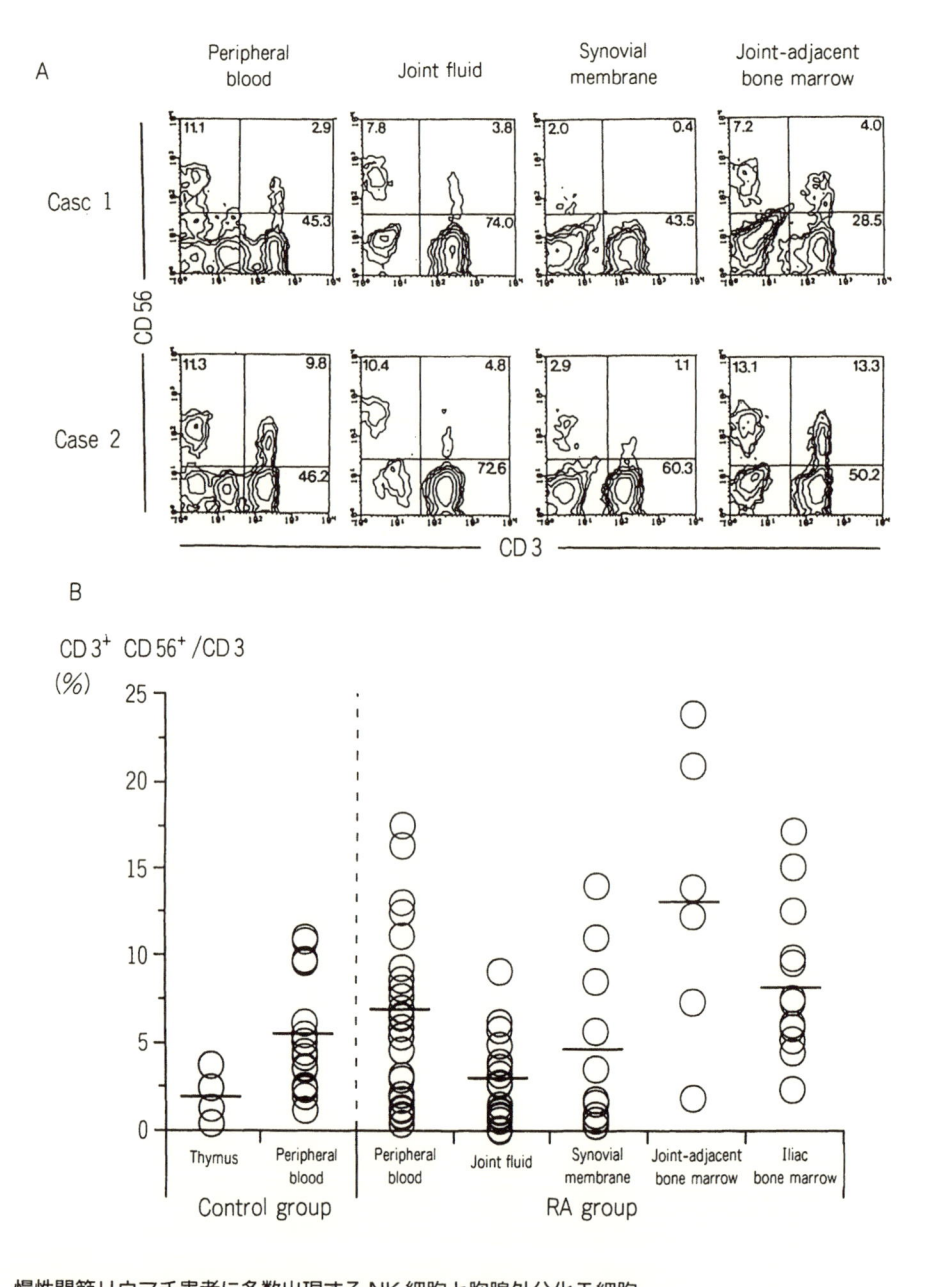

図2 慢性関節リウマチ患者に多数出現するNK細胞と胸腺外分化T細胞.
A.CD3とCD56の二重蛍光染色, B.健常者と慢性関節リウマチ患者でのCD3$^+$CD56$^+$/CD3$^+$細胞の比率の比較.

　　ヒト胸腺外分化T細胞の特徴を明らかにするために，慢性関節リウマチで増加している CD57$^+$T 細胞（胸腺外分化T細胞）と CD57$^-$T 細胞（胸腺外由来T細胞）の形質を比較した（図3）．末梢血，関節液ともに，CD57$^+$T 細胞中には CD4$^-$8$^-$細胞が多い（約10％）（図3A）．マウスの仕事からも分かるように，CD4$^-$8$^-$の形質の存在は胸腺外分化T細胞の系統発生学的古さを示すものである．また，CD57$^+$T細胞の大部分は $\alpha\beta$ T 細胞であるが $\gamma\delta$ T 細胞にもかなり含まれているのが分かる（図3B）．特に，末梢血でこの傾向が強い．この形質も CD57$^+$T 細胞

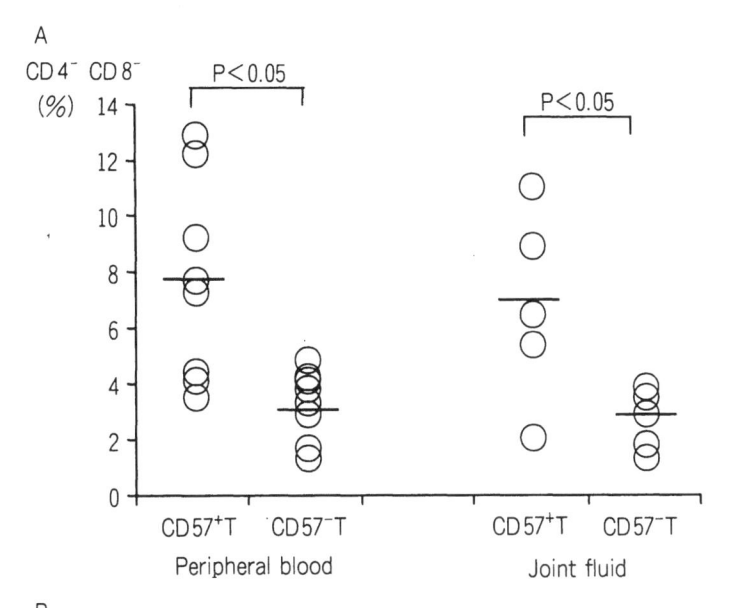

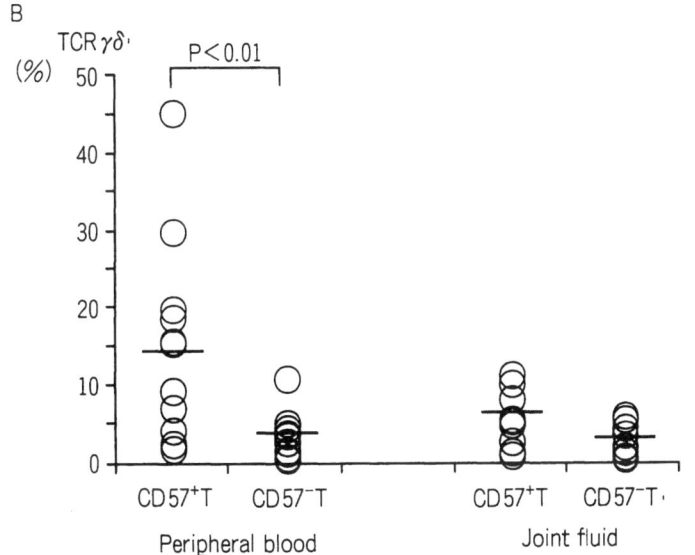

図3 CD57⁺T細胞とCD57⁻T細胞の形質の比較.
A. CD4⁻8⁻T細胞について，B. TCR$\gamma\delta$細胞について．健常者と慢性関節リウマチ患者の末梢血と関節液でそれぞれの形質を比較している．

の系統発生学的古さを表したものである．CD57⁻T細胞中には$\gamma\delta$ T細胞はほとんどない．

自己応答性T細胞クローンはTCR^{int}細胞分化経路でのみ生じる

マウスの場合はスーパー抗原であるMlsシステムを利用して自己応答性禁止クローンを同定することができる（表1）．Mls抗原はマウスに母乳感染したレトロウイルスの遺伝子によってつくられる蛋白質である．この表はC3H/Heマウスを用いた実験系を示している．このマウスはMls-1^{b}2^{a}を発現していて，この抗原がVβ3とVβ11に対してスーパー抗原として認識される．このためVβ3⁺とVβ11⁺T細

表1　禁止クローンは intermediate TRC 細胞に限定して存在する

臓器	T細胞	Vβ+細胞				
		Vβ2	Vβ3	Vβ6	Vβ8	Vβ11
肝	TCR^{int} 細胞	5.5	3.0	7.9	40.6	9.7
	TCR^{high} 細胞	6.8	0.2	13.3	31.3	0.3
脾	TCR^{int} 細胞	15.5	10.0	16.8	34.8	5.2
	TCR^{high} 細胞	7.3	1.0	14.6	27.0	0.9
胸腺	TCR^{int} 細胞	19.1	0.9	6.1	54.5	12.4
	TCR^{high} 細胞	5.8	0.1	11.8	31.6	0.1

C3H/He マウスは Mls-1^{b2a} を発現していて Vβ3 と Vβ11 が禁止クローンとして知られている．

胞は negative selection で通常は除かれてしまう．実際，肝，脾，胸腺の TCR^{high} 細胞（胸腺で分化する T 細胞）には Vβ3$^+$ と Vβ11$^+$T 細胞が極端に少ない．しかし，TCR^{int} 細胞中には多数のこれら禁止クローンが存在している．この傾向はすべての調べた臓器で認められている．

TCR^{int} 細胞は肝の胸腺外分化経路と胸腺の代替経路（an alternative pathway of T-cell differentiation in the thymus）でつくられるが，ともに禁止クローンをつくっている[4]．この過剰活性化が自己免疫疾患の発症メカニズムとなっているの

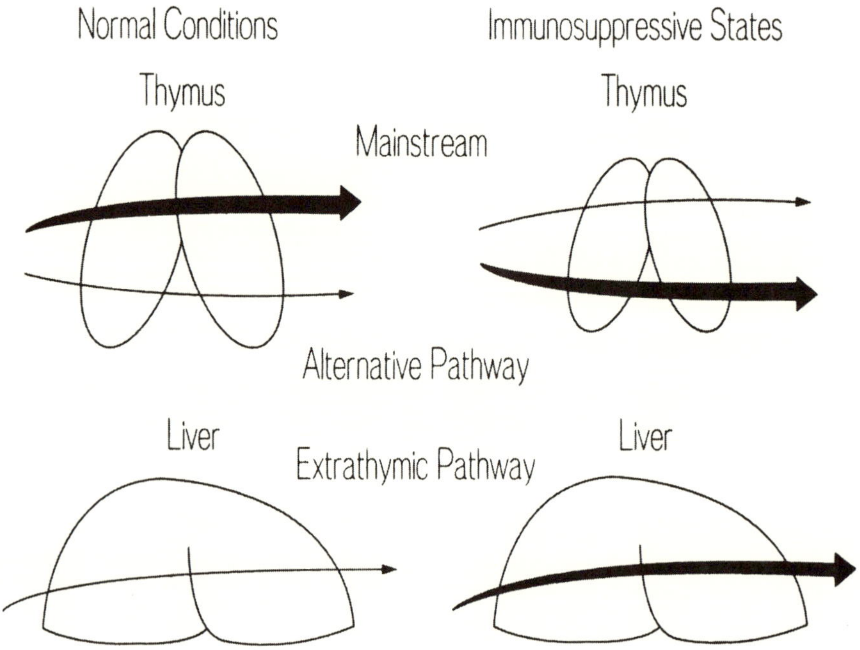

図4　T細胞の二大分化経路とその活性化．
胸腺内には通常の主要経路に加えて，代替経路がある．胸腺内の代替経路と肝の胸腺外分化経路はよく似た系統発生学的に古いT細胞（primordial T細胞）の分化経路である．

である．このメカニズムを図に表してみた（図4）．通常の状態では胸腺の主要経路（the mainstream of T-cell differentiation in the thymus）でT細胞がつくられ，ここでは完全にnegative selectionによって禁止クローンが除かれている．しかし，免疫抑制状態になると（精神的ストレス，身体的ストレス，ウイルス感染からの回復期などで体調が交感神経緊張状態になった時），胸腺の主要経路は抑制され胸腺の代替経路と肝の胸腺外分化経路が拡大してくる．そして，これらのTCR^{int}細胞の分化経路は禁止クローンを除くnegative selectionのシステムが無いので自己応答性T細胞クローンがつくられてくるのである．

本来このような免疫抑制状態は生体が緊張状態を脱するための合目的反応と思われるが，この状態が長く続くと自己免疫疾患に陥ることになる．

おわりに

アドレナリン受容体を持つ顆粒球と胸腺外分化T細胞の活性化が交感神経緊張状態によって引き起こされるのが自己免疫疾患の発症メカニズムであった．慢性関節リウマチの関節液を見たまえ．90％以上の細胞が顆粒球となっている．消炎鎮痛剤と言われるNSAIDs (nonsteroidal anti-inflammatory drugs) はプロスタグランジン産生を抑制してリンパ球の炎症を抑える．しかし逆に，骨髄での顆粒球の産生を促す[9]．つまり，痛みをとると同時に関節リウマチの関節破壊を促進しているのである．NSAIDsは皮膚からも速やかに吸収されるので貼り薬でも関節破壊を促進することには変わりはない．このようにして，慢性関節リウマチ患者にNSAIDsを投与し続けると病気が悪化するのである．プロスタグランジンはカテコールアミン産生に対して拮抗系を構成しているのでNSAIDsを投与し続けると，ありとあらゆる交感神経緊張症状がでてくる．頻脈，高血圧，不眠，食欲不振，白内障，静脈瘤，手足の循環障害による壊死，焦燥感，いつも疲れている，など挙げるときりがない．

【参考文献】

1) Arai K, et al.：Increase of CD57⁺T cells in knee joints and adjacent bone marrow of rheumatoid arthritis (RA) patients：implication of an anti-inflammatory role. Clin Exp Immunol 111：345-352, 1998.

2) Arai K, et al.：Extrathymic differentiation of resident T cells in the joints of mice with collagen-induced arthritis. J Immunol 157：5170-5177, 1996.

3) Moroda T, et al.：Self-reactive forbidden clones are confined to pathways of intermediate T cell receptor cell differentiation even under immunosuppressive conditions. Immunology 91：88-94, 1997.

4) Kawachi Y, et al. : Self-reactive T cell clones in a restricted population of IL-2 receptor β^+ cells expressing intermediate levels of the T cell receptor in the liver and other immune organs. Eur J Immunol 25 : 2272-2278, 1995.
5) Suzuki S, et al. : Circadian rhythm of leukocytes and lymphocyte subsets and its possible correlation with the function of autonomic nervous system. Clin Exp Immunol 110 : 500-508, 1997.
6) Ohteki T, et al. : Age-associated increase of CD5$^+$B cells in the liver of autoimmune NZB/WF1 mice. Microbiol Immunol 37 : 221-228, 1993.
7) Tsuchida M, et al. : CD5$^+$B cells in the thymus of patients with myasthenia gravis. Biomed Res 14 : 19-25, 1993.
8) Abo T, et al. : Extrathymic T cells stand at an intermediate phylogenetic position between natural killer cells and thymus-derived T cells. Natural Immunity 14 : 173-187, 1995.
9) Yamamura S, et al. : Simultaneous activation of granulocytes and extrathymic T cells in number and function by excessive administration of nonsteroidal anti-inflammatory

自律神経と免疫の法則（15）

担癌患者とNK細胞

はじめに

NK細胞は1975年に，日本の仙道富士夫[1]，アメリカのR.Herberman[2]，スウェーデンのR. Kiessling[3]によって初めて見いだされたリンパ球である．癌患者には癌細胞を殺すリンパ球がすでに存在し，それまで知られていたT細胞とは異なると報告されたのである．その後の研究で，NK細胞は大型で広い細胞質に顆粒を持つ独特のリンパ球であることがわかった(large granular lymphocytes：LGL)[4,5]．NK細胞はパーフォリン顆粒を癌細胞にふりかけて死殺することができるので[6]，今日では一般の人達にもその名前が知られるようになってきている．そして研究者達は癌の治療のためNK細胞をふやす工夫をしている．しかし，不思議なことにNK細胞が最も多いのは癌患者であり[7,8]，健康な人でも，また動物でも，ストレスが加わるとNK細胞は激しく数が増加する[9,10]．これは一体どうなっているのであろうか．また，癌患者が安心や笑いのあるリラックスした生活をするとNK細胞の活性が上昇し，癌が自然退縮を始めることも知られている．このような不思議な現象は，「自律神経と免疫の法則」をNK細胞に応用して，今回筆者らによってその謎を解くことができた．読者を介して，このメカニズムを広く世に紹介したいと期待している．

NK細胞と胸腺外分化T細胞

リンパ球はマクロファージから進化しているが，最初に進化したのがNK細胞である（図1）．その後，T細胞レセプターを使用する胸腺外分化T細胞が生まれ，

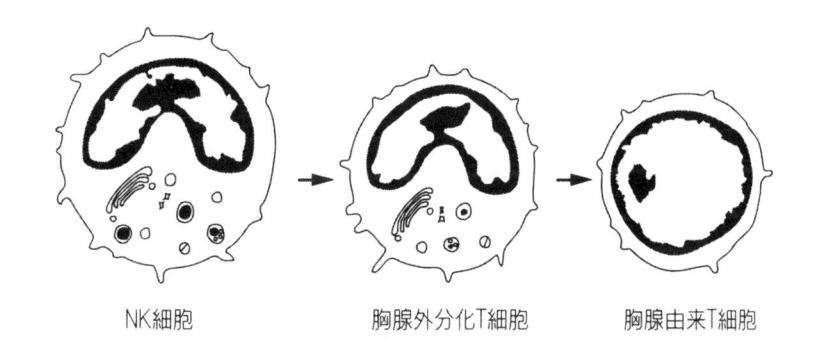

図1　リンパ球，特にNK／T細胞系列，の進化．

NK細胞　　　胸腺外分化T細胞　　　胸腺由来T細胞

最後に進化レベルの高い胸腺由来T細胞が生じている．この系統発生学的進化の順序を矢印で示してあるが，1つの個体の中でスイッチすることはない．進化に従って，形態が単純化してゆくのがわかる．これはリンパ球の進化にとって重要なことである．つまり，対応する抗原と出合うまで休止状態でいて，抗原がきてからクローンを拡大し特異性を高めることができるようになったからである．

若い時は，NK細胞や胸腺外分化T細胞が少なく，加齢とともにこれらはゆっくりと増加してくる[11,12]．一方，胸腺由来T細胞はこの逆の変化を示す．そもそも，胸腺内で分化するこのT細胞はnegative selectionで自己応答性の禁止クローンを除いているので外来抗原向けの認識系を構成している．逆に，NK細胞や胸腺外分化T細胞は自己反応性を持ち異常自己細胞を速やかに処理するのに適している[13,14]．innate immunityとも呼ばれる所以である．

加齢が進まなくても担癌患者ではNK細胞と胸腺外分化T細胞が増加してくる（図2）．これは癌細胞，つまり，異常自己細胞を排除しようとする合目的な変化といえる．ここではヒトのNK細胞がCD56$^+$NK細胞，あるいはCD57$^+$NK細胞とし

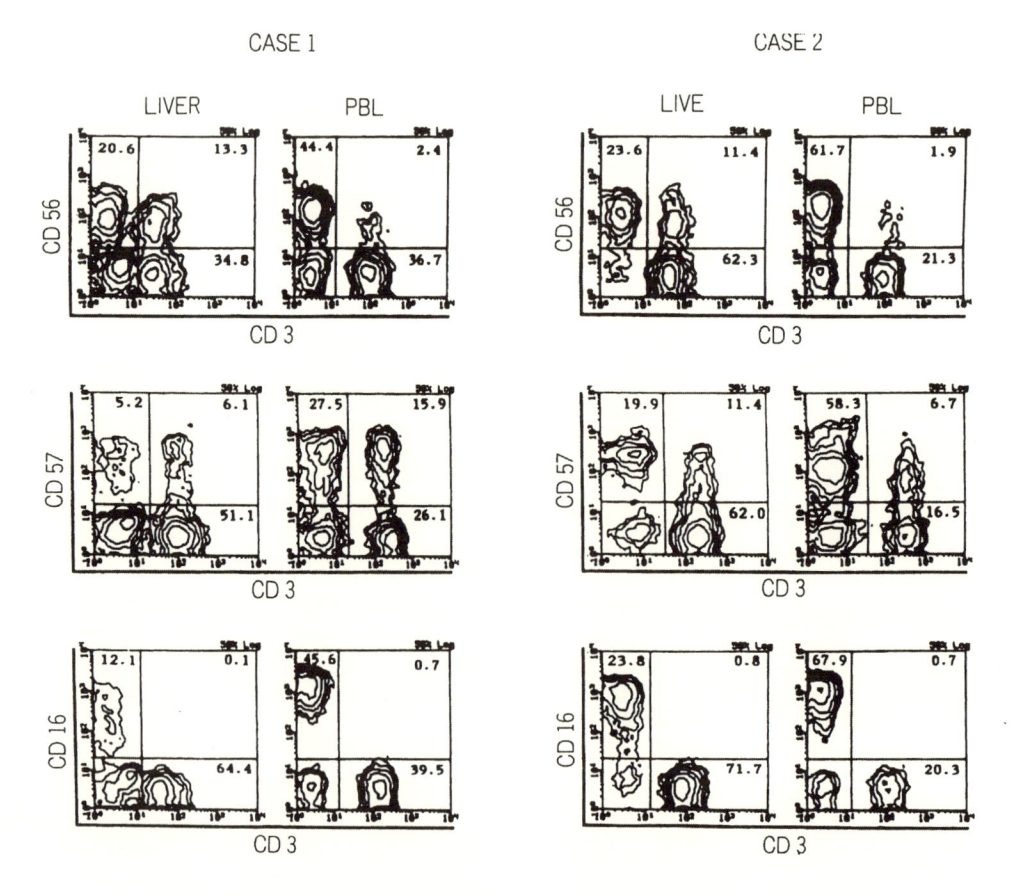

図2 担癌患者の肝と末梢血に見られるNK細胞，胸腺外分化T細胞の増加．
ヒト胸腺外分化T細胞はCD56$^+$T細胞とCD57$^+$T細胞として同定できる．

て同定されている．一方，胸腺外分化T細胞はNKT細胞とも呼ばれるようにCD56⁺CD3⁺T細胞あるいはCD57⁺CD3⁺T細胞として同定されている[11,12]．このように，NK細胞と胸腺外分化T細胞は担癌患者で増加しているが，癌以外では自己免疫疾患，妊娠中毒症，NSAIDsの長期投与，過労，精神的ストレスで増加する．これらのすべてに共通する体調は交感神経緊張状態ということができる．法則(10)で述べたように[15]，癌の誘発は交感神経緊張状態の持続で引き起こされている．

では，このように担癌状態や広く交感神経緊張状態で増加したNK細胞や胸腺外分化T細胞はどのような機能を発揮するのであろうか．以下にマウスにストレスを与える系を用いてこの謎を明らかにしてゆく．

マウスの拘束ストレスとリンパ球サブセットの変化

マウスの拘束ストレスは激しい交感神経緊張状態をつくり，リンパ球サブセットの変化をもたらす．図3にまず拘束ストレスを12時間行ったあとの肝，脾，胸腺におけるリンパ球数の変化を示した．これらの研究は新潟大学第一外科の大学院生である大矢洋によって行われたものである．いずれの臓器でも激しいリンパ球数の減少が見られる．これはカテコールアミン，ステロイドホルモン，TNFα，IFNγなどを介したリンパ球のアポトーシスによって全身性に引き起こされる反応である．ここでは詳しく述べないが，顆粒球が骨髄から末梢へ移行し粘膜や組織の破壊も同時進行してゆく．

次に，CD3とIL-2Rβの染色とCD3とNK1.1の染色によって，リンパ球サブセットの変化を見た（図4）．肝において変化が顕著である．CD3^{int}IL-2Rβ^+の胸腺外分化T細胞の比率の増加が著しい．CD3$^-$IL-2Rβ^+のNK細胞の比率もかなり増加している．逆に，CD3^{high}IL-2Rβ^-の胸腺由来T細胞は減少している．この変化はストレス開始後12時間目でも24時間目でも見られる．一方，胸腺では未成熟のT細

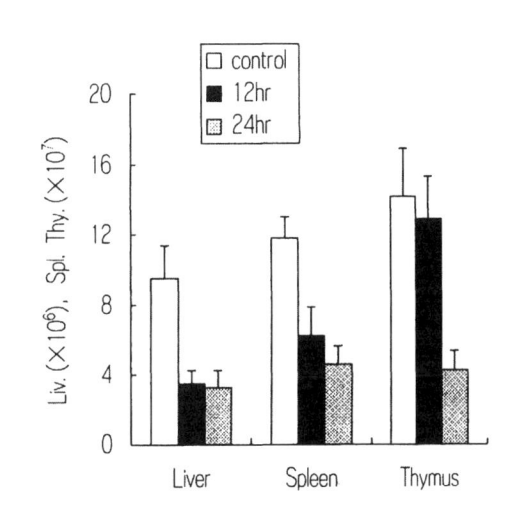

図3 マウスの拘束ストレスによる免疫臓器でのリンパ球の減少．
B6マウス一匹当たりのリンパ球数である．

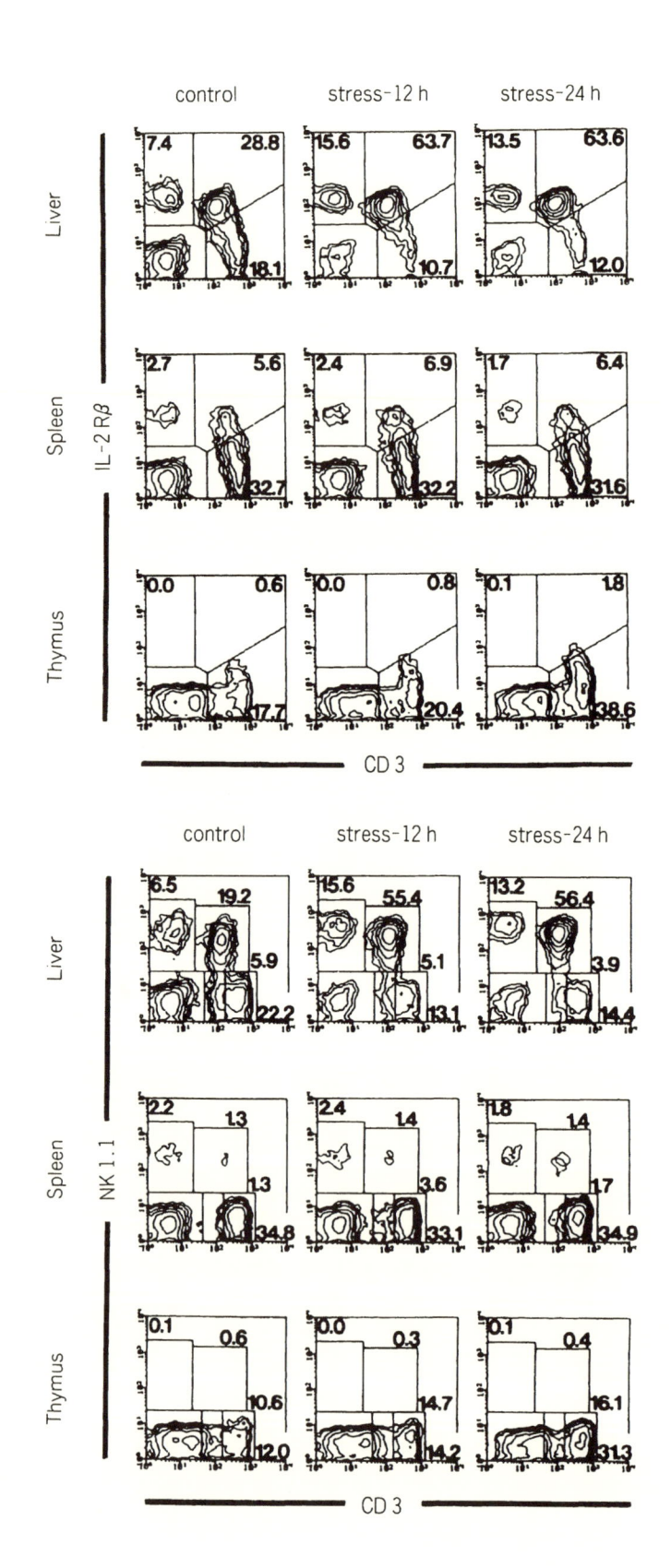

図4 マウスの拘束ストレスによるリンパ球サブセットの変化.
CD3⁻IL-2Rβ⁺がNK細胞でCD3^{int}IL-2Rβ⁺がマウスの胸腺外分化T細胞である. 肝のCD3^{int}IL-2Rβ⁺細胞のかなりがCD3^{int}IL-2Rβ⁺NK1.1⁺（NKT細胞）として同定できる. ストレスではこのNKT細胞の比率の増加が最も著しい.

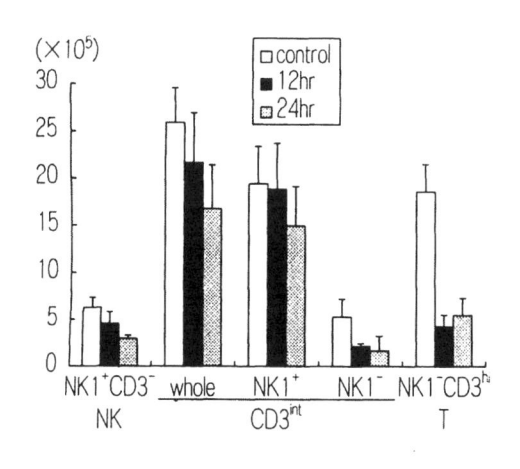

図5 マウスの拘束ストレスによるリンパ球サブセットの実数の変化．

胞がアポトーシスで死滅しやすいのを反映してCD3^{high}の分画が相対的に増加しているのがわかる．

CD3とNK1.1の染色で，肝でのCD3^{int}細胞の増加と一致してCD3^{int}NK1.1$^+$のいわゆるNKT細胞の比率が著しく増加しているのが認められる．NKT細胞は元々脾や胸腺には極めて少ない．

このような比率の変化から実際の数を計算して図にして見た（図5）．NK1.1$^-$CD3^{high}細胞の減少が最も著しい．NK細胞とCD3^{int}（whole）の減少はそれほどではない．CD3^{int}細胞の中ではNK1$^+$サブセットの減少が少なく，NK1.1$^-$のサブセットの減少が著しい．

ストレスによるNK活性とNKT活性の変化

マウスに拘束ストレスをかけて，12時間後と24時間後にNK活性とNKT活性を測定した．NK活性は同じstrainの胸腺リンパ球を用いた（図6）．NKT活性は自己の増殖中の細胞に対する障害活性である．12時間後ではあまり変化は認めら

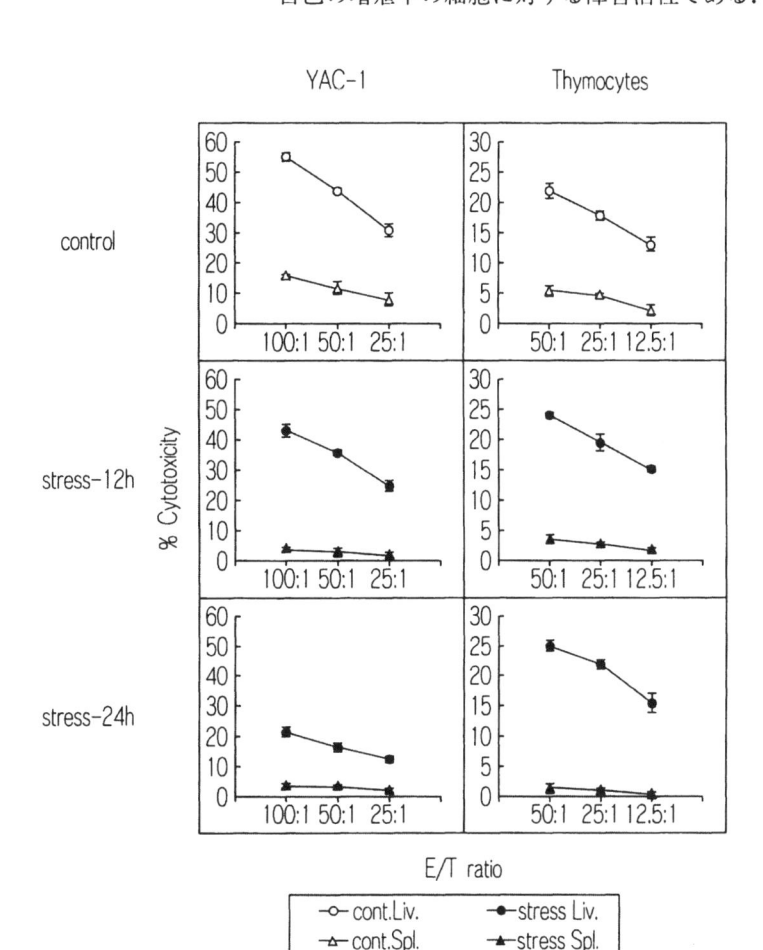

図6 マウスの拘束ストレスによるNK活性とNKT活性の変化．

れないが24時間後にNK活性の低下，NKT活性の増強が認められた．つまり，NK細胞もNKT細胞もストレスによって比率が増加するが機能はそれぞれで逆の変化が起こったのである．

NK活性とNKT活性がどのようなメカニズムで発揮されているかを知るためにパーフォリン（perforin）をknock outしたマウス（perforin-/-）とFas ligandを欠損するB6-gld/gldマウス（Fas ligand⁻）を用いた（図7）．コントロールにC57BL/6（B6）マウスを用いてある．ストレスを与えないマウスと24時間ストレスを与えたマウスの肝からリンパ球を採ってeffector細胞として用いている．コントロールは図6の再現である．NK活性が低下するがNKT活性は増強している．パーフォリンを欠損したマウスではストレスを加えなくてもNK活性が低下していた．しかし，このマウスではNKT活性とストレスによる変化はコントロールのC57BL/6マウスと同様に見られた．Fas ligand⁻のB6-gld/gldマウスではNK活性は見られたが，逆に始めからNKT活性が消失していた．これらのことはNK活性はperforinシステムによって発揮されていることを示している．

perforinはNK細胞の細胞質内顆粒球に存在する．したがって，その機能の発揮には分泌現象が伴う．一方，Fas ligand/Fasシステムは膜上の分子と分子の反応

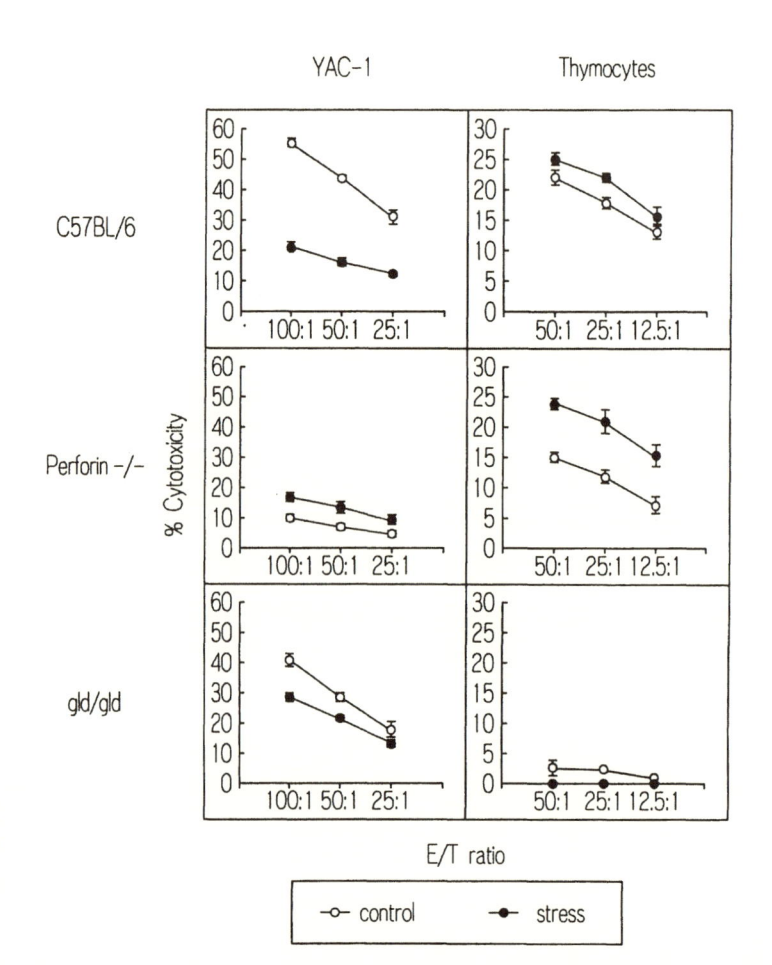

図7　パーフォリン（-/-）マウスとB6-gld/gld（Fas ligand⁻）マウスを使用した拘束ストレス実験．

によって行われるのでその機能の発揮には分泌現象を介さないように考えられる．ストレスは交感神経刺激の反応である，副交感神経の機能抑制が伴う．個体レベルでも細胞レベルでもほとんどの分泌現象は副交感神経支配なのでperforinを介するNK活性の発揮のみがストレスで抑制されたのではないかと考察した．

おわりに

担癌患者では癌細胞を攻撃するNK細胞やNKT細胞（胸腺外分化T細胞）が増加している．法則（10）でも述べたように[15]，ストレスや過労が重なるような交感神経緊張状態が発癌を誘発し，これにそなえて，NK細胞やNKT細胞が増加しているという面もある．つまり，NK細胞やNKT細胞が高い状態はあまり好ましい状態とはいえない一面を持っているのである．しかし，担癌患者ではNK細胞の活性の発揮が必要である．もし，担癌患者が精神的な絶望などでさらなるストレスが加わると交感神経緊張が増強され，分泌現象の抑制によって，NK活性の発揮が阻害されることになる．夢と希望を与えられた担癌患者に，癌細胞の増殖が止まったり，さらに癌細胞が退縮してゆく現象が見られる理由である．このような状態が続くとついには，顆粒球とともにNK細胞やNKT細胞が減少して「リンパ球人間」に戻ってしまうこともある．

【参考文献】

1) Sendo F, et al. : Natural occurrence of lymphocytes showing cytotoxic activity to BALB/c radiation-induced leukemia RL male 1 cells. J Nat Cancer Inst 55 : 603-609, 1975.

2) Herberman RB, et al. : Natural cytotoxic reactivity of mouse lymphoid cells against syngeneic acid allogeneic tumors. Ⅰ. Distribution of reactivity and specificity. Internat J Cancer 16 : 216-229, 1975.

3) Kiessling R, et al. : "Natural" killer cells in the mouse. Ⅱ. Cytotoxic cells with specificity for mouse Moloney leukemia cells. Characteristics of the killer cell. Eur J Immunol 5 : 117-121, 1975.

4) Grossi CE, et al. : Analysis of surface properties, fine structure and organ distribution of two distinct T-cell subpopulations : Tμ and Tγ. In regulatory mechanism in lymphocyte activation. Edited by D. O. Lucas. Academic Press, New York, p. 509.

5) Saksela E, et al. : Morphological and functional characterization of isolated effector cells responsible for human natural killer activity to fetal fibroblasts and to cultured

cell line targets. Immunol Rev 44 : 71-123, 1979.

6) David K, et al. : Cytotoxicity mediated by T cells and natural killer cells is greatly impaired in perforin-deficient mice. Nature 368 : 31-37, 1994.

7) Takii Y, et al. : Increase in the proportion of granulated $CD56^+T$ cells in patients with malignancy. Clin Exp Immunol 97 : 522-527, 1994.

8) Okada T, et al. : Origin of $CD57^+T$ cells which increase at tumour sites in patients with colorectal cancer. Clin Exp Immunol 102 : 156-166, 1995.

9) Suzuki S, et al. : Circadian rhythm of leukocytes and lymphocyte subsets and its possible correlation with the function of autonomic nervous system. Clin Exp Immunol 110 : 500-508, 1997.

10) Moroda T, et al. : Association of granulocytes with ulcer formation in the stomach of rodents exposed to restraint stress. Biomed Res 18 : 423-437, 1997.

11) Ohteki T, et al. : Age-dependent increase of extrathymic T cells in the liver and their appearance in the periphery of older mice. J Immunol 149 : 1562-1570, 1992.

12) Iiai T, et al. : Ontogeny and development of extrathymic T cells in mouse liver. Immunology 77 : 556-563, 1992.

13) Kawachi Y, et al. : Self-reactive T cell clones in a restricted population of IL-2 receptor β^+cells expressing intermediate levels of the T cell receptor in the liver and other immune organs. Eur J Immunol 25 : 2272-2278, 1995.

14) Kawamura T, et al. : Cytotoxic activity against tumour cells mediated by intermediate TCR cells in the liver and spleen. Immunology 89 : 68-75, 1996.

15) 安保　徹：体調と免疫系のつながり（5）癌誘発の体調と免疫状態．治療 80：2241-2245, 1988.

自律神経と免疫の法則（16）

ストレス，胸腺萎縮，回復時の自己反応性T細胞の産生

はじめに

我々のからだの中にある臓器で，胸腺ほど大きさが日常的に変化しているものはない．通常の大人で30gの大きさが精神的ストレスや身体的ストレスですぐ10分の1くらいに萎縮する．このようなストレスによる胸腺萎縮は，生理的な合目的反応として起こっていると考えられる．それは胸腺が外来抗原を処理するために進化したシステムなためである．つまり，我々がストレスにさらされるような緊張事態には外来抗原向けの免疫システムよりも，内部異常を処理する免疫システムが重要になるからである．これが胸腺萎縮の時に"胸腺外T細胞分化"が逆に活性化してくる理由である．胸腺外分化T細胞は自己反応性の禁止クローンを含み，感染自己細胞や増殖が亢進した自己細胞に対して傷害活性を示す[1,2]．

一方，胸腺にも主要なT細胞分化経路（the mainstream of T-cell differentiation）に加えて，自己応答性のクローンをつくる代替経路（an alternative intrathymic pathway）が存在する[3]．この後者の経路は胸腺萎縮から回復する時に拡大し，多数の自己応答性T細胞クローンを産生しだす．微生物感染症，精神的ストレス，過重労働，妊娠中毒症などはその刺激が強い時は胸腺萎縮の程度も高い．そして，その回復期に生じる自己応答性禁止クローンの増大は自己免疫疾患発症への引き金と関連している可能性がある．また，加齢は胸腺の持続的退縮をもたらし，リンパ球分布は自己免疫疾患や慢性GVH病と似ている．この三者の類似性も興味深い．

ストレスや妊娠時の胸腺萎縮

ストレスは胸腺を萎縮させるが，その原因となるものを挙げると次のようなものがある．1）精神的ストレス，2）過労，3）細菌感染症の初期，4）ウイルス感染症の後期，5）妊娠，である．このような胸腺萎縮は急性萎縮であり，のちにストレスが終わると胸腺は回復する．一方，加齢，ステロイドの持続投与，NSAIDsの持続投与，免疫抑制剤投与，抗癌剤投与では持続的な胸腺の退縮が起こる．図1に妊娠による胸腺萎縮パターンを示した（Le Hoang Phucらによる）[4]．このような胸腺萎縮に関与する因子はグルココルチコイド，カテコールアミン，TNFα，TNFβ，女性ホルモンがある[5]．妊娠では女性ホルモンとグルココルチコイドとカテコ

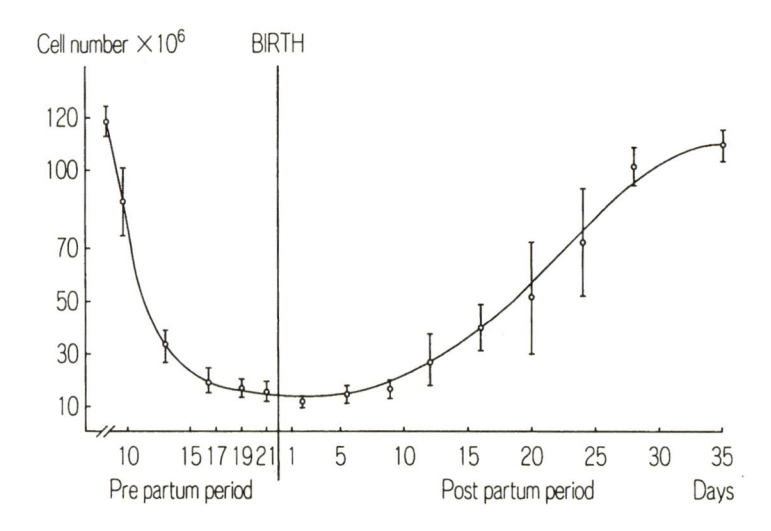

図1　妊娠マウスでの胸腺萎縮.

ールアミン，TNFαが主体となる．図に示すように，出産後もかなりの期間胸腺萎縮が続いているが，プロラクチンなど妊娠中とは異なる因子にスイッチしている可能性がある．まだ，研究中である．

エストロゲン投与による胸腺萎縮

妊娠中の胸腺萎縮の主体はエストロゲンと思われる[6]．女性の場合は通常のストレスでもエストロゲンが大量に分泌されるので，グルチコルチコイドとともにこれも係わっている可能性がある．マウスにエストロゲンを投与し急性の胸腺萎縮を誘導した（図2）．図2以下は筆者らの実験によった．特に，新潟大学第一外科の丸山聡氏によってなされたものである．胸腺や脾臓のリンパ球は減少するが，肝臓にあるリンパ球は逆に増加している．脾臓のリンパ球のうちT細胞は約40％を占めるがこれは胸腺から補給されているので減少する．肝のT細胞はその場で独自に

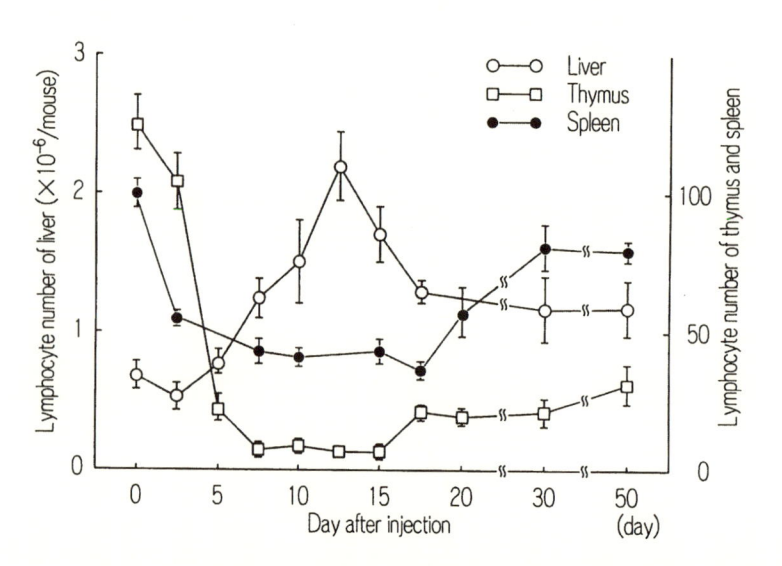

図2　マウスへのエストロゲン投与による胸腺萎縮と肝リンパ球増多の誘導.

胸腺外分化するT細胞が主体を占めるので増加を示している．いわゆる胸腺系の外来向け免疫システムから腸や肝の内在向け免疫システム（innate immunity）にスイッチしているのである．

グルチコルチコイドや放射線による胸腺萎縮

グルチコルチコイドと放射線照射によって胸腺萎縮を誘導し，その回復期の免疫現象を観察した（図3）．グルチコルチコイド（10mg/マウス）（図3A）も放射線（6.5Gy/マウス）（図3B）もかなり大量なので胸腺の萎縮とともに，肝も他の末梢免疫臓器もリンパ球数の減少が見られる．そして胸腺の萎縮は14日目で回復している．

このような免疫系の萎縮期（Days 3, 5）と回復期（Days 7, 14）でリンパ球サブセットの変化を観察した（図4）．これはグルチコルチコイド投与時のものである．CD3とIL-2Rβの二重染色によってNK細胞（CD3$^-$IL-2Rβ$^+$），胸腺外分化T細胞（CD3^{int}IL-2Rβ$^+$），通常のT細胞（CD3^{high}IL-2Rβ$^-$）をまず同定している（図4A）．5，7日目の肝で顕著であるがNK細胞と胸腺外分化T細胞の増加（比率）が著しい．CD3$^-$IL-2Rβ$^+$NK細胞の比率の増加は7日目を中心として脾臓でも認められる．一方，CD3^{int}IL-2Rβ$^+$細胞の増加は7日目の胸腺でも認められる．これは，胸腺には通常の主要経路の他に代替経路が存在するためである．回復期には肝のみならず胸腺でもCD3^{int}IL-2Rβ$^+$細胞の回復が起こっているのである．

次に，CD3とIL-2Rαの染色を行った（図4B）．7日目の胸腺にIL-2Rα$^+$CD3$^-$細胞が多数出現している．これはT細胞の前駆細胞である．他の部位には，この

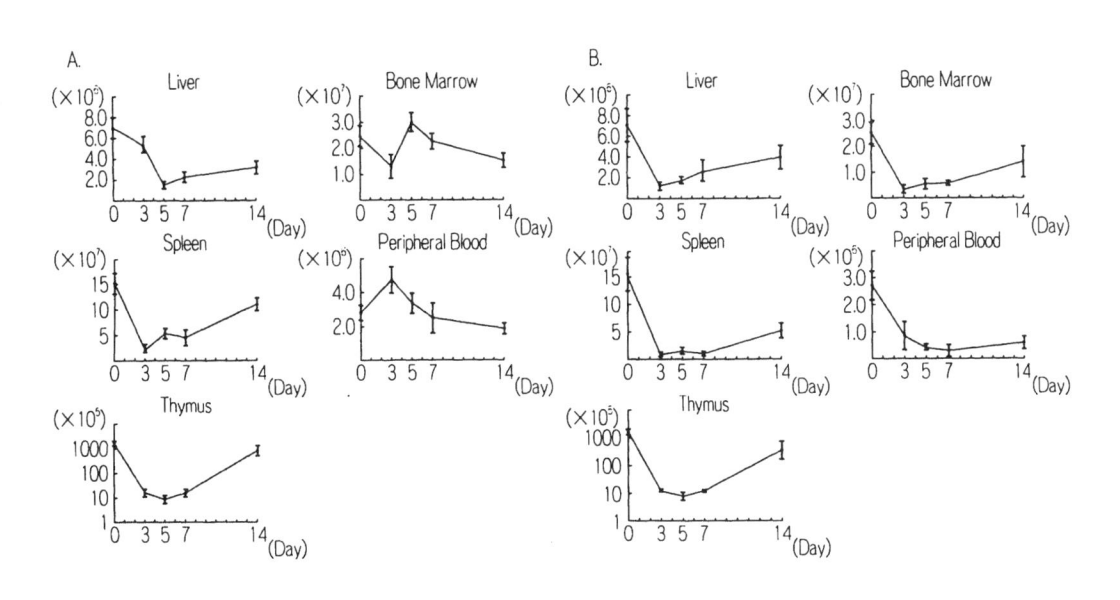

図3　マウスでの胸腺萎縮の誘導とその他の免疫臓器の白血球数の変化．
A. ステロイド投与，B. 放射線照射（6.5Gy）．

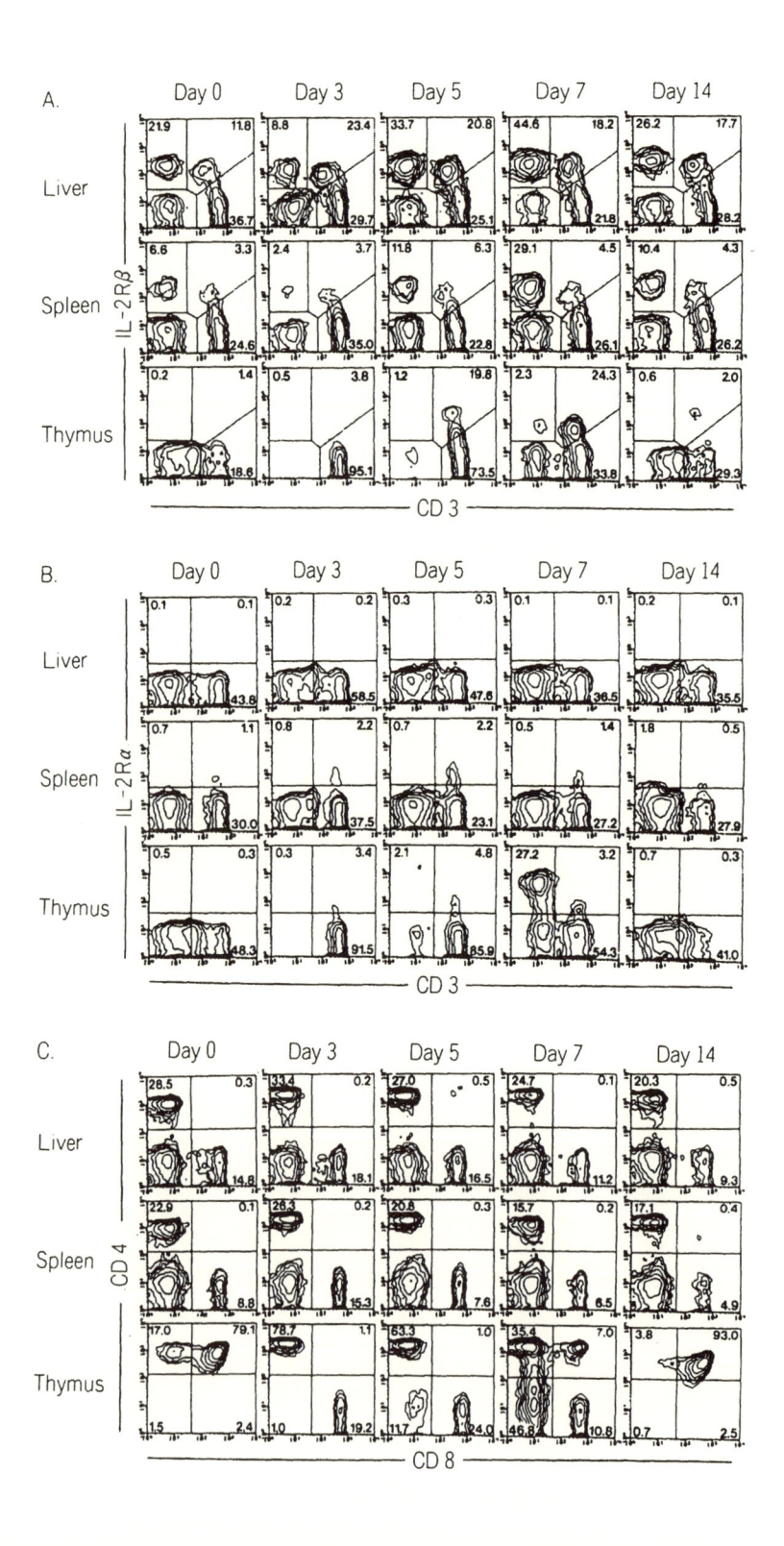

図4 マウスにステロイドホルモンを投与した後のリンパ球の表層マーカーの変化.
A.CD3とIL-2Rβ染色, B.CD3とIL-2Rα染色, C.CD4とCD8染色.

ような多くのIL-2Rα⁺CD3⁻細胞が出現することはない．

　この染色の最後にCD4とCD8の同定を行った（図4C）．特徴ある変化が胸腺で見られる．3日間と5日目のdouble-positive（DP）CD4⁺8⁺細胞の消失である．胸腺内の主要分化経路はこのステージをかならず通るが，グルココルチコイドの刺激でアポトーシスを起こし，この細胞群が消失する．そして，7日目にCD4⁻8⁻とCD4^low とCD8⁻の細胞群が回復してくる．少数のDP CD4⁺8⁺細胞の回復もすでに起こっている．14日目の胸腺はパターンが正常化し回復が完成したことを示している．

　7日目の胸腺のパターンは，いずれの染色でも通常には見ることのないパターンである．特に，CD8⁻CD4^low のリンパ球は未知の細胞群といえる．このリンパ球の特徴をさらに検討した（図5）．胸腺（図5A）と共に脾臓（図5B）のパターンも示してある．三重染色によってCD4^low CD8⁻細胞の形質を見てゆく．上下にあるCD4^high CD8⁻細胞とCD4⁻8⁻細胞と比較して見てゆくことにする．NK1.1マーカー

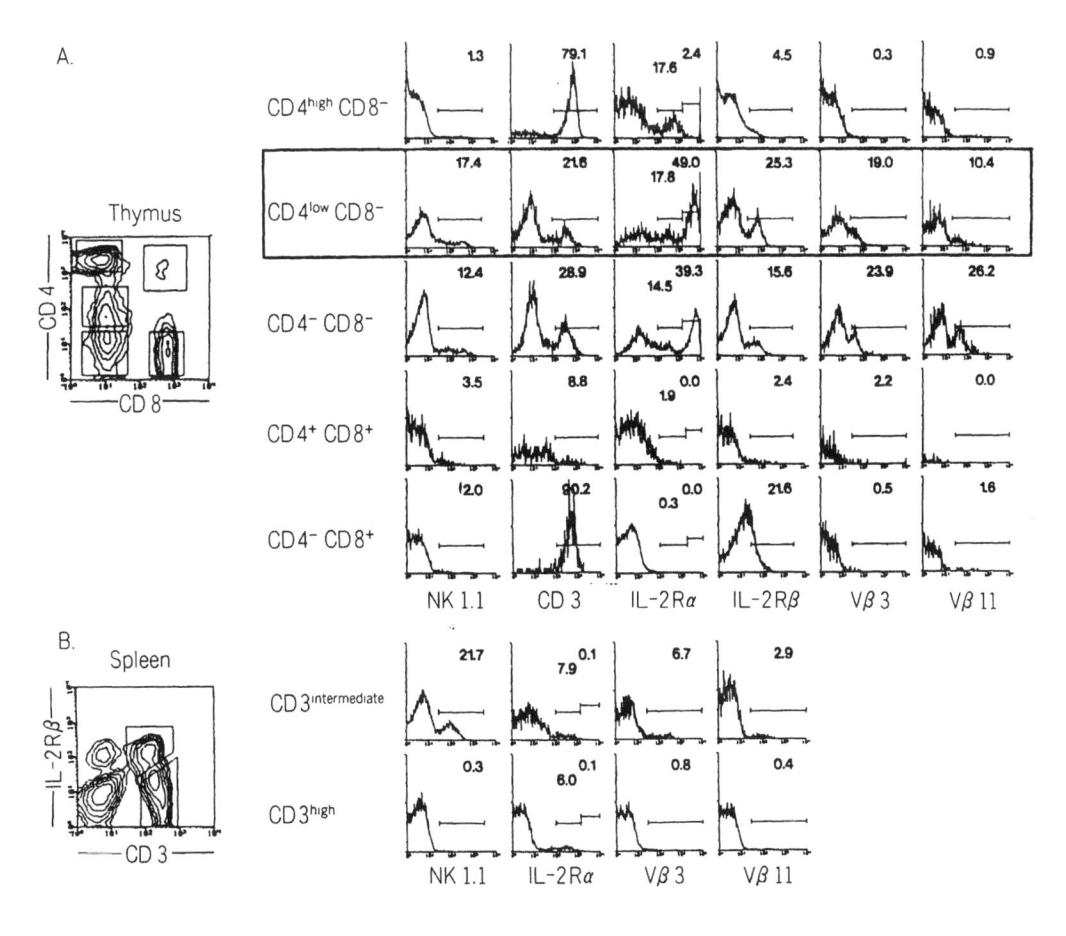

図5　白血球分画のさらなる解析．
A．胸腺，B．脾臓．
マウスにグルココルチコイド（10mg/マウス）を投与して7日目に調べた．

$^+$のものが17.4％と多い．通常のCD4^{high}CD8$^-$細胞がほとんどNK1.1を発現していないのと対照的である．CD3は21.6％のものがCD3^{int}のものが28.9％あり，この時点でCD3^{int}細胞として成熟していることがわかる．IL-2Rαの発現は幼若な前駆T細胞の指標であるが49％のものがこれを発現している．この分画にも成熟したCD3^{int}細胞と未成熟のCD3^{int}前駆細胞が混雑しているように思われる．IL-2Rβ^+の比率はCD3^{int}の比率と同じである．このCD4^{low}CD8$^-$とCD4$^-$8$^-$分画にのみ禁止クローンが認められる．CD3^{int}細胞は成熟してもこれらの禁止クローンを含んだままである．

脾臓のCD3^{int}細胞はほとんど成熟型となっていて，未成熟型のCD3^{int}細胞は胸腺で明らかにされたと思っている．実際，未熟型でも成熟型でも禁止クローンはCD3^{int}細胞にのみ存在する．重要なことは胸腺内の禁止クローンは胸腺萎縮の回復期にCD3^{int}細胞の回復とともに多数出現するということである．

胸腺萎縮の回復とその生物学的意義

図4と図5の説明をよく理解できなくても，この項を読むと，正確にこれまで述べたその意味や意義を理解できる．図6に本論分で言いたいことを模式図で示した．胸腺にはDN CD4$^-$8$^-$（TCR$^-$）→ DP CD4$^+$8$^+$（TCR^{dull}）→ CD4^{high}（TCR^{high}）またはCD8$^+$（TCR^{high}）と分化する主要経路がある．この経路には，自己抗原に反応する禁止クローンが発現することはない[1]．これは免疫抑制剤を投与して胸腺内の分化を抑制しても同じである．DP CD4$^+$8$^+$細胞が減少して，この分化経路自体が停止してしまうのである．

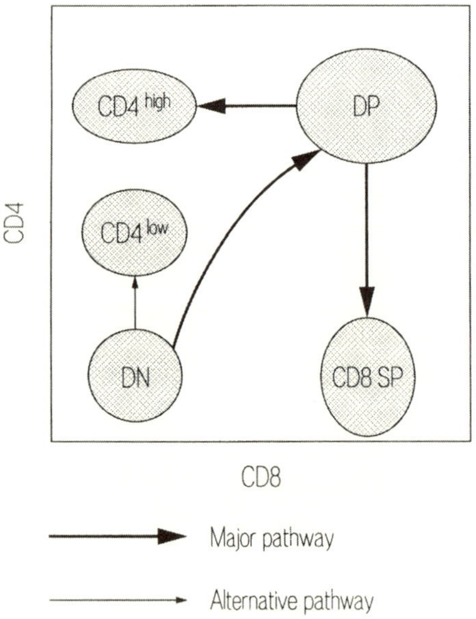

一方，胸腺萎縮から回復する時はふだん目立たない（全体の3％くらい）代替経路が活性化してくる．この経路はDN CD4$^-$8$^-$→CD4^{low}へと進む分化である．その一部（約1/4か）はDN CD4$^-$8$^-$のままでCD3^{int}（TCR^{int}）を獲得する．そして，この代替経路は常時禁止クローンをつくる系なのである．肝の胸腺外分化するT細胞とほぼ同じT細胞をつくるので，筆者らはextrathymic T cellsと胸腺でこのCD3^{int}T細胞をまとめてprimordial T細胞あるいはprimitive T細胞と呼んでいる．九州大学の野本亀久男先生が古くから提唱してきたprimitive T細胞の本来がCD3^{int}（TCR^{int}）T細胞ということもできると思われる[7]．

胸腺の萎縮後の禁止クローンの出現は多くの場合，生

図6 胸腺内に存在するmajor pathwayとalternative pathway．

major pathway=the mainstream of T-cell differentiation in the thymus

体にとって合目的なプラスの反応と思われる．ストレスのあとには活性酸素やTNFαそしてその他の多くの障害因子によって生体は傷つき，この傷ついた異常自己細胞を速やかに排除するために重要な役割を演じていると予想できるからである．

　しかし，この反応が，つまり禁止クローンをつくる反応があまりにも強い時は，あるいは持続する時は，逆に，生体が危険にさらされることになろう．これが自己免疫発症のメカニズムと思われる．

　おわりに

　我々は年に3～4回は風邪を引いている．このような時ウイルスとリンパ球の戦いが起こり，激しい時は発熱や体力の消耗が引き起こされる．これが引き金となり，生体は激しいストレスを受け胸腺の萎縮が誘導されるであろう．この回復が起こった時はよいが，他のストレス（過労や精神的ストレスなど，そしてNSAIDsの使用も含む）が加わると，この反応の危険な一面が増幅される可能性がある．

【参考文献】

1) Moroda T, et al. : Self-reactive forbidden clones are confined to pathways of intermediate T cell receptor cell differentiation even under immunosuppressive conditions. Immunology 91 : 88-94, 1997.

2) Moroda T, et al. : Autologous killing by a population of intermediate TCR cells and its NK1.1$^+$ and NK1.1$^-$ subsets, using Fas ligand/Fas molecules. Immunology 91 : 219-226, 1997.

3) Kawachi Y, et al. : Self-reactive T cell clones in a restricted population of IL-2 receptor β^+ cells expressing intermediate levels of the T cell receptor in the liver and other immune organs. Eur J Immunol 25 : 2272-2278, 1995.

4) Phuc L H, et al. : Thymic involution in pregnant mice. I Characterization of the remainig thymocyte subpopulatiohns. Clin Exp Immunol 44 : 247-252, 1981.

5) Hirahara H, et al. : Glucocorticoid independence of acute thymic involution induced by lymphotoxin and estrogen. Cell Immunol 153 : 401-411, 1994.

6) Kimura M, et al. : Synchronous expansion of intermediate TCR cells in the liver and uterus during pregnancy. Cell Immunol 162 : 16-25, 1995.

7) 野本亀久雄：生体防御のしくみ，その理論と応用．ライフ・サイエンス，東京，1977.

自律神経と免疫の法則（17）

副腎の働き

はじめに

ハンス・セリエの「ストレスによる副腎の肥大とその後の萎縮」の観察によって，ストレスに対する生体の適応が副腎の働きに強く依存していることが明らかになった（1930年代）[1]．もう少し詳しくいうと，下垂体―副腎系によるgeneral adaptation syndromeがストレスに対する一般的適応反応として起こっているというものである．

もっと大きく見ると，ストレスは自律神経系の興奮をまともに受けるので，ストレス反応は，副腎を中心とした内分泌系と，自律神経系の両方の働きによって適応していると考えなければならない．もっとも，セリエのストレス学説が内分泌系の働きに片寄り過ぎているからといって，歴史と時代背景を考えると，その価値が低下するものではない．

ストレスに適応しようとして，副腎皮質から分泌される glucocorticoids（コルチゾールなど）や mineralocorticoid（アルドステロン），そして副腎髄質と交感神経末端から分泌されるカテコールアミン（アドレナリン，ノルアドレナリン，ドーパミン）は，生体を興奮させストレスから身を守る状態，体調をつくる．しかし，強すぎるそして持続するストレスはこれらの過剰分泌をもたらし，生体を破綻させ死に至らしめる．ここでは副腎の働きを正しく理解し，その主要な分泌ホルモンであるグルコチコイドの働きと正しい使用方法を明らかにしたい．

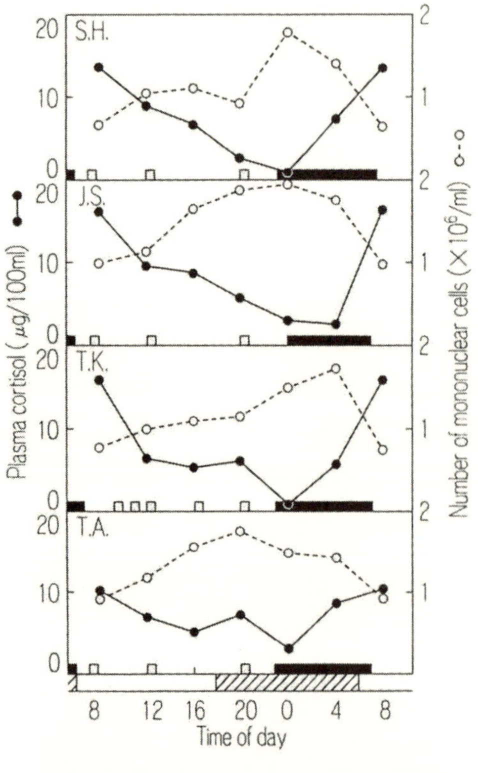

ヒト血中コルチゾールの日内リズム

4名の健康人の血中コルチゾールのレベルと白血球総数の一日での変化を調べた（図1）．コルチゾールはヒト副腎皮質から分泌される糖質コルチコイドの主要なものである．早朝に高値を示しのち減少している．これを morning burst と呼んでいるが，睡眠の後

図1 ヒトの血中コルチゾール値と白血球数の日内リズム．
4名の健康人のデータを示している．

期からすでにこの分泌が始まり，我々を覚醒させ日中の活動を引き起こすための刺激となっている[2]．この刺激によって，体調は交感神経優位の状態になり，交感神経支配下にある顆粒球が血中に増加してくる（図参照）．顆粒球は白血球総数の60％かそれ以上を占めるので，この変化は白血球総数の日内リズムを生み出す．4名のうち図の上の3人は夜遅くまで研究をしていた人達なので，それを反映してか，白血球総数の高値が夜（睡眠初期）にずれ込んでいる．このような血中コルチゾールと白血球総数の日内リズムの大きなwaveは，日中活動している人達に共通のものであろう．

マウスの行動と糖質コルチコイドと白血球総数

マウスは夜行性（nocturnal）動物なので，実験動物として使用する時はこの性質を充分理解している必要がある[3]．図2aの左側に，通常のマウスの一日の行動量と食事摂取量を測定して記載した．両方の量の95％が夜間に行われているのがわかる．照明の時間を日中と夜間で逆転させ一ヵ月経ったのが図2aの右である．行動と食事摂取が人工的につくった夜に移行している．

ではこのような時に，血中の糖質コルチコイドと白血球総数はどのような日内リ

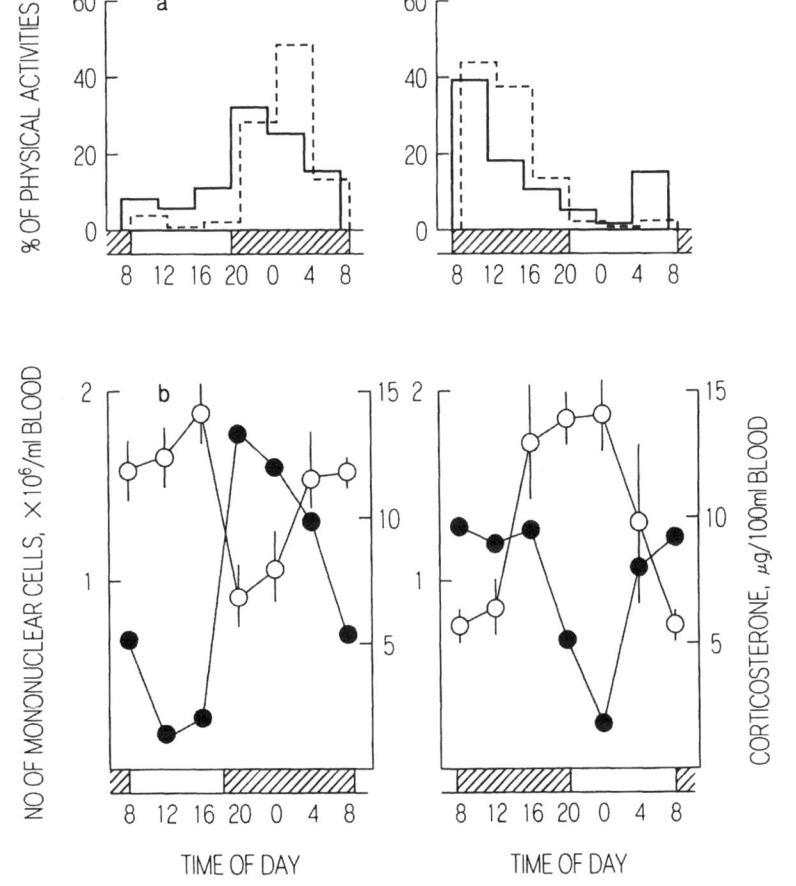

図2 マウスの活動量，血中コルチコステロン値と白血球数の日内リズム．
a. 活動量（∏），食事摂取量（∷），b. 血中コルチコステロン値（-o-），白血球総数（-●-）．図の左側は照明により昼夜を逆転させ一ヵ月経過した後のデータである．

ズムを示しているのであろうか（図2b）．睡眠時と覚醒直前に血中コルチコステロン（マウスの場合，糖質コルチコイドの主体はこれ）が高値を示している．行動開始とともに急に白血球総数が上昇している．一方，夜昼逆転によって，これらのリズムも逆転しているといってよい．

マウス副腎摘出による白血球の変化

　副腎皮質ホルモンの働きを明らかにするために，マウスで副腎摘出を行った（図3）．アルドステロン分泌の消失によってナトリウムが失われるので，水に食塩を入れて飲ませている．末梢血と脾臓における白血球の日内リズムを見ると，いずれの臓器でも，副腎摘出マウスで日内リズムが消失していた．末梢血での白血球総数の増加も目につく．副腎からのアドレナリン分泌は消失するが，交感神経末端からのノルアドレナリンやドーパミン分泌がある．しかし，白血球の日内リズムの引き金に副腎皮質ホルモンの働きが極めて重要なことを示している．しかし，このことによって白血球の日内リズムに対する自律神経の関与を否定することにはならない．なぜなら，副腎摘出マウスでは行動量自体が低下し，自律神経のリズムもほぼ消失してしまっているからである．

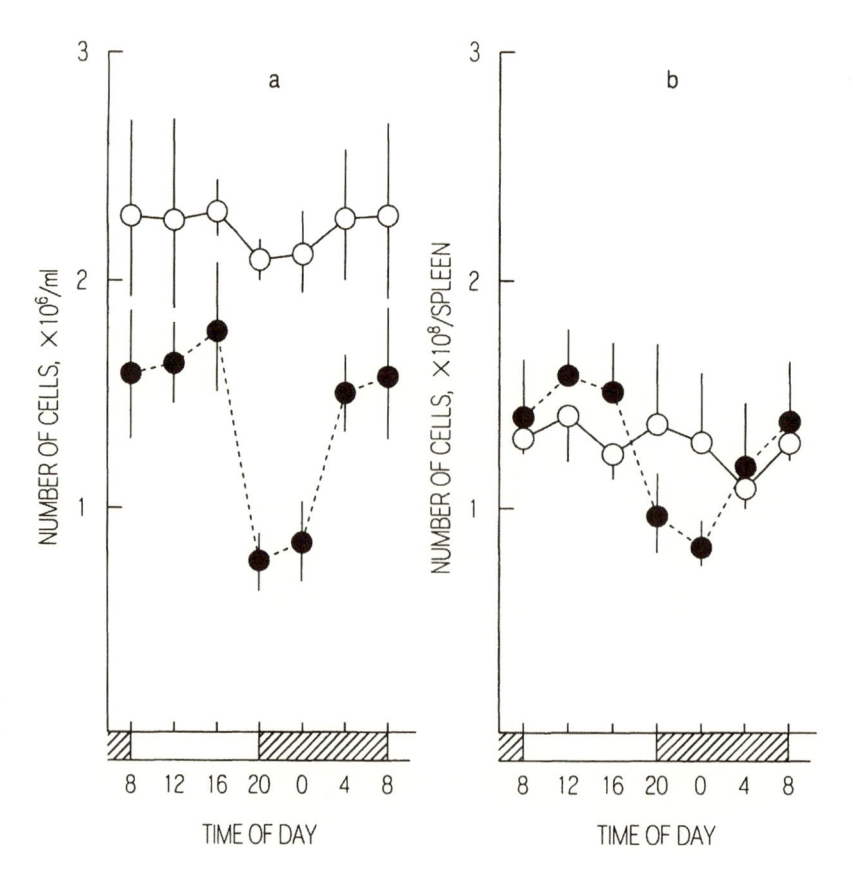

図3　マウスにおける白血球数の日内リズムと副腎摘出によるその消失．a.末梢血，b.脾臓．
正常マウス（－●－），副腎摘出マウス（－○－）．

副腎摘出マウスとストレス

ストレスによって，交感神経が緊張し，副腎から糖質コルチコイドが分泌される．このような免疫系に対する反応に，副腎がどのような役割を果たしているのかを研究するために，マウスで副腎摘出を行い拘束ストレスをかけた（図4）．以下の研究は新潟大学第1外科の清水孝王氏によってなされたものである．正常のマウスでは胸腺を含め全身の免疫臓器でリンパ球の減少が見られるが，副腎摘出マウス（adrenalectomy：adr）ではこれらのリンパ球減少が認められなくなった．肝，脾や末梢血ではストレスによってむしろリンパ球が増加する傾向も見られた．

ストレスによってリンパ球が減少するが，リンパ球サブセットの分布に変化があるかどうかを次に調べた（図5）．CD3とIL-2Rβの二重蛍光染色によって，NK細胞（CD3$^-$IL-2Rβ $^+$），胸腺外分化T細胞（CD3^{int}IL-2Rβ $^+$），通常T細胞（CD3^{high}IL-2Rβ $^-$）を同定した（図5 A）．肝での変化が著しい．CD3^{int}IL-2Rβ $^+$の胸腺外分化T細胞の比率が著明に増加しているのがわかる．副腎摘出マウスにストレスをかけ

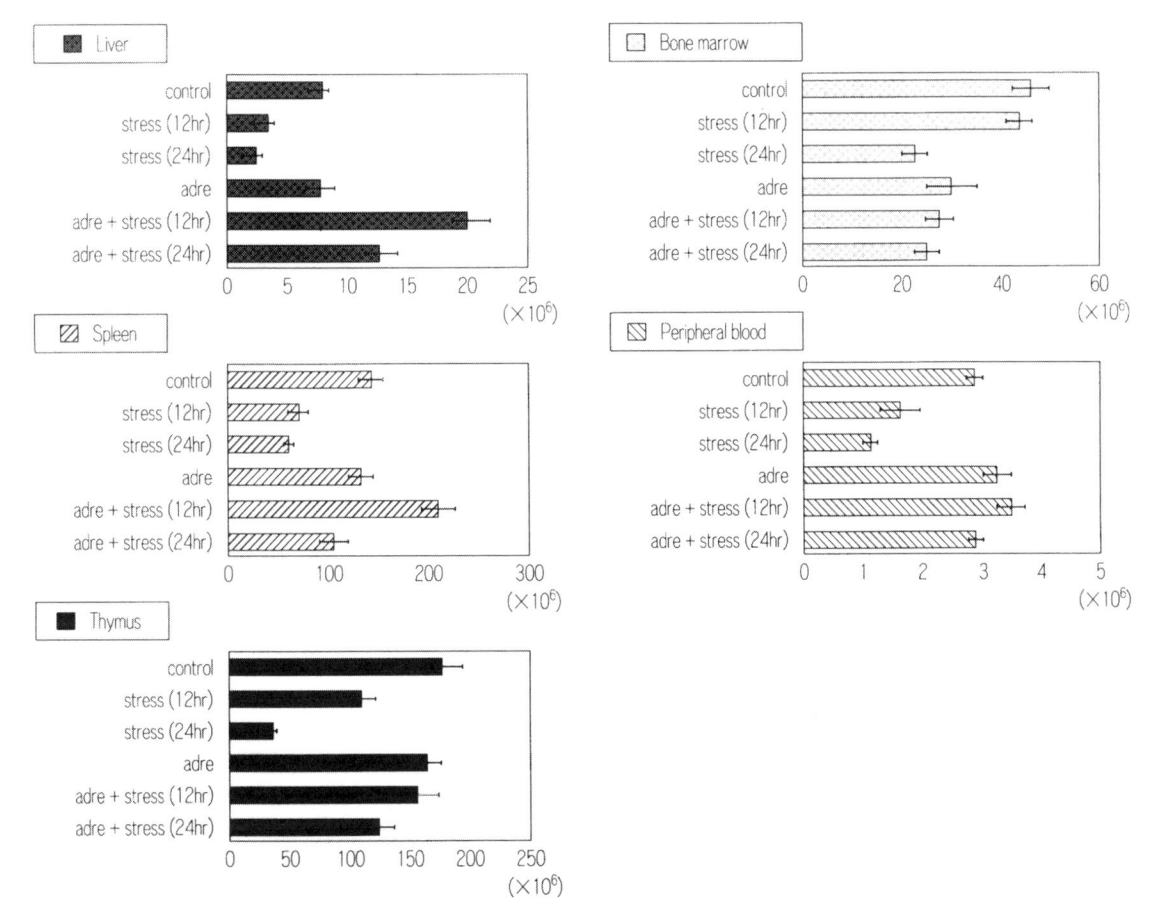

図4 マウスの拘束ストレスによる各種免疫臓器白血球数の変化．
正常マウス＝control，副腎摘出マウス＝adre

ても，このような変化は起こらなくなっている．

CD3とNK1.1の二重蛍光染色によって，CD3^{int}NK1.1$^+$細胞（NKT細胞）を次に同定した（図5B）．正常マウスではストレスによってNKT細胞の著しい増加が認められた．CD3^{int}細胞にはNK1.1$^+$とNK1.1$^-$の二つのサブセット約2：1〜1：1で存在するが[4]，ストレスで増加するのはNK1.1$^+$のものである．副腎摘出マウスではストレスによって，不思議なことにこのNKT細胞は減少した．

CD4とCD8の二重蛍光染色を最後に行った（図5C）．正常マウスのストレスでは胸腺萎縮を反映してdouble-positive（DP） CD4$^+$8$^+$細胞の比率の減少が見られる．しかし，副腎摘出マウスではストレスによってこのような変化はもはや誘導されない．正常マウスのストレスで，CD3^{int}細胞が増加するがこれらのものはCD4$^+$であることがこの図から予想できる．NKT細胞はそもそもdouble-negative（DN）CD4$^-$8$^-$かCD4$^+$の形質をもっている．ストレスによるこのようなCD3^{int}細胞はストレスによって生じる異常自己細胞をその自己応答性によって速やかに排除するために増加しているのであろう．しかし，強いストレスが持続すると，増加した顆粒球と相まって組織障害を引き起こすエネルギーともなろう．

副腎摘出マウスに拘束ストレスをかけた時に起こるカテコールアミンやコルチコステロンの血中レベルを次に検索した（図6）．正常マウスではストレスの早い時間にアドレナリン，ノルアドレナリン，ドーパミンが放出される．コルチコステロンは持続して放出が続いている．一方，副腎摘出マウスでは副腎由来のアドレナリンとコルチコステロンの分泌が完全に消失している．しかし，交感神経由来のノルアドレナリンとドーパミンの放出が起こっている．しかし，免疫系の変化はこない．このことから考えて，ストレスによる免疫系の修飾はほとんど副腎から放出されるコルチコステロンの作用によることが明らかとなった．この研究中に気付いたことであるが，副腎摘出マウスは活動が極端に低下し，もはやストレスに立ち向かう気力を失ったかに見えた．

おわりに

ストレスによって生体防御系は，顆粒球，NK細胞，胸腺外分化T細胞のパターンに入る．これは生体に侵入してくる細菌や生体に生じる異常自己細胞を速やかに排除するためのシステムである．T, B細胞を中心とする進化レベルの高い免疫システムは消失する．このような変化は，ストレスによって引き起こされる交感神経緊張と副腎から放出される糖質コルチコイドによってもたらされる．もちろんミネラルコルチコイドもかなり関係する．興奮の体調（高血圧など）をつくるからである．副腎摘出によってこのようなストレスに立ち向かう反応は完全に消失してしまう．しかし，このことがストレスと交感神経系の深い関係を否定するものではな

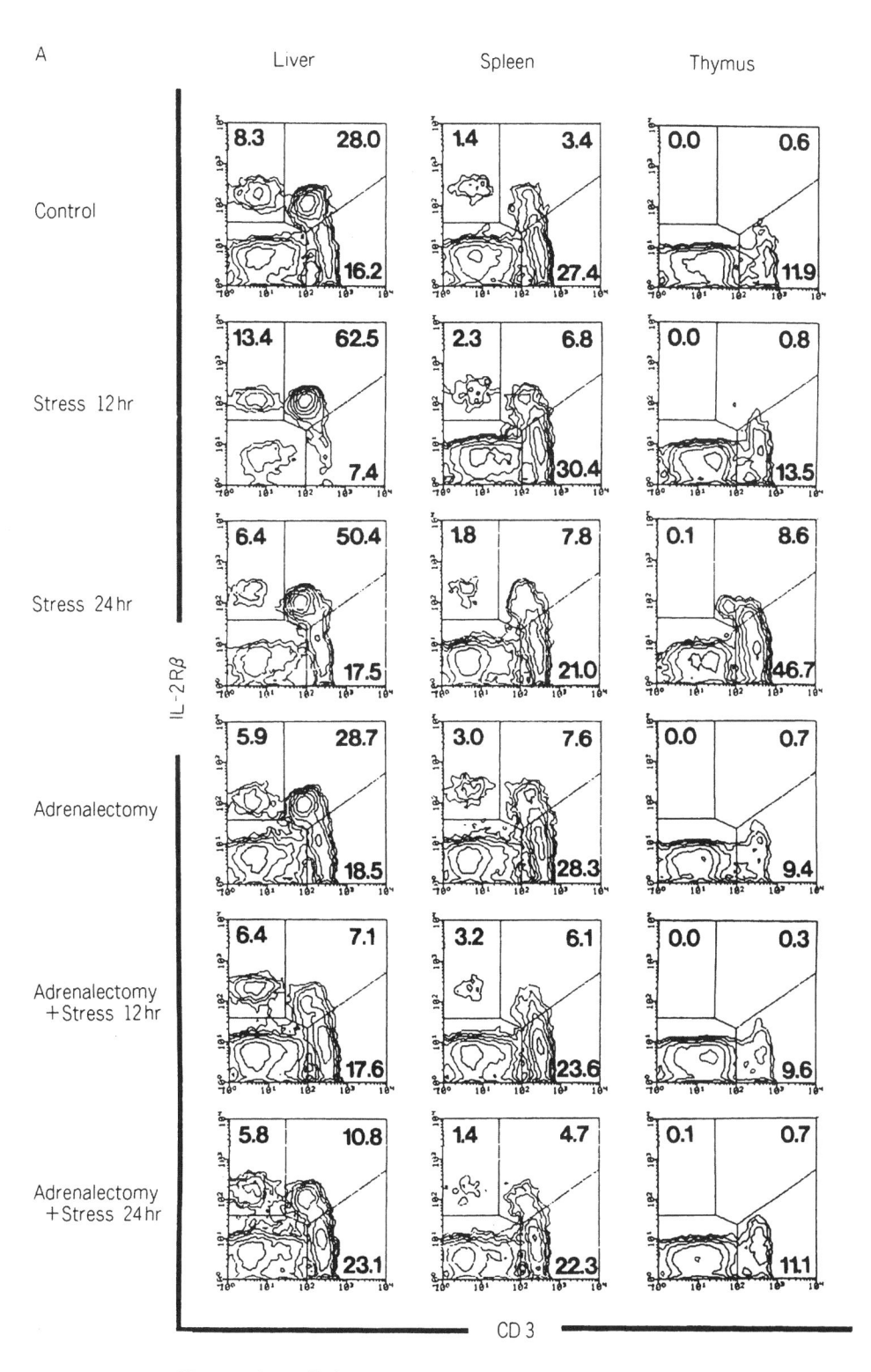

図5 マウスの拘束ストレスによる白血球の表層マーカーの変化.
A. CD3とIL-2Rβ染色

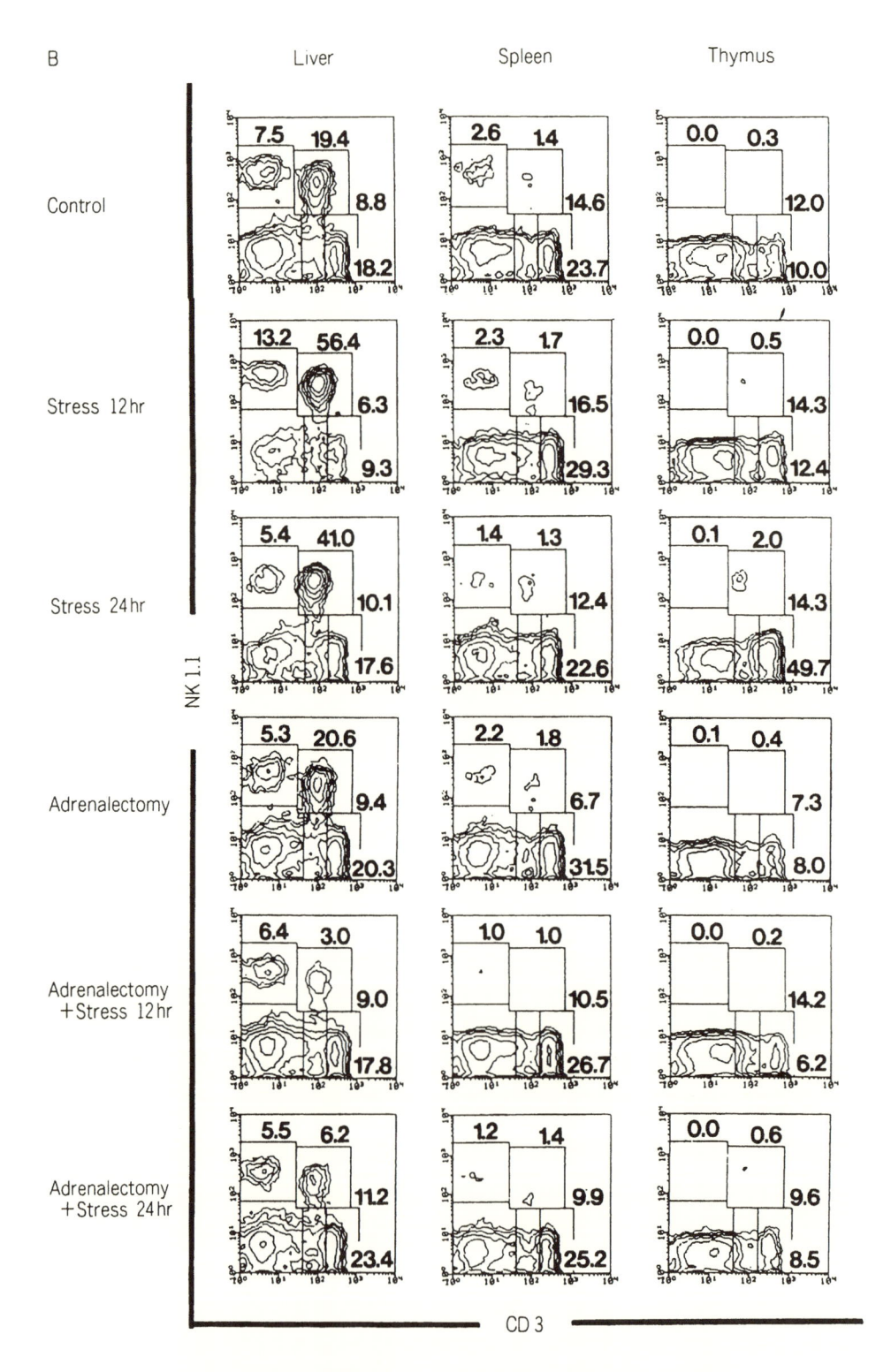

図5 マウスの拘束ストレスによる白血球の表層マーカーの変化.
B. CD3とNK1.1染色

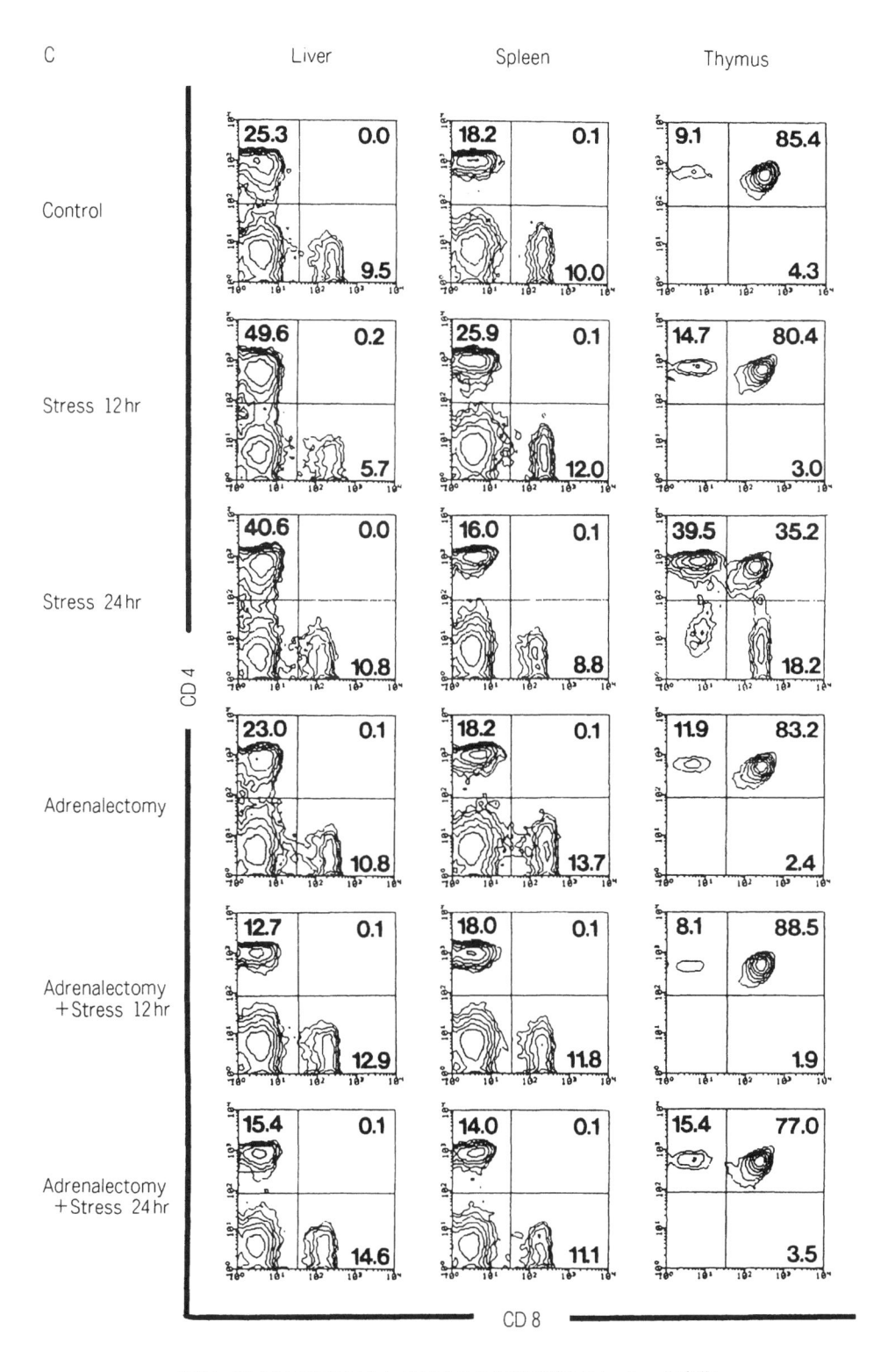

図5 マウスの拘束ストレスによる白血球の表層マーカーの変化.
C. CD4とCD8染色

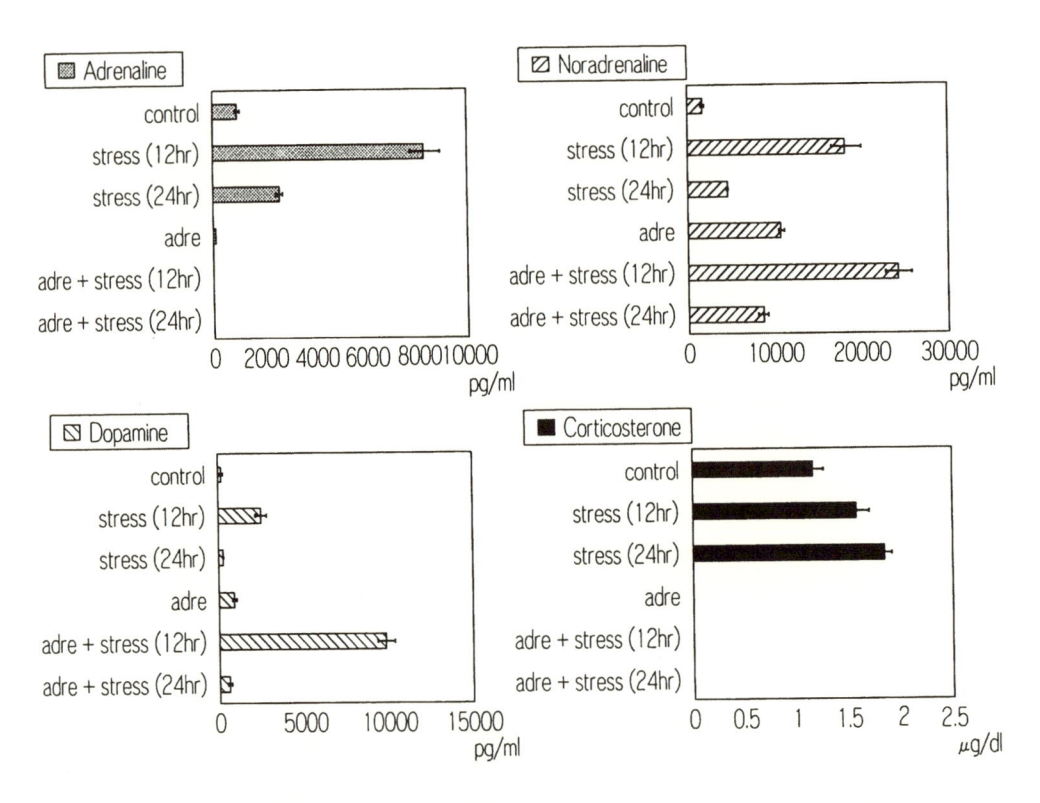

図6 マウスの拘束ストレスによる血中カテコールアミンとコルチコステロン値の変化.

い．なぜなら，副腎摘出自身が生体の興奮を抑制してしまうからである．いずれにせよ，ストレスに立ち向かうエネルギーは副腎の働きによってもたらされることは確かである．副腎の機能低下症が無気力な状態をつくることでもわかる．

【参考文献】

1) Selye H, et al.：Significance of adrenals for adaptation. Science 85：247-248, 1937.
2) Abo T, et al.：Studies on the bioperiodicity of the immune response. Ⅰ. Circadian rhythms of human T, B, and K cell traffic in the peripheral blood. J Immunol 126：1360-1363, 1981.
3) Kawate T, et al.：Studies on the bioperiodicity of the immune response. Ⅱ. Co-variations of murine T and B cells and a role of corticosteroid. J Immunol 126：1364-1367, 1981.
4) Watanabe H, et al.：Relationships between intermediate TCR cells and NK1.1$^+$T cells in various immune organs. NK1.1$^+$T are present within a population of intermediate TCR cells. J Immunol 155：2972-2983, 1995.

自律神経と免疫の法則（18）

ステロイドホルモン剤の副作用の新しい事実

はじめに

　原因不明の発熱，皮膚筋炎などの自己免疫性疾患，潰瘍性大腸炎，アトピー性皮膚炎，気管支喘息などにステロイドホルモンを投与すると劇的な効果を示す．しかし，長期間使用していると減量する困難さにまず出合い，むしろ増量を強いられる．その後，ほとんどの疾患は悪化し出す．このようなステロイドホルモン剤の持つ副作用のメカニズムを，これまで明確にした研究や概念の提唱は無かったように思われる．本研究では，このメカニズムに関する新しい事実と概念を提唱する．新鮮ステロイドホルモン＜抗炎症作用＞→体内に停滞して酸化コレステロールに変成→酸化物質として交感神経刺激→血流障害と顆粒球増多→組織傷害＜起炎作用＞，の経路の発見である．過剰の変成コレステロールはついには動脈硬化，加齢促進，発癌などをもたらす．

　長い間医者はこのようなメカニズムを知らないまでも，経験的にこの薬の副作用のこわさを知っていて安易なステロイドホルモン剤の使用を極力控えてきた．しかし，今日このような慎重さが失われつつある．マニュアル化した若い医師達にとって，この慎重さは無意味に思えるからであろう．なるほど始めは，アトピー性皮膚炎や気管支喘息にステロイドホルモン剤を投与するとその効き目は見事である．しかしその後，疾患は難治化し，患者の寿命を短縮させているのである．そして，最後にいう医者の言葉が「あなたの体質でしかたがない」ではないと，自信をもって否定できるのか．

　このような現代医学の流れを変えるためには，ステロイドホルモン剤の持つ副作用の正しい理解しかないように思われる．

ステロイドホルモン剤の免疫抑制作用

　マウスに hydrocortison を 0.5 あるいは 1.0mg 毎日腹腔内投与し 2 週間続けた．マウスの場合はヒトよりも代謝が早いので量を多くしてある（図 1）．一週間後に，各種免疫臓器から白血球を分離し細胞数をカウントした．肝，脾，胸腺で激しい白血球の減少が見られた．これらの臓器はほとんどがリンパ球から成るのでステロイドの免疫抑制作用を直接反映したデータである．一方，骨髄や末梢血では白血球数の減少は見られなかった．これらの臓器はリンパ球に加えて顆粒球が存在す

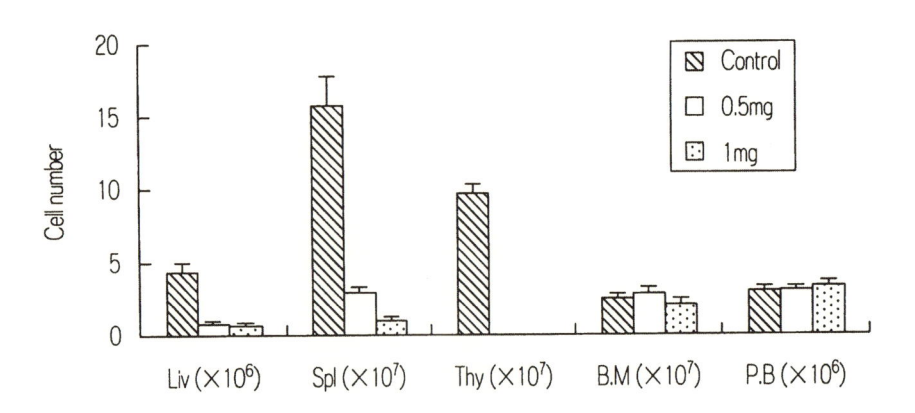

図1 ステロイド剤の連続投与による免疫抑制.
1匹当たり0.5または1.0mgのhydro-cortisoneをマウスに連日投与（i.p.）し二週間続けた．各種免疫臓器から白血球を分離しその数をカウントした（n=5）.

る．あとでわかるがリンパ球の減少にもかかわらず，ステロイド剤では顆粒球の減少が起こらないからである．逆に，顆粒球の活性化が起こっていたのである．

Mac-1とGr-1を用いた二重蛍光染色法でリンパ球と顆粒球の分布の変化を見てゆこう（図2A）．顆粒球はMac-1$^+$Gr-1$^+$細胞として同定できる．そもそも，正常マウスの肝，脾，胸腺にはMac-1$^+$Gr-1$^+$の顆粒球が極めて少ない（＜10%）．しかし，ステロイド剤の連続投与で肝と脾に顆粒球が増加してくる．胸腺には顆粒球が出てくることはない．特に，肝で増加した顆粒球は機能も活性化していて肝傷害を誘導する力を持っている．一方，骨髄や末梢血でも顆粒球増多が認められる．骨髄でミエロポイエーシス自体の亢進が起こっているのである．生体に停滞したステロイドホルモンは酸化コレステロールに変成し，交感神経を刺激してこのような反応を引き起こすものと考えている．

CD3とIL-2Rβの二重蛍光染色でリンパ球のサブセットの変化を同定した（図2B）．CD3$^-$IL-2Rβ$^+$がNK細胞，CD3^{int}IL-2Rβ$^+$が胸腺外分化T細胞，CD3^{high}IL-2Rβ$^-$が通常T細胞である[1]．肝ではNK細胞の相対的増加が目立つ．脾臓は通常T細胞が比較的によく残っている．胸腺の場合はCD3^{int}IL-2Rβ$^+$の胸腺外類似のT細胞とCD3^{high}IL-2Rβ$^-$の成熟型の通常T細胞が残っているのがわかる．胸腺にいつも存在するCD3$^-$やCD3^{dull}の未熟T細胞は完全に枯渇している．骨髄のリンパ球はそもそも少なく，変化も目立たない．末梢血ではNK細胞以外のリンパ球はほとんど消失している．

以上の検索により，顆粒球と胸腺外分化T細胞の比率の増加が目立ったので，それぞれの絶対数を計算して図にした（図3）．肝，脾，胸腺で顆粒球数の増加はないが，骨髄と末梢血で増加が起こっている．一方，胸腺外分化T細胞は骨髄のみで増加していた．

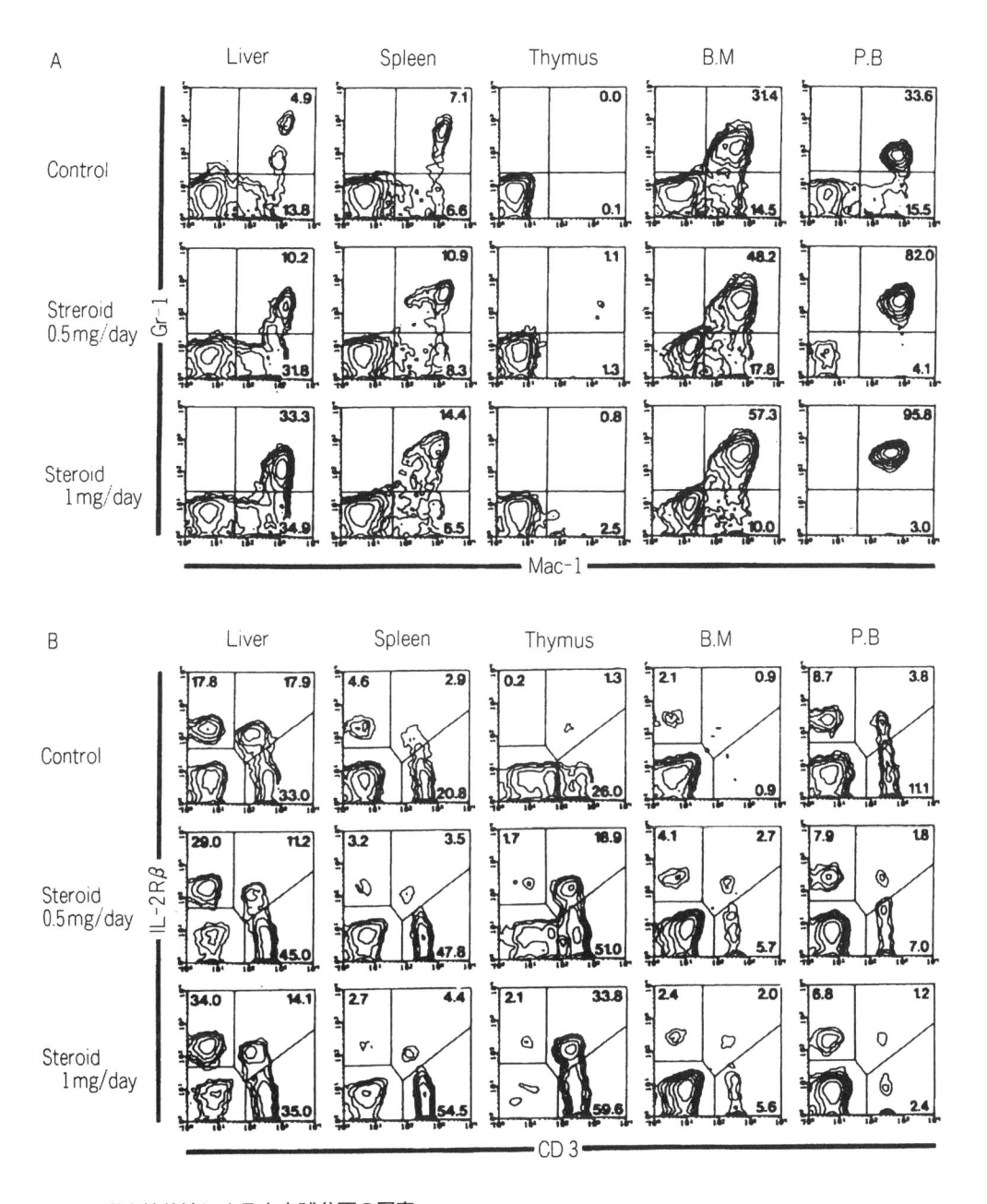

図2 蛍光抗体法による白血球分画の同定.
A.Mac-1とGr-1による二重染色，B.CD3とIL-2Rβによる二重染色．ステロイド剤投与二週間後に白血球の表層マーカーを調べた．

ステロイドホルモン剤による顆粒球機能の活性化

　顆粒球の活性化のレベルはCa^{2+}influxの程度とよく一致する[2]．顆粒球をfMLPで刺激して，Ca^{2+}influxの程度を蛍光色素法によって同定した（図4）．顆粒球のソースとして，正常マウスとステロイド投与マウスから分離している．fMLPで刺激しないとCa^{2+}influxは起こらない．fMLPで刺激した後のCa^{2+}influxはステロイド投与マウスで著しく増加していた．

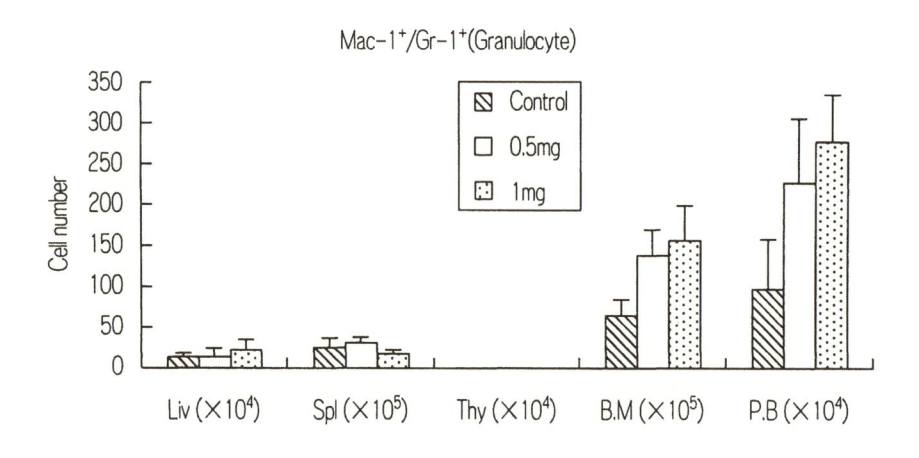

図3 ステロイド剤の連続投与による骨髄と末梢血における顆粒球数の増加.
白血球総数と図2で同定した顆粒球（Mac-1$^+$Gr-1$^+$）と胸腺外分化T細胞（CD3^{int}IL-2Rβ^+）の比率から絶対数を同定した.

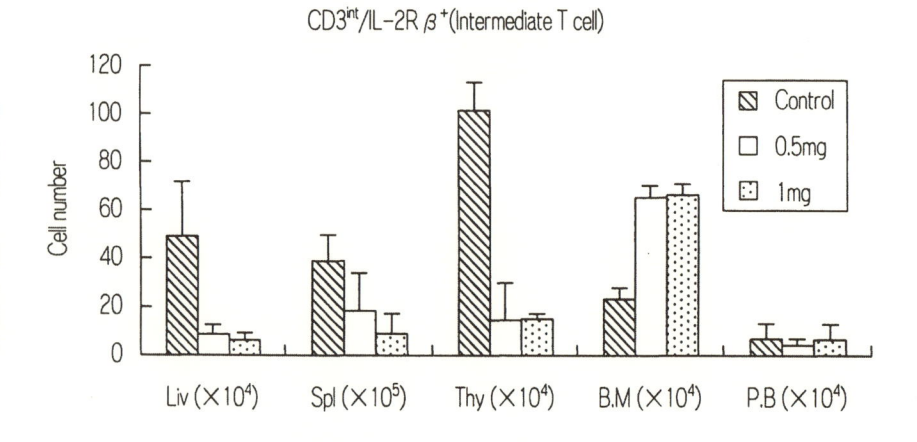

図4 ステロイド剤投与マウスでの顆粒球のCa^{2+}influxの上昇.
顆粒球のCa^{2+}influxのレベルを蛍光色素法によって同定した. コントロールはfMLPで刺激していないが, 他は最初にfMLPで刺激している.

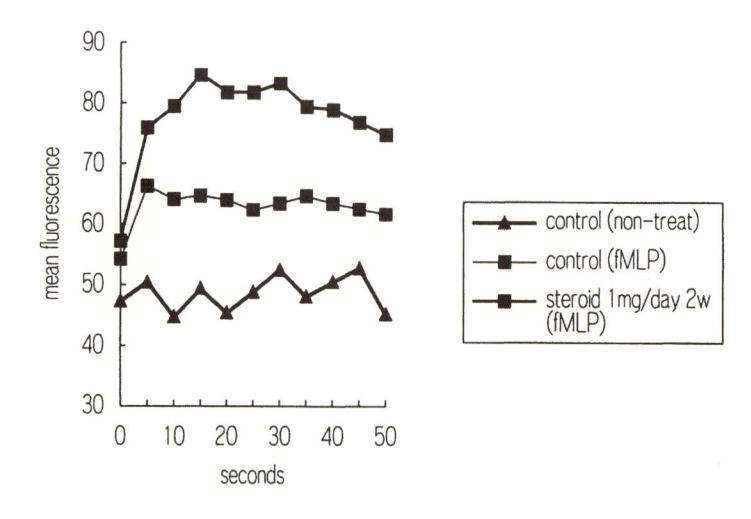

　　fMLPで刺激した顆粒球は活性酸素を放出する[3]. この活性酸素の放出をやはり蛍光色素法によって同定した（図5）. ステロイド投与したマウスの骨髄と脾から分離した白血球がコントロールマウスのものより高い活性酸素の放出を示した. ステロイドホルモン剤投与によって, 骨髄で産生が増加した顆粒球は数だけではなく機能的にも活性化していることがわかった. 顆粒球は, 骨髄→末梢血→粘膜という

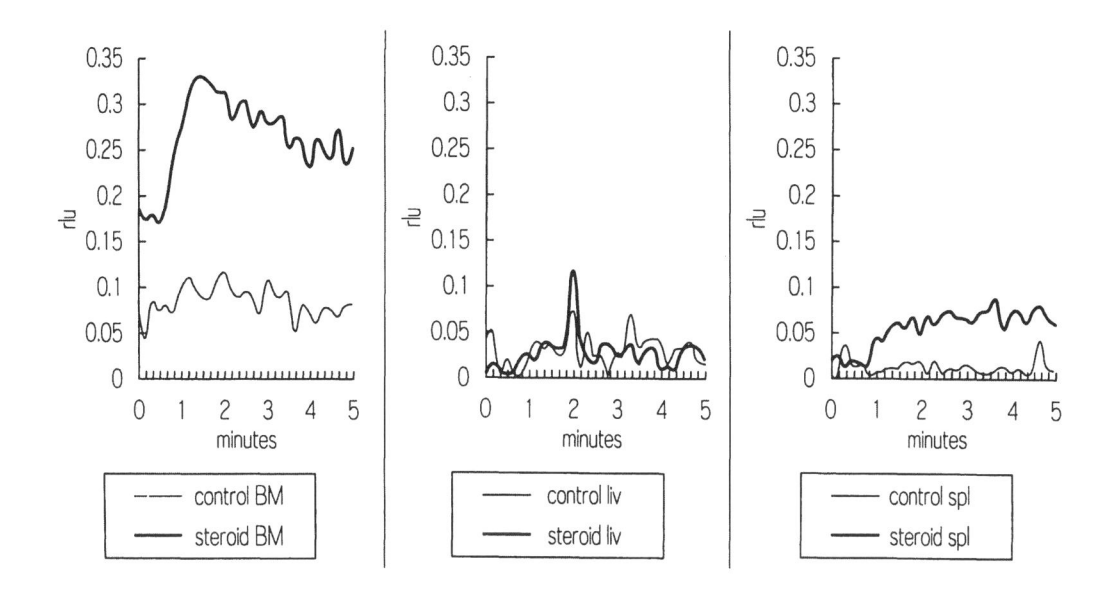

図5 ステロイド剤投与マウスの顆粒球による活性酸素放出能の上昇.
ステロイド剤二週間投与したマウスの骨髄,肝,脾臓から白血球をとり出し,蛍光色素法で活性酸素の放出能を調べた.すべてfMLPで刺激を加えて測定している.

経過を約2日かけてたどり寿命をおえる[4].粘膜は常在菌がいて,この菌の刺激によって活性酸素を放出する.適度の顆粒球の死滅は適度な粘膜上皮の再生を促すものと思われる.しかし,過剰な顆粒球の死滅は,その放出する活性酸素によって潰瘍形成を引き起こす.いわゆるステロイド潰瘍(steroid ulcer)である.また慢性的な顆粒球の死滅の促進は,粘膜上皮再生を刺激し続け,ついには発癌をもたらすのである.

ステロイド剤の効用と副作用

生理的に副腎皮質から分泌されるステロイドは早朝の覚醒前に大きなうねりとなって分泌されている[5,6].この刺激によって生体は覚醒され,交感神経優位の体調になり日中の活動が保証されている.また,緊急のストレスに対してもステロイドホルモンが分泌される.この他には,妊娠時の胎児の胎盤からエストロゲンとともにステロイドホルモンが分泌され,母子をストレスから守ってくれている.

では,このような生理的なステロイドホルモンとは別にステロイドホルモン剤を生体に投与するといかなることになるのであろうか.

本研究で明らかにしたように極めて強い免疫抑制作用がくる(図6).しかし,これは二大白血球のうちリンパ球に対する抑制作用であり,顆粒球の方は数,機能とも活性化することを知ってほしい.特に,連続投与した時にこの傾向は著しい.注射,内服,外用でも,これは変わらない.投与された新鮮ステロイドホルモン剤の

```
┌─────────────────────────────────────────────────┐
│              ステロイド剤の代謝                  │
│                                                 │
│   新鮮ステロイドホルモン → 17-OHCS などとして尿から排泄 │
│      ＜抗炎症作用＞                              │
│        ↓ 体内への停滞                            │
│   酸化コレステロール    → 胆汁酸として肝から排泄 │
│      ＜起炎物質ª＞                               │
│        ↓ 組織沈着                                │
│   ＜動脈硬化・加齢促進・発癌＞                   │
│     ªステロイドulcer，関節破壊，アトピー性皮膚炎の難治化 │
└─────────────────────────────────────────────────┘

図6　ステロイドホルモン剤の生体内での代謝と停滞．
停滞したステロイドホルモンは変成し，副作用として知られる数々の傷害を引き起こす．

　一部は生理的に分泌されたものと同様に，17-OH コルチゾール（17-OHCS）などとして尿から排泄されるがこの排泄には限界がある．ほとんどの投与されたステロイドホルモン剤は体内に停滞し，酸化コレステロールへと変成してゆくものと考えられる．ステロイドホルモンはそもそもコレステロール骨格を持ち，他のコレステロールと同じ運命をたどるからである．この酸化コレステロールは酸化剤として生体局所および生体すべてを交感神経緊張状態にする．そして，血流障害と顆粒球増多を招きステロイド潰瘍などの組織破壊を引き起こすに至る．酸化コレステロールは他のコレステロール代謝産物と同じように胆汁酸として肝から排泄される．しかし，これにも生理的濃度を超えた量では排泄に限界がある．

　胆汁は胆汁酸とビリルビンから成るがこれには大きな意味がある．胆汁酸の強い酸化作用（酸化コレステロール）をビリルビンの還元作用（酸素をうばうヘモグロビン以来の作用）で中和しているからである．黄疸になって胆汁酸がビリルビンから分離すると生体に激しい酸化作用を発揮する．そして，交感神経を刺激し頻脈や血流障害，顆粒球増多による組織破壊がくる．これが黄疸症状の本体である．

　一方，胆汁酸として体外に排泄することに失敗した，つまり生体に残った酸化コレステロールは組織に沈着し，コレステロール本来の作用を発揮する．動脈硬化の形成，加齢促進，発癌である．患者にステロイド剤を長期使用したことのある医者ならすべて経験済みのことである．

　　おわりに
　新鮮ステロイドホルモンの見事な抗炎症作用の行く手には，その骨格ゆえにかならず多くが組織に停滞し，そして，酸化コレステロールとして起炎作用と寿命短縮
```

作用が発揮される．この作用はステロイドホルモン剤使用開始から数カ月から数年経て現れ，その時には手のつけ難い状態をつくる．ステロイド離脱は患者にとって激しい苦痛を伴うものになる．ステロイド剤の副作用のメカニズムの正しい理解が，これからの新しい医学を生み出す．

【参考文献】

1) Watanabe H, et al.：Relationships between intermediate TCR cells and NK1.1⁺T cells in various immune organs. NK1.1⁺T are present within a population of intermediate TCR cells. J Immunol 155：2972-2983, 1995.

2) Yamamura S, et al.：Simultaneous activation of granulocytes and extrathymic T cells in number and function by excessive administration of nonsteroidal anti-inflammatory drugs. Cell Immunol 173：303-311, 1996.

3) Yoshikawa H, et al.：Membrane damage and interleukin-1 production in murine macrophages exposed to listeriolysin O. Infect Immun 61：1334-1339, 1993.

4) Fukuda M, et al.：Granulocytosis induced by increasing sympathetic nerve contributes to the incidence of acute appendicitis. Biomed Res 17：171-181, 1996.

5) Abo T, et al.：Studies on the bioperiodicity of the immune response：Ⅰ. Circadian rhythms of human T, B, and K cell traffic in the peripheral blood. J Immunol 126：1360-1363, 1981.

6) Kawate T, et al.：Studies on the bioperiodicity of the immune response：Ⅱ. Co-variations of murine T and B cells and a role of corticosteroid. J Immunol 126：1364-1367, 1981.

自律神経と免疫の法則 (19)

リンパ球はなぜ副交感神経支配を受けたか

はじめに

　消化管はリンパ球を育んだ臓器である．ヒトやマウスの小腸は今でも独自の造血幹細胞を持ち，胸腺外分化T細胞をつくっている[1-4]．腸管から進化した肝，虫垂，大腸には，進化レベルの低い胸腺外分化T細胞の原型が残っている．CD4$^-$8$^-$のαβT細胞（肝）[5]，NKマーカーを持つαβT細胞（肝と大腸）[6]，B220を共発現するαβT細胞である（虫垂）[3]．このように，消化管には，系統発生学的に胸腺のT細胞分化経路ではすでに失われたT細胞群が存在する．この理由はいかなるものであろうか．

　上部消化管であるえらから進化した胸腺とここで胸腺内分化するT細胞は自己応答性の禁止クローンをnegative selectionで除くシステムを完成している[7]．しかし，小腸や肝で分化する胸腺外分化T細胞はかなりの自己応答性のクローンを含んだまま成熟している．この反応性ゆえに，まわりで再生し続けている上皮細胞がウイルス感染を受けたり悪性化した場合，これらを速やかに排除するシステムとして機能しているものと考えられる．

　このようにリンパ球は消化管で生まれたために，リンパ球の働きは消化管の働きとともにあらねばならない．消化管は副交感神経支配を受け蠕動運動を行い消化酵素を含んだ分泌液を出す．このため，リンパ球も副交感神経支配下に入ったものと思われる．

消化管免疫の発達と進化

　下等な多細胞生物を二胚葉生物と呼ぶ．細胞の機能分化によって外皮（外胚葉）と腸（内胚葉）が生じたからである（図1）．外皮形成により外界からの異物に対する物理的防御が完成し，呼吸もここで集中して行われるようになった．一方，腸形成によって消化，吸収，排泄が効率よく行われた．しかし，この外皮と腸の上皮によってできた間には，単細胞時代の性質をそのまま残した元祖マクロファージが存在しているのである．この元祖マクロファージは白血球のみならず，外皮と腸の上皮細胞を除くあらゆる中胚葉系や間葉系の細胞を生み出す元になっている．したがって，二胚葉生物は正しくは「原始的三胚葉生物」と呼ぶ方が正しいともいえる．

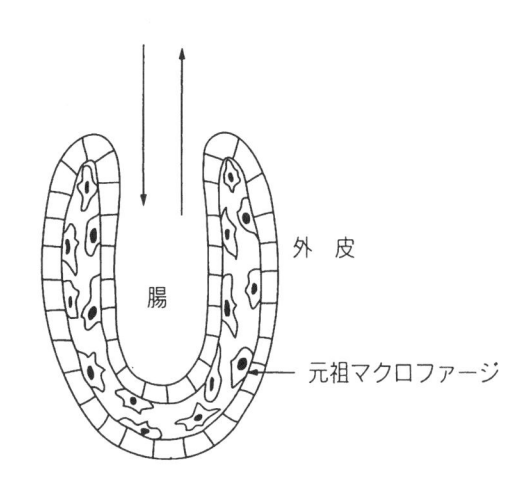

図1 二胚葉の多細胞生物と元祖マクロファージ.
外皮と腸の間に元祖マクロファージが存在する.そして,この元祖マクロファージから腸上皮下においてリンパ球の進化がおこったのである.

このような元祖マクロファージは「真の三胚葉生物」に進化する頃,生体のあらゆる部位に固着し,臓器特異的マクロファージとして今日に至っている.一方,腸では腸固有のマクロファージへの進化とともにリンパ球の進化も生じた.貪食系による防御では手に負えないような微細な粒子を接着分子に付着させて処理する方法を開発したのである.つまり,リンパ球による免疫系の進化である.微細な粒子とは消化酵素で分断された異種蛋白であり,ウイルス粒子などである.これと対応する接着分子は元々,マクロファージが炎症部位に遊走して固着するための蛋白分子であったのが免疫分子として進化を遂げたのである.代表的なものにT細胞レセプターやイムノグロブリンを構成する「イムノグロブリンスーパーファミリー遺伝子群」がある.

このような腸管におけるリンパ球の進化はマクロファージ→NK細胞→胸腺外分化T細胞→胸腺T細胞の順で起こって行ったのであろう(図2).ヒトやマウスの腸管リンパ球は胸腺外分化T細胞を多数かかえているが,モルモットなどはNK細胞止まりである.腸管はリンパ球を育んだ育ての親といえる.これは,腸管が他の部位より圧倒的に微細抗原にさらされる環境にあることから生じた結果であろう.次に,マウスやヒトで具体的に腸管リンパ球の性質を紹介してゆく.

マウス小腸のリンパ球

筆者らはマウスの肝にはNK細胞や胸腺外分化T細胞が存在し,この場で独自に分化,成熟していることを報告してきた[8-12].肝にも骨髄とは独立したc-kit$^+$造血

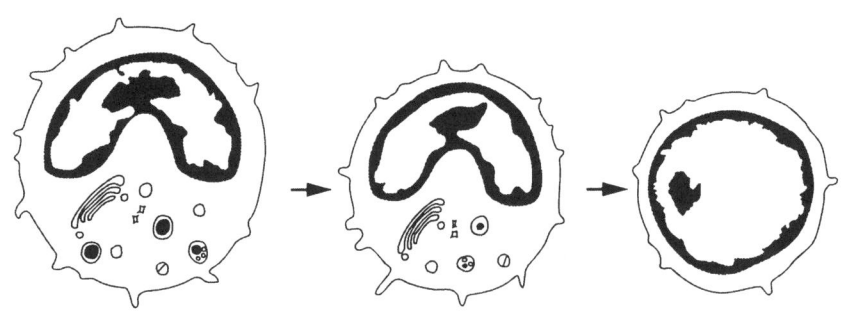

NK細胞 　　　胸腺外分化T細胞 　　　胸腺由来T細胞

図2 マクロファージからリンパ球への系統進化.

幹細胞が存在する[1,3,12]．これらのリンパ球を同定するにはCD3（またはTCR）とIL-2Rβの二重蛍光染色を行うとよい（図3）．NK細胞はCD3$^-$IL-2Rβ$^+$，胸腺外分化T細胞はCD3^{int}IL-2Rβ$^+$と同定される．一方，胸腺由来T細胞はCD3^{hi}IL-2Rβ$^+$である．この染色で，小腸のリンパ球を解析している（図3の下段）．IEL (intraepithelial lymphocytes), LPL (lamina propria lymphocytes), パイエル板のリンパ球 (Peyer's patch lymphocytes) でそれぞれ独自のパターンが得られた．IELは主にCD3$^+$IL-2Rβ$^+$とCD3$^+$IL-2Rβ$^-$から成る．LPLはCD3$^+$IL-2Rβ^{int}から成る．これらのT細胞はいずれも小腸で独自に胸腺外分化している[13,14]．肝と同様に小腸にもc-kit$^+$造血幹細胞が存在する[2,4]．骨髄と肝の造血幹細胞はpluripotentであるが小腸のものはoligopotentである[3]．つまり，赤血球やミエロイド細胞の分化能が無い．パイエル板のリンパ球はすべてCD3$^+$IL-2Rβ$^-$で，リンパ節のT細胞と同様に胸腺から由来している．

マウス小腸のαβT細胞とγδT細胞

小腸IELは$\alpha\beta$T細胞と$\gamma\delta$T細胞が約1：1で存在する．どちらがIL-2Rβを発現しているかを調べた（図4A）．$\alpha\beta$T細胞はすべてIL-2Rβ$^-$，$\gamma\delta$T細胞はすべてIL-2Rβ$^+$であった．肝のNK細胞や胸腺外分化T細胞はすべてIL-2Rβ$^+$であ

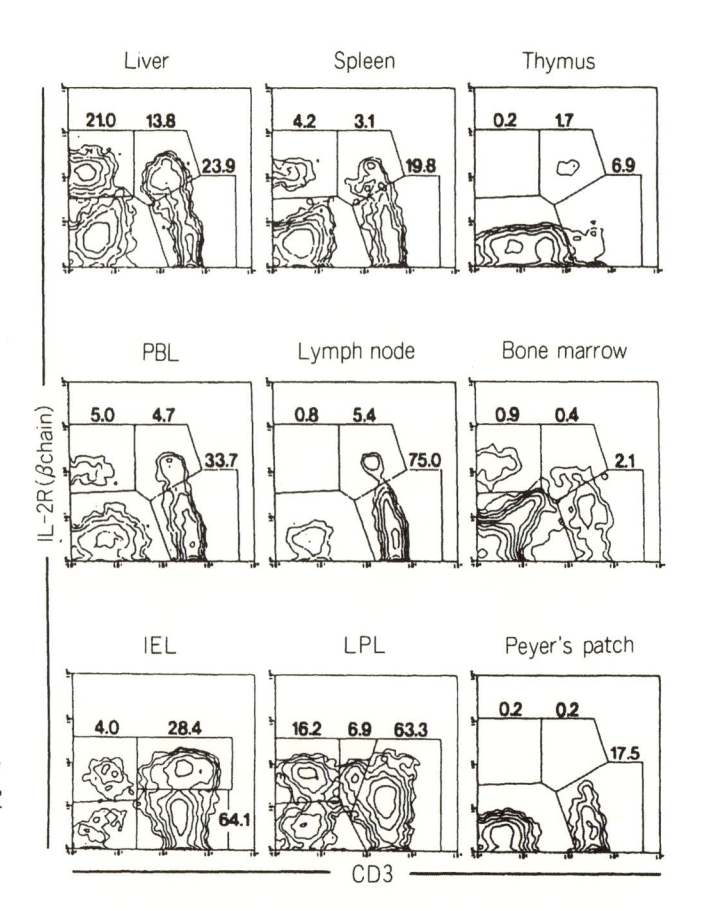

図3 マウスの全身の免疫臓器から採取したリンパ球を用いたサブセットの同定（CD3とIL-2Rβの染色）．

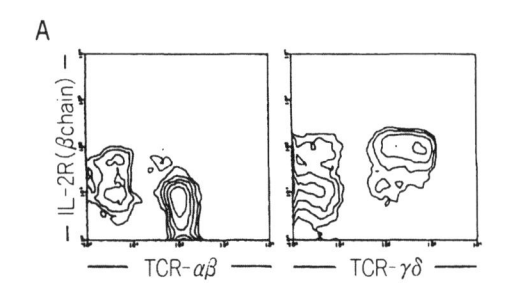

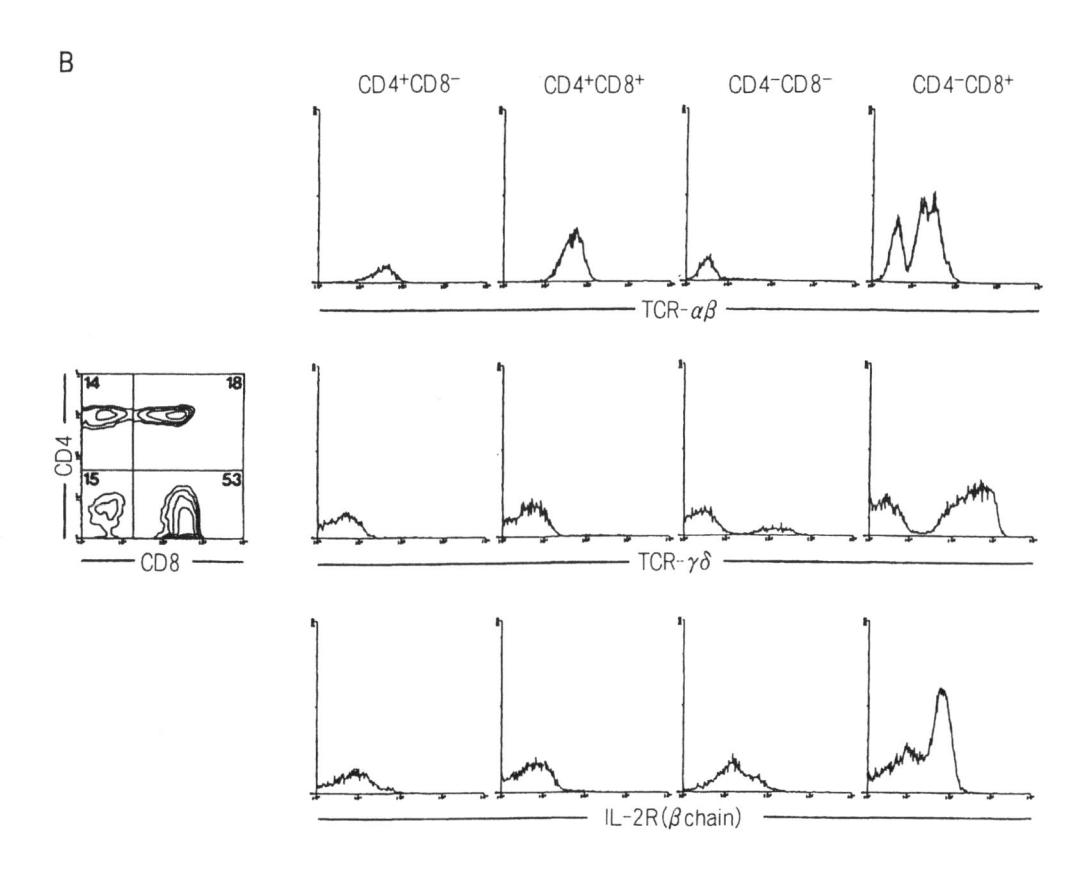

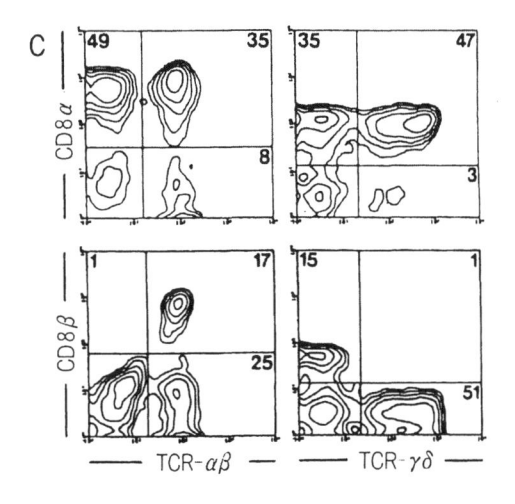

図4 小腸IELの表層マーカーのさらなる特徴.
A.TCRαβとIL-2Rβ染色，TCRγδとIL-2Rβ染色
B.CD4とCD8発現サブセットの特徴（三重染色による）
C.CD8の発現パターン

るが，これは中親和性のIL-2Rを発現しているということである．進化レベルの低下ものがこのパターンである．進化が進むとIL-2Rβを失い，活性化した時にIL-2R$\alpha^+\beta^+$の高親和性のIL-2Rを発現するパターンとなる．したがって，小腸IELの$\alpha\beta$T細胞は$\gamma\delta$T細胞よりも進化レベルが高いといえる．

CD4とCD8の二重染色を行うと，小腸IELにはCD4$^+$8$^+$のいわゆるdouble-positive (DP)細胞が存在する（図4B）．三重染色の結果は，これらのDP細胞はすべて$\alpha\beta$T細胞であることを示している（図4C）．小腸IELの第三の特徴はCD8$^+$細胞にCD8$\alpha\alpha$のものが存在するということである．特に，$\gamma\delta$T細胞はすべてCD8$\alpha\beta$である．通常のCD8$^+$はCD8$\alpha\beta$であるがCD8$\alpha\alpha$は進化レベルが低く，MHC class I抗原との結合能力が低い（約1/10）．

小腸と大腸のIELの比較

小腸のIELと大腸のIELはほとんど差がない（図5）．大腸IELでCD3$^-$IL-2Rβ^+のNK細胞やCD3$^+$B220$^+$T細胞の比率が高いが，これは進化レベルの低いリンパ球がいまだ多く残っているといってよいのかもしれない．肝にはNK1.1$^+$CD3^{int}細胞が存在しNKT細胞と呼ばれているが[6]，このようなT細胞は小腸にはない．しかし，大腸には存在している．ここでは示していないが，虫垂には多数のCD3$^+$B220$^+$T細胞が存在し，多くのものがCD4$^-$8$^-$のいわゆるdouble-negative (DN)であるという特徴がある[3]．引用した文献（3）を参照してほしい．

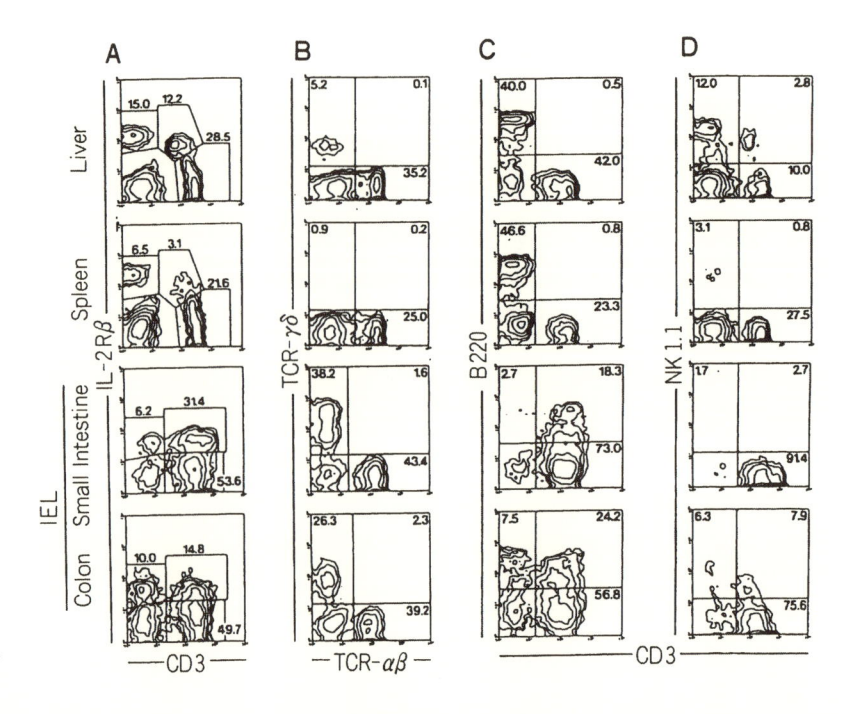

図5 小腸と大腸IELの比較．

小腸リンパ球の加齢変化

　7週齢と100週齢のマウスの肝と小腸からリンパ球を採取し，形質の加齢変化を見た（図6A）．肝では胸腺外分化するCD3^{int}細胞の増加が著しい[13,14]．これに対して肝のNK細胞や胸腺由来T細胞は減少している．小腸のIELではCD3$^+$IL-2R$\beta$$^+$細胞が減少してCD3$^+$IL-2R$\beta$$^-$細胞が増加している．これは図6Bに示すように$\gamma\delta$T細胞が減少して$\alpha\beta$T細胞が増加することによる．パイエル板では胸腺由来T細胞の比率が上昇しているがこれはこの部位でB細胞が減少するためである．絶対

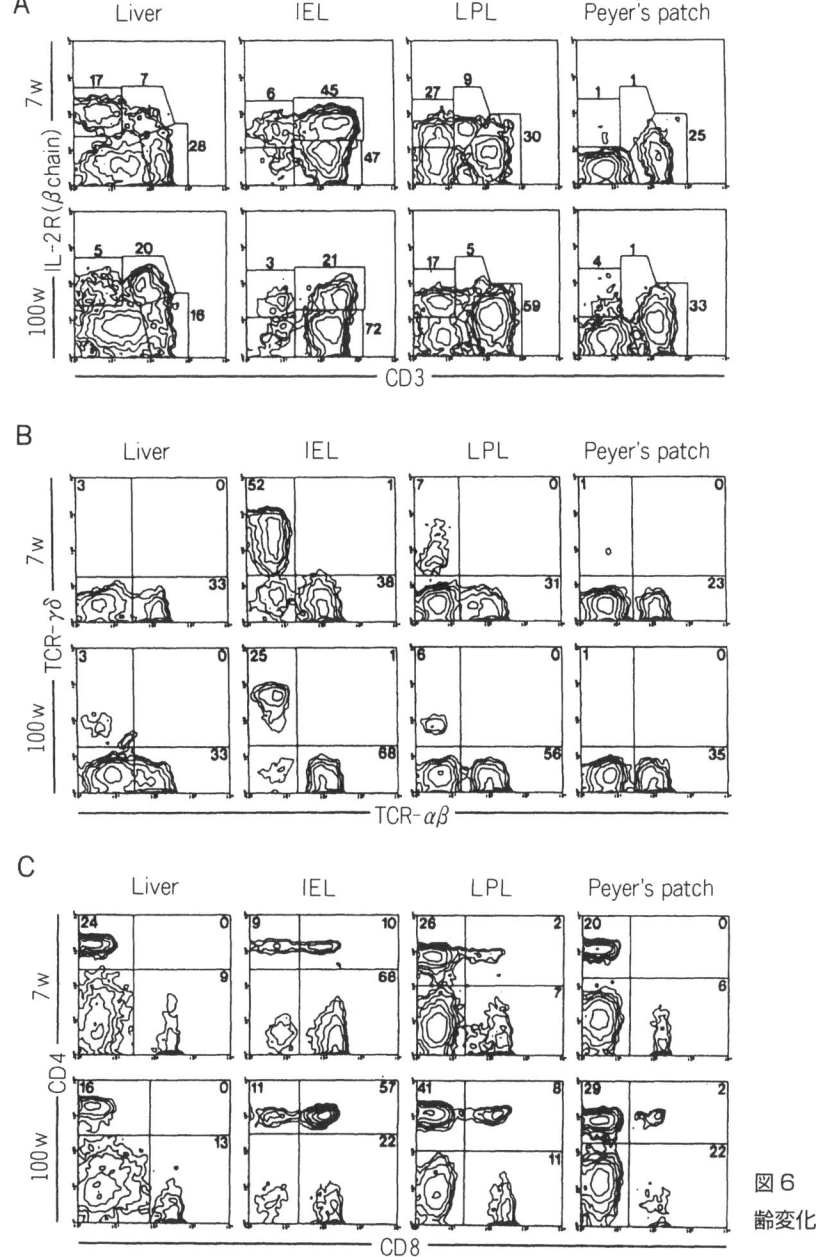

図6　肝および小腸リンパ球の加齢変化．

数では胸腺由来T細胞は減少する．小腸IELに特に多く存在するCD4$^+$8$^+$細胞は，加齢で顕著に増加している（図6C）．小腸の加齢の結論をいうと$\gamma\delta$T細胞から$\alpha\beta$T細胞へのスイッチということができる．

胸腺外分化T細胞に共通する特有な接着分子発現

肝に存在する胸腺外分化T細胞はCD44$^+$でL-selectin$^-$であることがわかる（図7A，B）．これとまったく逆に，胸腺由来T細胞はどの臓器のものでもCD44$^-$ L-selectin$^+$である．では，小腸のリンパ球のパターンはいかなるものであろうか．IELとLPLの大多数はCD44$^+$L-selectin$^-$で，肝の胸腺外分化T細胞と同じ形質を示している[14]．パイエル板のリンパ球も胸腺由来でありながら少し似たパターンを示している．リンパ節のものと比較するとこの特徴がよくわかる．以前，L-selectinはリンパ節ホーミング分子と呼ばれていたように脾やリンパ節にホーミングする大切な分子である．しかし，この接着分子が共通して胸腺外分化T細胞には発現されていないのが興味深い．胸腺外分化T細胞が肝や小腸に局在している理由の一つであろう．

肝や腸管に独自に存在する造血幹細胞

このように肝や腸管では胸腺外分化T細胞が分化，成熟しているが，これらの前駆細胞も存在する．c-kit$^+$Lin$^-$（Lineage）の細胞である．筆者らや慶応大学の石川博通グループによって，c-kit$^+$Lin$^-$前駆細胞はそれぞれ肝の場合は肝実質に[1]，腸

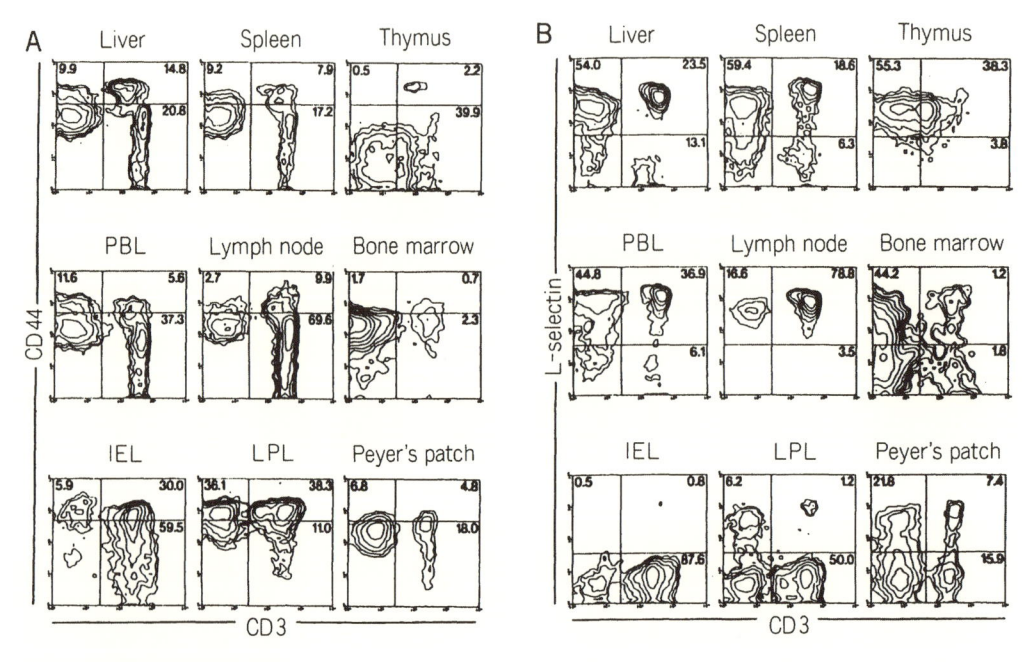

図7 接着分子発現の比較．
A.CD3とCD44染色，B.CD3とL-selectin染色

管の場合はcryptopatchに存在することが明らかにされた[2]．では，このようなc-kit⁺Lin⁻前駆細胞は多分化能を持つのか持たないのか．興味深いことに肝のc-kit⁺Lin⁻細胞はX線照射マウスに移入したところ，胸腺外分化T細胞のみならず赤血球やミエロイド系の細胞にも分化できた．胸腺のT細胞をつくることもできる．しかし，腸管のc-kit⁺Lin⁻細胞は胸腺外分化T細胞への分化のみにとどまった．

では次に，このような肝や腸管に存在するc-kit⁺Lin⁻細胞は常時骨髄から補給されているのかどうかという問題がある．筆者らはこの答えを得るためにパラバイオーシス（parabiosis）を利用した実験を行った（図7）．ここではB6.Ly5.1マウスとB6.Ly5.2（ふつうのB6）マウスを側腹でつなぎ合わせてリンパ球の混じり合いを観察した[12]．二匹のマウスには約3日間で循環系につながりができリンパ球の交換が起こる．図8Aに示すように胸腺を除くすべての免疫臓器では，2週間でパートナーのリンパ球が約半数入りプラトーに達する．これらは肝，脾，リンパ節，末梢血のリンパ球のほとんどは循環を通じて常に混じり合っていることを示している．しかし，胸腺は混じり合わない．このことは胸腺リンパ球をつくる前駆細胞は，骨髄から常に補給を受けていないことを示している．しかし，パラバイオーシスの一つのパートナーをX線照射しておくと胸腺リンパ球もパートナー細胞と混じり合うので，胸腺の前駆細胞が障害を受けた時は骨髄の幹細胞を受け入れることがわかる．

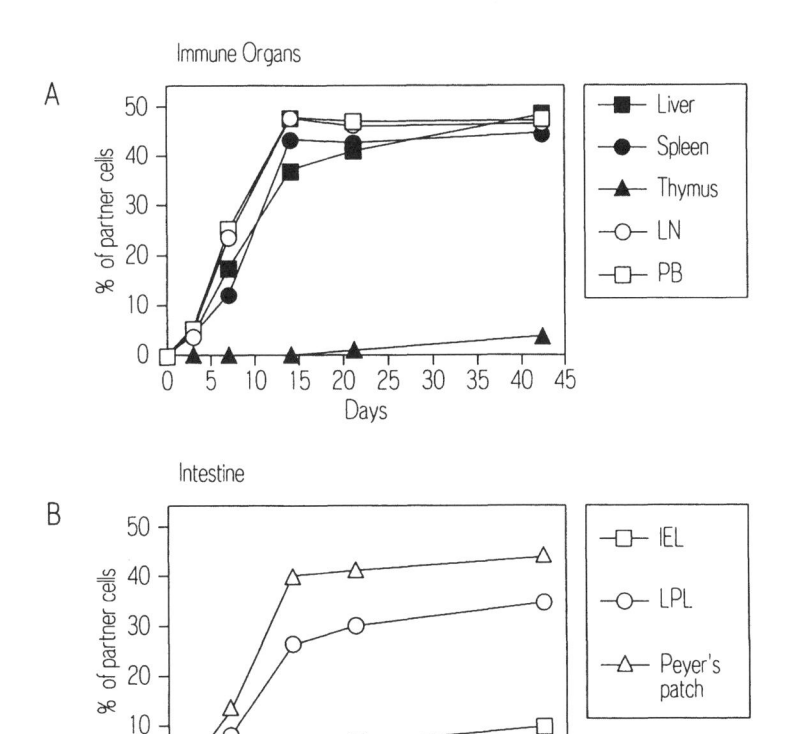

図8 パラバイオーシスマウスでのパートナー細胞の混入．
A. 免疫臓器，B. 腸管

次に腸管リンパ球の混入率を調べた（図8B）．それぞれの部位のリンパ球ごとにパートナー細胞の混入率の違いが認められた．パイエル板のリンパ球は混じりやすい．これはバイエル板がリンパ節と同じようにT細胞を胸腺から循環系を介して受け入れている結果と思われる．一方，上皮内リンパ球（IEL）は極めて混じりにくい．もしこのIELの前駆細胞が骨髄の幹細胞に常時依存しているならばすぐパートナー細胞の混入率が上昇してくるはずなので，これを否定できる．

つまり，腸管IELは自前の前駆細胞を保有しているといえる．粘膜固有層（LPL）のリンパ球は中間型を示している．これは，一部のリンパ球が固有の前駆細胞からつくられ，他は循環系を介して受け入れたリンパ球から成ることを示唆している．

肝には胸腺由来T細胞（CD3^{high}）だけではなく，NK細胞や胸腺外分化T細胞（CD3^{int}）が混在しているので，これらのリンパ球分画ごとにそのパートナー細胞の混入率を解析した（図9A）．R1（受け手側）とR2（相手側）のリンパ球のパターンから混入率を算定している．その結果を図9Bにまとめた．肝のCD3^{high}細胞の混入率は高いがCD3^{int}細胞の混入率は比較的低い．NK細胞は中間型である．これらの結果は肝には独自の幹細胞があり，その前駆細胞からCD3^{int}細胞がつくられていることを示している．しかし，かなりのCD3^{int}細胞自体の循環も存在していると考えられる．NK細胞の場合は一部肝でつくられ，他は骨髄などでつくられ循環しているのであろう．脾のNK細胞とCD3^{int}細胞も多少混入率が低いが，これらの一部は脾でつくられている可能性がある．脾は髄外造血など多くの血球系の細胞をつくる潜在能力を持っているからである．

腸管リンパ球サブセットごとに混入率をみた（図10）．図10Aの右に示すように腸管の場合はR2のパートナー細胞の入りが極端に低い．まとめた結果を見ると（図10B），CD4$^+$8$^+$とCD8$^+$細胞が入りにくく，CD4$^+$細胞は比較的入りやすい．他の部位でつくられたCD4$^+$細胞か，または，腸管のCD4$^+$細胞自体が循環に入って混じり合っていることがわかる．TCR$\alpha\beta$もTCR$\gamma\delta$T細胞もともに同等に混入率は低い．つまり，TCR$\gamma\delta$T細胞細胞のみならずTCR$\alpha\beta$T細胞も胸腺外分化していて，腸管に独自に存在する前駆細胞から分化していることがわかる．

骨髄は生物が上陸してから前腎から進化してきた造血臓器である．しかし，腸と肝は骨髄よりはるかに長い生物進化の歴史を経てきている．このようなより古い臓器が，新しい臓器に造血幹細胞を依存するということは考えにくい．つまり，胎生期から腸管や肝は独自の造血幹細胞を保有していたものと考えられる．胸腺も同様である．しかし，その後の進化の促進によって腸管や胸腺の造血幹細胞はT細胞への分化が固定してしまったものと考えられる．特に胸腺のリンパ球前駆細胞はその固定が極めて強く，分離して血流中に移入しても胸腺へも他の免疫臓器へもホーミングする能力さえ失っている．

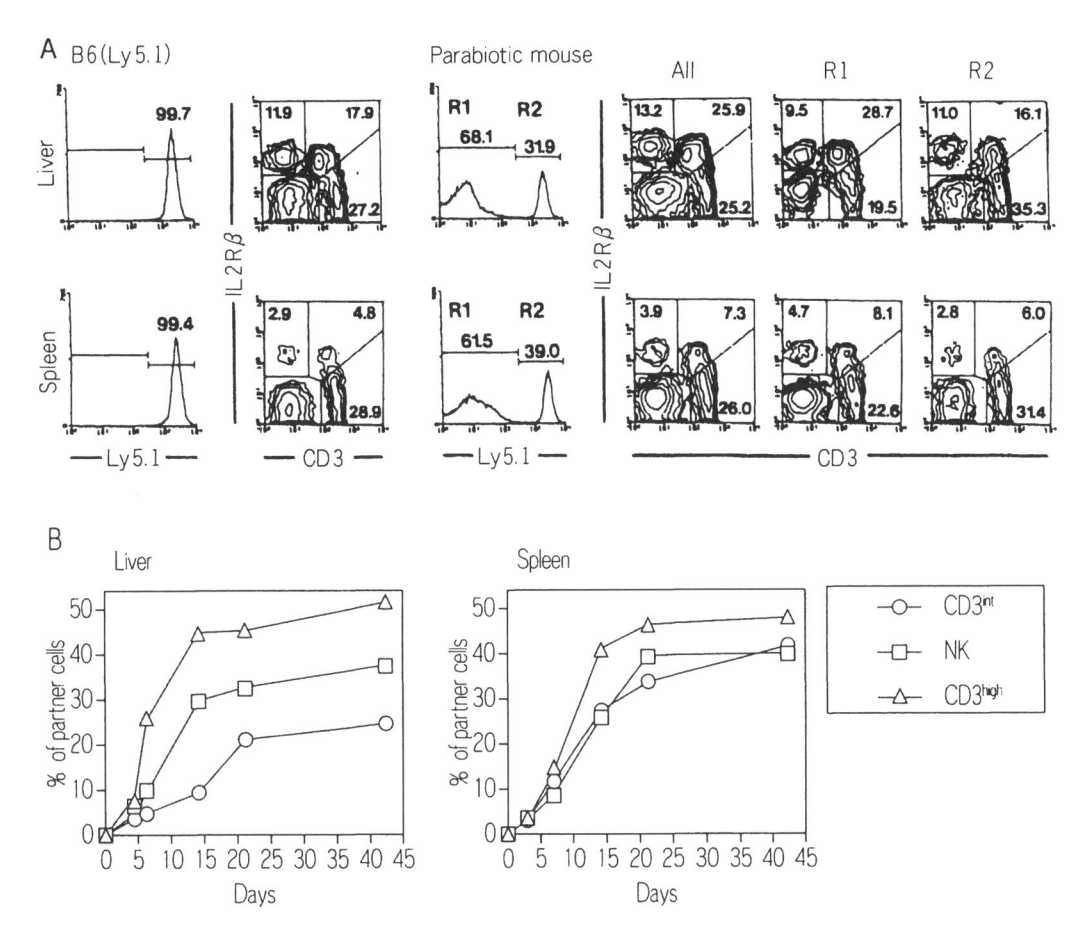

図9 パラバイオーシスマウスでの肝,脾リンパ球分画へのパートナー細胞の混入.
A.染色パターン,B.リンパ球分画ごとの経過.

しかし,肝の造血幹細胞はその進化のゆるやかさゆえか,成体に至ってもいまだに多分化能を保有している.肝はつい胎生期まで,造血臓器として実際に機能していた所以であろう.最近の筆者らの研究で,生体の脾臓もよく造血幹細胞を保有していることが示されている.

ヒト小腸,大腸IELの性状について

ヒトの小腸と大腸からIELを採取し$\gamma\delta$TCRの染色を行うと,マウスと同様に$\alpha\beta$T細胞に近い割合で$\gamma\delta$T細胞の存在を知ることができる(図11).ヒトでもマウスのように加齢で$\gamma\delta$T細胞は減少する.しかし,潰瘍性大腸炎のような炎症があると$\gamma\delta$T細胞は増加する.

ヒトの胸腺外分化T細胞やNKT細胞はCD56$^+$T細胞やCD57$^+$T細胞として同定できる.CD56$^+$T細胞がヒト小腸や大腸に存在する[15-18].ふだん小腸や大腸にはCD57$^+$T細胞はほとんどないが,潰瘍性大腸炎では出現してくる.ふだんCD4$^+$8$^+$

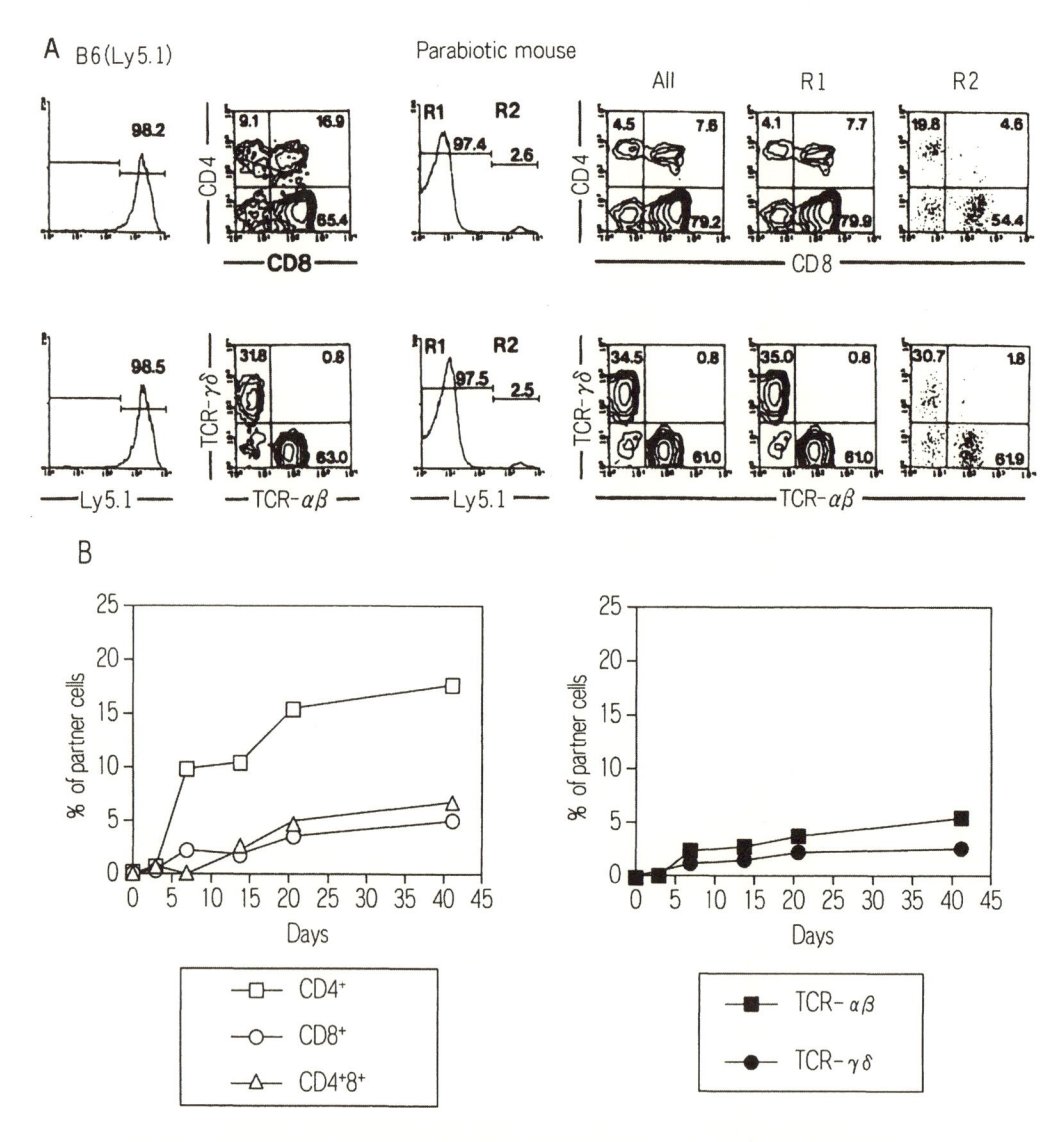

図10 パラバイオーシスマウスでの腸管リンパ球分画へのパートナー細胞の混入.
A. 染色パターン，B. リンパ球分画ごとの経過.

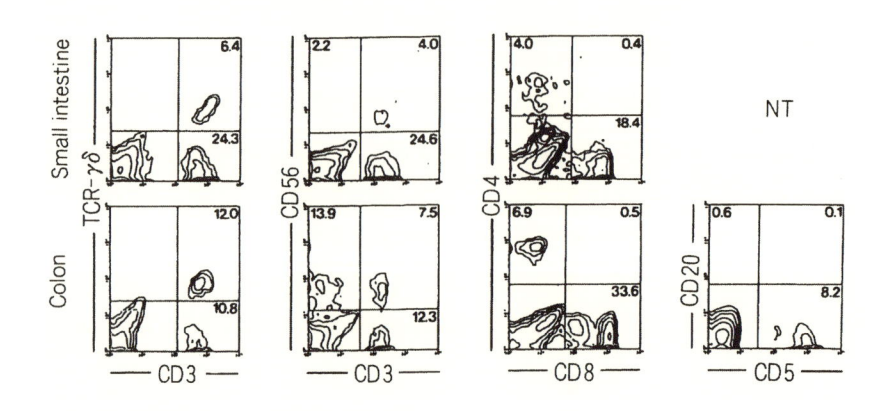

図11 ヒト小腸と大腸のIELの表層マーカーの比較.

細胞は小腸にも大腸にも見当たらないが,潰瘍性大腸炎ではやはり出現してくる.したがって,本質的にはヒトもマウスもあまり違いはないといえる.

胸腺外分化T細胞の抗原認識

マウス肝に存在する胸腺外分化T細胞の約半数はNK1.1⁺CD3ⁱⁿᵗ細胞でNKT細胞とも呼ばれている[6]. 残りの半数はNK1.1⁻CD3ⁱⁿᵗ細胞である. 前者はCD4⁻8⁻かCD4⁺細胞から成り後者はCD8⁺細胞から成る. そして, NKT細胞はT細胞レセプター (TCR) にVα14Jα281を好んで使用している[19]. VβはVβ8が多いが禁止クローンを含めた他のVβも使用している[7]. このようなTCRが認識する抗原は自己抗原や外来抗原の特別なものと思われるが, CD1やTLなどのmonomorphic MHCに入っていることが知られている[20]. しかし, CD3ⁱⁿᵗ細胞がまったくpolymorphic MHCを認識できないというわけではない. CD3ⁱⁿᵗ細胞がアロ抗原を認識してGVHDを引き起こすことができるからである[21].

マウス腸管にはNK1.1⁺の胸腺外分化T細胞はない. 肝のものとは異なり独自の進化を遂げているからである. しかし, 肝のものと同様に特定の禁止Vβクローンが除去されずに残っている[22]. VαにVα14Jα281を好んで使用するということもない.

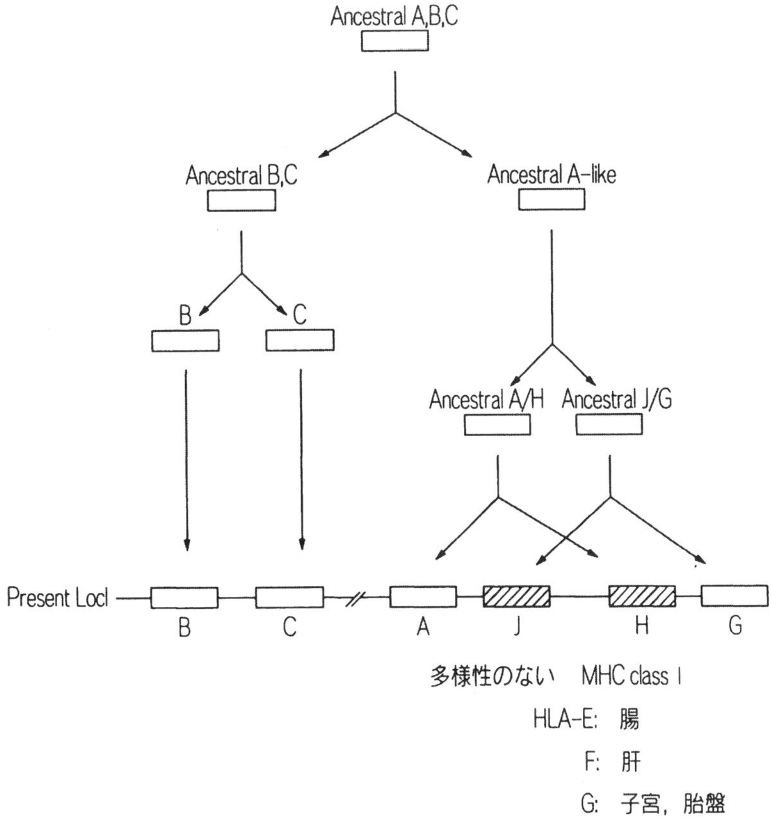

マウスのTLやQaはmonomorphic MHC抗原群として知られているがヒトにもmonomorphic MHCが存在する (図12). HLA-E, F, Gである. これに対してpolymorphic MHCがHLA-A, B, C, Dである. ヒトのMHC, つまりHLAは3000万年前から多様化が異なったことが知られているがHLA-E, F, Gはこの多様化の進化からとり残されたのである. そして, この図の下に示したように今でも特定の部

図12 ヒトMHCの進化.

多様性のない MHC class I
HLA-E: 腸
F: 肝
G: 子宮, 胎盤

位の細胞に発現されている．HLA-Eが腸上皮細胞，HLA-Fが肝細胞，そしてHLA-Gが子宮内膜細胞や胎盤の絨毛細胞（trophoblast）に発現されている．つまり，いずれも胸腺外分化T細胞が残っている場所である．

　古い時代はこのmonomorphic MHCに入った抗原を胸腺外分化T細胞が認識するというパターンが免疫系の本体であったものと思われる．しかしその後，polymorphic MHCの進化と胸腺由来T細胞の進化が相まって起こりこれにとってかわったものと考えられる．基本的免疫システムは今では腸管免疫（腸と肝）と妊娠免疫に残されているのである．腸管免疫や妊娠免疫が強く活性化された時は胸腺萎縮がくるが，これは基本の免疫システムに立ち返ったと考えることができる．

免疫臓器の進化

　これまで，消化管の免疫システムを紹介してきたが，「胸腺—脾臓—リンパ節（パイエル板）」の系とはどのような関係にあるのかを説明したい．図13に免疫臓器の進化の謎がすべて解かれている．生物は原索動物（ホヤなど）に至って上部消化管を使ってえら呼吸を行うようになった．さらにこのえらは，呼吸効率を高めるためにえら穴形成を完成している．そもそも，えら，小腸，肝はすべて消化管の内胚葉上皮細胞とその上皮下で防御を司るリンパ球（マクロファージから進化）から成っている．したがって，えらの時代まではこれらすべての部位をほとんど似たような

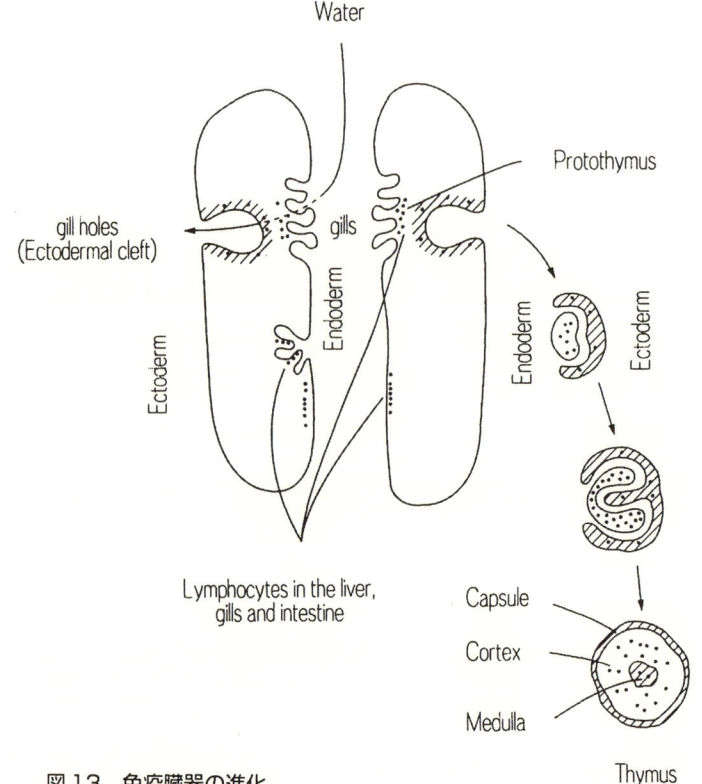

図13　免疫臓器の進化．

リンパ球の進化が起こっていたものであろう．しかし，肺呼吸の開始（生物の上陸）とともにえらから胸腺が生じている．そして，元皮膚であった外胚葉成分が被膜（capsule）と髄質（medulla）に入り，元の内胚葉成分がこの周りのリンパ球成分とともに皮質（cortex）を形成したのである[23]．小腸に存在するDPCD4$^+$8$^+$細胞と胸腺のDPCD4$^+$8$^+$細胞も起源は同じで，胸腺のものはその後の進化の速さが高かったために自己応答性の危険が生じ，むしろこれをnegative selectionで除き外来抗原向けのシステムとして機能するようになったものと思われる．

胸腺の特殊化に比べれば，肝と腸のシステムの類似性はいまだ高い（図14）．肝は線形動物の進化レベルのあたりで胆汁をつくる外分泌腺として腸から進化している．そして，図のように初期の肝類洞は体腔に開いている（まだ血管の進化しない開放循環系ゆえに）．つまり，小腸上皮下のリンパ球と肝のリンパ球は起源が同じであり，肝でつくられたリンパ球や他の血球細胞は原始肝類洞から体腔に送られた生体防御を行っていたのである[24]．肝が一時造血臓器として働いていた所以である．その後，肝類洞が門脈とつながったあたりで赤血球などの造血を止め，胸腺外分化T細胞の産生のみが残ったものと思われる．

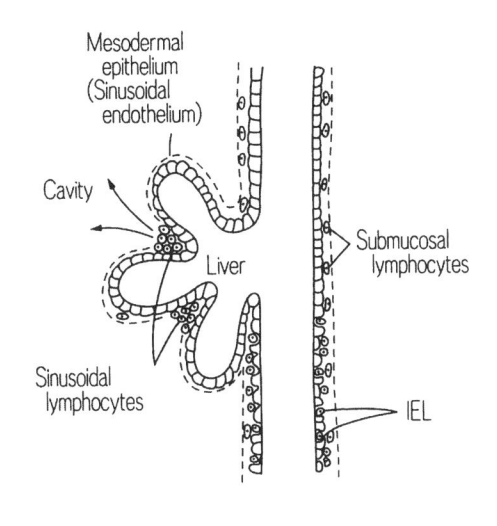

図14 腸管と肝に進化したリンパ球．

おわりに

このように胸腺も含めてリンパ球は消化管で生まれ進化してきたといえる．消化管に侵入してくるウイルスなどの微生物や消化酵素で細断された食餌性抗原を処理するために生まれたのがリンパ球なのである．マクロファージの貪食能を退化させ接着分子を進化させ免疫能をつくり出したのである．

消化管の働きは副交感神経に支配され分泌や蠕動運動を行う．この時に抗原にさらされることになる．このため，リンパ球は副交感神経刺激時に働くようAchRを優位発現している[25]．

一方，マクロファージの貪食能をさらに高めた顆粒球（主に好中球）も同時に進化している．この系は生物が活動した時に侵入してくる細菌を貪食能によって処理する機能を高めたグループである．このため膜上にAdrRを発現し，交感神経緊張時に働くように調節されている[26-29]．このような生体防御のからくりの理解は，自律神経のバランスが破綻した時引き起こされる多くの疾患と関連してくるのである．次の図式である．1）交感神経緊張→顆粒球増多→活性酸素などによる組織破

壊，2）副交感神経緊張→リンパ球増多→アレルギー発症．

【参考文献】

1) Watanabe H, et al.：c-kit⁺ stem cells and thymocyte precursors in the livers of adult mice. J Exp Med 184：687-693, 1996.

2) Kanamori Y, et al.：Identification of novel lymphoid tissues in murine intestinal mucosa where clusters of c-kit⁺IL-7R⁺Thy1⁺lympho-hemopoietic progenitors develop. J Exp Med 184：1449-1459, 1996.

3) Yamagiwa S, et al.：The primary site of CD4⁻8⁻B220⁺ $\alpha\beta$ T cells in *lpr* mice - the appendix in normal mice. J Immunol 160：2665-2674, 1998.

4) Saito H, et al.：Generation of intestinal T cells from progenitors residing in gut cryptopatches. Science 280：275-278, 1998.

5) Iiai T, et al.：Ontogeny and development of extrathymic T cells in mouse liver. Immunology 77：556-563, 1992.

6) Watanabe H, et al.：Relationships between intermediate TCR cells and NK1.1⁺T cells in various immune organs. NK1.1⁺T cells are present within a population of intermediate TCR cells. J Immunol 155：2972-2983, 1995.

7) Kawachi Y, et al.：Self-reactive T cell clones in a restricted population of IL-2 receptor β⁺ cells expressing intermediate levels of the T cell receptor in the liver and other immune organs. Eur J Immunol 25：2272-2278, 1995.

8) Iiai T, et al.：Site of extrathymic T-cells proliferation and their subsequent fate, occurring in the liver of autoimmune MRL-*lpr/lpr* mice. Biomed Res 15：101-114, 1994.

9) Iiai T, et al.：Characterization of intermediate TCR cells expanding in the liver, thymus and other organs in autoimmune *lpr* mice：parallel analysis with their normal counterparts. Immunology 84：601-608, 1995.

10) Kawachi Y, et al.：Supportive cellular elements for hepatic T cell differentiation：T cells expressing intermediate levels of the T cell receptor are cytotoxic against syngeneic hepatoma, and are lost after hepatocyte damage. Eur J Immunol 25：3452-3459, 1995.

11) Narita J, et al.：Differentiation of forbidden T cell clones and granulocytes in the parenchymal space of the liver in mice treated with estrogen. Cell Immunol 185：1-13, 1998.

12) Suzuki S, et al.：Low mixture of partner cells seen in extrathymic T cells in the liver and intestine of parabiotic mice. Its biological implication. Eur J Immunol 28：3719-3729, 1998.

13) Ohtsuka K, et al.：Similarities and differences between extrathymic T cells residing in mouse liver and intestine. Cell Immunol 153：52-66, 1994.

14) Ohtsuka K, et al.：A similar expression pattern of adhesion molecules between intermediate TCR cells in the liver and intraepithelial lymphocytes in the intestine. Microbiol

Immunol 38：677-683, 1994.

15) Takii Y, et al.：Increase in the proportion of granulated CD56$^+$T cells in patients with malignancy. Clin Exp Immunol 97：522-527, 1994.

16) Hashimoto S, et al.：Characterization of CD56$^+$T cells in humans： Their abundance in the liver and similarity to extrathymic T cells in mice. Biomed Res 16：1-9, 1995.

17) Okada T, et al.：Origin of CD57$^+$T cells which increase at tumour sites in patients with colorectal cancer. Clin Exp Immunol 166：172-186, 1995.

18) Musha N, et al.：Expansion of CD56$^+$NK T cells and $\gamma\delta$ T cells from cord blood of human neonates. Clin Exp Immunol 113：220-228, 1998.

19) Makino Y, et al.：Extrathymic differentiation of a T cell bearing invariant Vα14Jα281 TCR. Int Rev Immunol 11：31-46, 1994.

20) Bendelac A, et al.：A subset of CD4$^+$ thymocytes selected by MHC class I molecules. Science 263：1774-1778, 1994.

21) Weerasinghe A, et al.：Intermediate TCR cells can induce graft-versus-host disease after allogeneic bone marrow transplantation. Cell Immunol 185：14-29, 1998.

22) Murosaki S, et al.：Failure of T cell receptor Vβ negative selection on murine intestinal intra-epithelial lymphocytes. Int Immunol 3：1005-1013, 1991.

23) Abo T, et al.：Extrathymic T cells stand at an intermediate phylogenetic position between natural killer cells and thymus-derived T cells. Natural Immunity 14：173-187, 1995.

24) Abo T.：Extrathymic differentiation of T lymphocytes and its biological function. Biomed Res 13：1-39, 1992.

25) Toyabe S, et al.：Identification of nicotinic acetylcholine receptors on lymphocytes in periphery as well as thymus in mice. Immunology 92：201-205, 1997.

26) Tsukahara A, et al.：Adrenergic stimulation simultaneously induces the expansion of granulocytes and extrathymic T cells in mice. Biomed Res 18：237-246, 1997.

27) Suzuki S, et al.：Circadian rhythm of leukocytes and lymphocyte subsets and its possible correlation with the function of autonomic nervous system. Clin Exp Immunol 110：500-508, 1997.

28) Moroda T, et al.：Association of granulocytes with ulcer formation in the stomach of rodents exposed to restraint stress. Biomed Res 18：423-437, 1997.

29) Yamamura S, et al.：Simultaneous activation of granulocytes and extrathymic T cells in number and function by excessive administration of nonsteroidal anti-inflammatory drugs. Cell Immunol 173：303-311, 1996.

自律神経と免疫の法則（20）

傷負け体質のメカニズム

はじめに

　筆者らは創傷治癒の研究を始めて気が付いたのであるが，傷負けしやすい，あるいは，ケロイドをつくりやすい，というような日常臨床の場でいつも出くわしている現象が，科学的法則に従って表われていたのである．

　この法則を，この項でこれから明らかにしてゆくのであるが，結論から先に述べると，「自律神経系—白血球—創傷治癒」が密接に関連しているということである．ある患者さんが傷が治らずついには傷口から膿をふき出すということがある．また，手術後にせっかくきれいに傷を縫い合わせたのに傷が醜く盛り上がってしまったということもある．これらの困ったことが，運悪く偶然起こったのではなく，患者の自律神経のレベルや免疫系の活発化レベルがどの状態にあるかによって，必然的に起こっていたのである．

　原因がわかると，それに対応した治療方法もある．また，この項で述べる法則は，創傷治癒だけではなく，組織障害やアレルギー反応の起こるメカニズムとも密接につながっている．

顆粒球増多と創傷治癒の遅れ

　傷の治りの悪い人は，傷がいつも化膿していて，時には膿がふき出すことも多い．1つの原因は細菌感染であるが，私どもの最近の研究からもう1つの，もっと本格的な原因を考える必要があることがわかった．つまり，「感染症の程度は宿主の免疫状態によっても決定される」というものである．例えば，宿主の顆粒球が過剰に多い状態だと感染症が長びいたり，単なる常在菌との反応で激しい化膿性の炎症が引き起こされる．そして，このような化膿性の炎症自体が創傷治癒を抑制している．

　上記したことを確かめるために，マウスを用いて次のような実験を行った（図1）．正常マウスの背部に切開創をつくりその治癒過程を観察するとともに，もう1つのグループのマウスにはG-CSFを投与し続けて同様の切開創の治癒過程を観察した．正常マウスのグループは1週間後に少しの瘢痕のみを残して完全に治癒していた（図1A）．しかし驚いたことに，G-CSFを投与し続けていたマウスのグループは，切開創に沿って多数の顆粒球が浸潤し傷は治癒していない（図1B）．

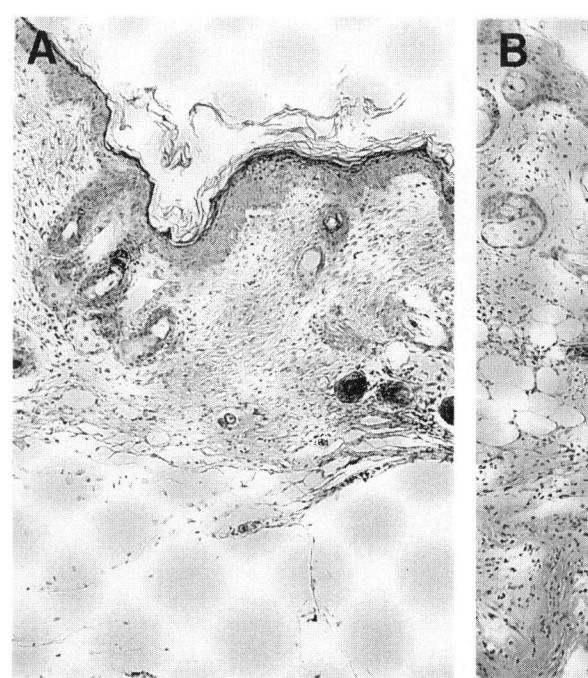

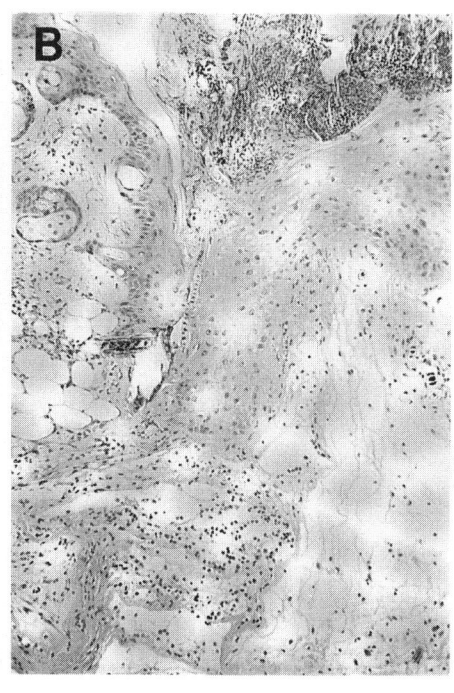

図1　顆粒球増多による創傷治癒の遷延.
A.正常マウス，B.投与マウス．正常マウスでは一週間目で完成に創傷の治癒が見られるが，G-CSF投与マウスではいまだ治癒していない．また，傷に沿って多数の顆粒球浸潤が認められる．

　筆者らがすでに報告してきたように，G-CSF, NSAIDs（nonsteroidal anti-inflammatory drugs, 非ステロイド性抗炎症剤），ステロイドホルモンなどは，その連続投与によって生体に顆粒球増多症をもたらす[1,2]．この反応は常に全身反応で，骨髄での顆粒球生産が盛んになり流血中だけではなくすべて臓器に顆粒球の増多や浸潤が誘導される．ある程度の顆粒球の存在は生体での細菌感染からの防御に必須のものであるが，顆粒球の過剰増多が生体にとって逆に不利ともなるのである．不利な点を挙げると次のようになる．1）ストレスと加わって多臓器不全を引き起こす，2）常在菌と反応してその部位の粘膜障害を引き起こす，3）創傷治癒を遷延させる，4）すでにある化膿性炎症を悪化させる，などである．このような状態は活性化した顆粒球の放出する活性酸素によって引き起こされるものと思われる．

白血球の自律神経支配

　G-CSFやNSAIDsの使用の他にも顆粒球増多を誘導するものがある．それは，細菌感染症，精神的ストレス，過労，過激な運動，飢餓などである．そして，これらに共通なことは交感神経緊張状態ということである．過去にも，顆粒球がα-やβ-adrenergic受容体を持つという報告はあったのであるが，これらの報告はあまり注目されなかったように思う[3-5]．その理由の最大なものは，この論文の結論が，次のようなものになっていたからではないか．顆粒球を試験管内にとってアドレナリ

ン刺激を行うと，顆粒球の顆粒分泌現象が抑制されるというものである．そして結論として，交感神経刺激による顆粒球の機能抑制を強調している．

先に述べたように顆粒球の集積によって，創傷治癒は妨げられるので，「傷は夜間に治る」という一般的知識と一致した現象が現れるものと思う．夜は副交感神経優位の体調である．

ステロイドホルモンは起炎剤にもなる

ステロイド潰瘍（steroid ulcer）という言葉でも知られるように，ステロイドホルモンを使用しているとある時期から皮膚や腸管を含めたあらゆる組織が脆弱になる．内服，外用，吸入いずれでも起こる．そして，ストレスなどが加わると組織障害や潰瘍形成が引き起こされる．そしてこの潰瘍の直りが悪い．いわゆる傷負け体質となる．このメカニズムはいかなるものであろうか．

マウスにhydrocortisone（0.5mg/日）を1週間投与すると激しい免疫抑制（リンパ球の減少）とともに顆粒球増多が出現する．これは過剰に投与されたステロイドホルモンが生体に停滞し，酸化コレステロールとなったためである．ステロイドホルモンはステロイド骨格を持ち，新鮮なうちは強力な抗炎症作用を持つが，酸化が進み本来の酸化コレステロールと変成してゆく．

酸化コレステロールはそのまわりの組織に対する酸化作用によって交感神経優位の状態をつくり血流障害と顆粒球増多をまねく．hydrocortisone投与マウスの末梢血から血液を採取し炎症性サイトカインの濃度を比較した（図2）．コントロールマウスとマウスを12時間拘束ストレスにさらしたデータである．ストレスは白血球を刺激して，TNFα，INFγ，IL-6の炎症性サイトカインを放出させるが，ステロイド投与マウスではこの傾向が極めて高い．

このようなステロイド投与マウスではストレスによって容易に胃潰瘍などを形成する（図3）．正常のマウスは24時間拘束ストレスをかけないと胃潰瘍はできない．これは12時間のものである（図3A）．一方，ステロイドを投与していたマウスは12時間の拘束で激しい胃潰瘍形成が起こっている（図3B）．ステロイドの抗炎症作用の陰に，このホルモンはこのような傷負け体質をつくる力があることを認識してほしい．

傷負け体質とケロイド体質

1人の人で日中と夜間で自律神経の活性化レベルが変化しているのであるが，その人によって交感神経優位のタイプと副交感神経優位のタイプがある．一般的に交感神経優位の人はやせ型，気性が激しい，睡眠時間が短いなどの片寄りのある人であり，逆の副交感神経優位の人は，やや太り気味，気性が穏やか，食事をゆっくり

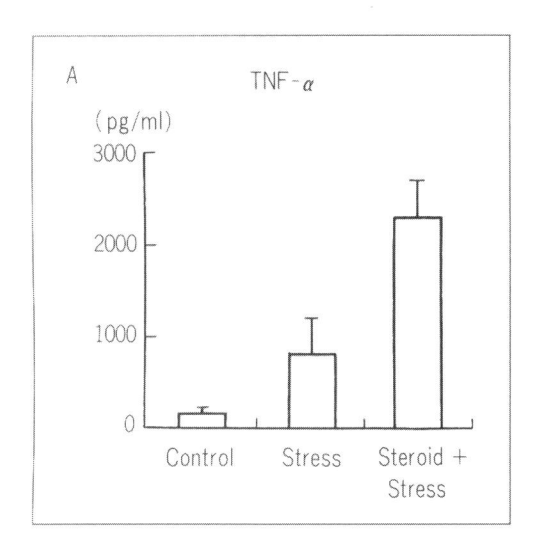

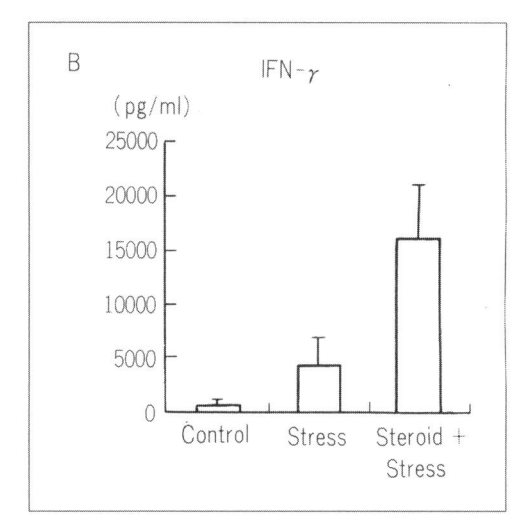

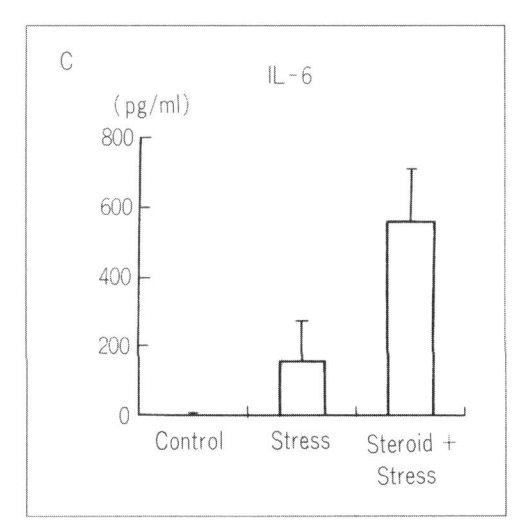

図2 ステロイド投与マウスに見られた血中の炎症性サイトカインの上昇値.
A. TNFα, B. INFγ, C. IL-6. hydrocortisone (0.5mg/日) を一週間投与し, 血中の炎症性サイトカインの濃度をコントロールマウスと比較した.

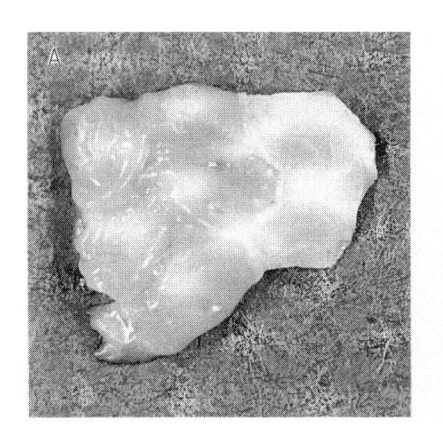

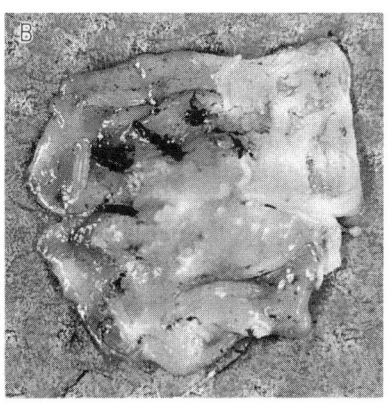

図3 ステロイド投与マウスはストレスで容易に組織障害を引き起こす.
A. コントロールマウス, B. ステロイド投与マウス. hydrocortisone (0.5mg/日) を一週間投与した後に, 拘束ストレスを12時間かけている. 正常のマウスは24時間ストレスをかけないと胃潰瘍形成は起こらないが, ステロイドを投与していたマウスは12時間で潰瘍形成が起こっている.

と摂るなどの特徴がある．そして，交感神経優位の人は顆粒球の比率が高く（>70%），傷負けしやすい体質となる．一方，副交感神経優位の人はリンパ球の比率が高く（>40%），ケロイドをつくりやすい体質となる．過剰の肥満は，自分自身を養うために基礎代謝量が上昇し，ついには交感神経優位の体質に変化してしまう．したがって，ケロイド体質から傷負け体質に変化してしまうことになると思う．

このようなメカニズムを知ると，傷負けしやすい人でもケロイドをつくりやすい人でも体質改善により，その傾向を少しでも減らすことができる．これは，創傷の治癒の問題だけではなく，組織障害体質やアレルギー体質の改善ともつながっているのである．

傷負け体質の改善

傷負けから開放されるためには体質を改善する必要がある．臨床症例を挙げて傷負け体質の白血球パターンを紹介する（図4）．39歳の女性であるが若い頃から傷負けしやすく困っていた．白血球が1万/μl以上になっているのが特徴である．白血球総数は1日に使用するエネルギーと正比例するのが，この女性は交感神経緊張状態にあることが予想される．白血球の増多は顆粒球の増多による（71.5%）．逆に，リンパ球は相対的に減少している（17.6%）．つまり，エネルギーの過剰消費である．実際，図に記したように多くの交感神経緊張症状を表している．易疲労感，身体の痒み（傷を治そうとする反応），寝汗などである．

黄耆建中湯，ドクダミの飲用によって交感神経緊張状態から逃れ，白血球パターンが正常化している．つまり，顆粒球が減少し傷負け体質が改善されたのである．途中で黄耆建中湯とドクダミの中止で一時的に症状や白血球パターンが元に戻っているが，再投与により再度改善している．これらの飲用物は生体にとって栄養にならない好ましからざるものなので，これを排泄しようとする反射（副交感神経反射）が起こる．漢方薬一般の持つ薬理作用である．このような副交感神経刺激によりしだいに交感神経緊張パターンから脱却した症例である（福島県有隣病院産婦人科の川田信昭氏による）．また，このような改善策に加えて，日常の生活を改善する必要がある．働き過ぎ，精神的ストレスからの脱却である．

ストレスと創傷治癒

身体的ストレスや精神的ストレスは一過性に激しい交感神経緊張状態をつくり，顆粒球増多を引き起こし，創傷治癒を遷延させる．このような場合は，患者に対して注意深く問診してその背景にある問題点を聞き出す必要がある．

心の悩み，大酒飲み，夜ふかし，夜勤によるリズムの乱れ，怒り性格など，顆粒

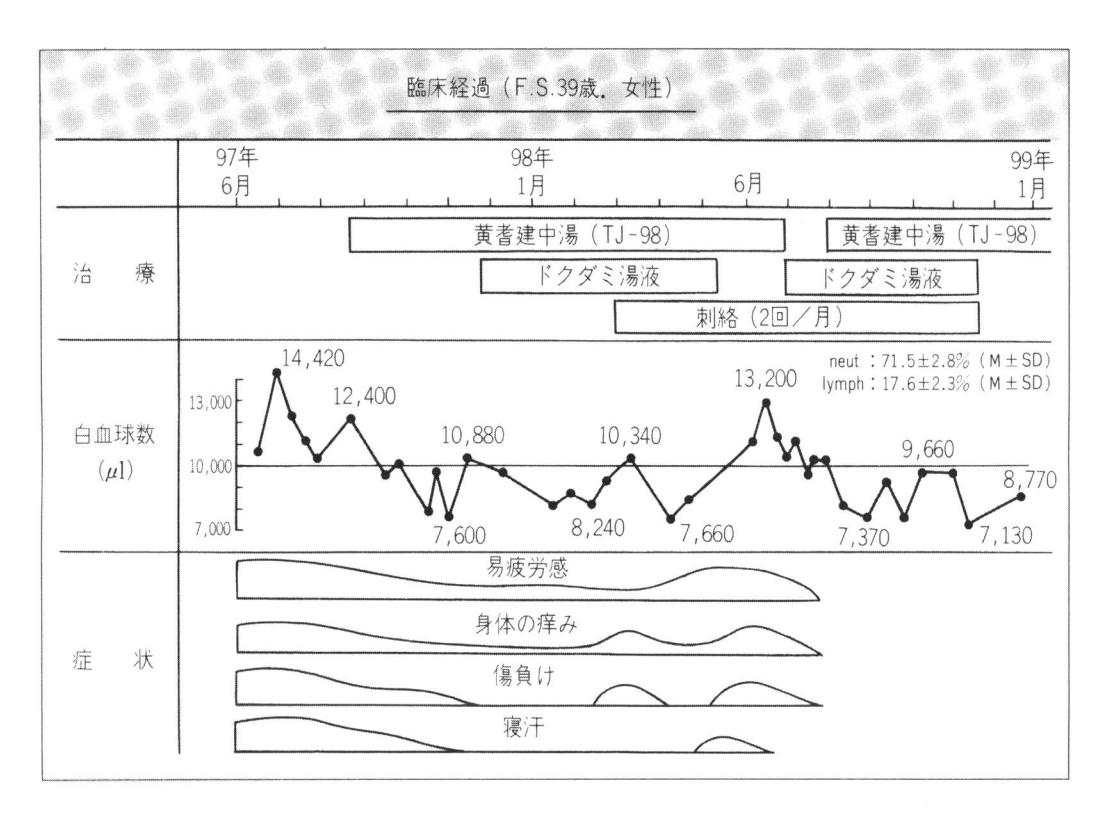

図4 傷負け体質からの脱却.
39歳の女性，以前から傷負けしやすくて困っていた．外来受診時にこの傾向が強く，他に易疲労感，痒み，寝汗などのつらい症状があった．白血球の増加に注目してほしい．東洋医学的治療（漢方薬と刺絡）によってすべての症状，そして白血球パターンが改善している．

球増多を招く多くの原因があることを知る必要がある．創傷治癒の遅れは他の交感神経刺激症状と合併してくることも多いように思う．例えば，不眠，便秘，吹き出物，倦怠感，食欲不振，肩こり，胸やけなどである．高気圧（空気中に酸素が多い）でこの体調は促進される[6]．このため，創傷治癒の遅れは，歯槽膿漏，痔，肝障害，腎障害など他の組織障害と合併する可能性も高くなる．

逆に，ケロイド形成は副交感神経優位の人が悩まされる現象なのでアレルギー体質と合併してくることが多いと考えられる．ケロイド治療薬（例えば，リザベン）がアレルギー治療薬でもある理由であろう．具体的には，太り過ぎ，運動不足，怠惰な生活などを改める必要があると思う．低気圧（空気中の酸素が薄い）でこの体調が促進する[6]．しかし，体質もあるのである程度の改善で終わる可能性もある．

おわりに

白血球は他の全身の細胞と同じように自律神経支配を受け，体調と同調して変化している．特に，顆粒球の交感神経支配とリンパ球の副交感神経支配を知ることが必要である．顆粒球の引き起こす化膿性炎症は創傷治癒を妨げ，逆にリンパ球の引

き起こすアレルギー性炎症は創傷治癒を過剰促進するという法則がある．このため，自律神経系―白血球―創傷治癒の3つの系が順次影響を受けて密接に関連している．白血球は寿命が短く，その産生レベルがすぐ末梢にも反映されるので，上記3つの因子は日内リズム（サーカディアンリズム）を持って変動することにもなる．また，自律神経は体質によって交感神経優位か副交感神経優位のどちらかに片寄ることもあるので，この際に引き起こされる生体の不利な反応には，体質改善が必要となる．漢方薬や鍼灸などの東洋医学がこの分野で活躍するのもこういった理由によるのである．漢方薬や鍼灸（刺絡）の刺激は少量のいやな刺激で副交感神経反射を誘導することが基本になっている．

【参考文献】

1) Yamamura S, et al. : Simultaneous activation of granulocytes and extrathymic T cells in number and function by excessive adimistration of nonsteroidal anti-inflammatory drugs. Cell Immunol 173 : 330-311, 1996.

2) Yamamura S, et al. : Paradoxical effects of glycyrrhizin on the induction of granulocytes and extrathymic T cells between normal mice and mice with preexisting granulocytosis. Acta Med Biol 44 : 177-185, 1996.

3) Ignarro L J, et al. : Regulation by autonomic drugs and cyclic nucleotides. Science 180 : 1181-1183, 1973.

4) Landmann R M A, et al. : Changes of immunoregulatory cells induced by psychological and physical stress: relationship to palsma catecholamines. Clin Exp Immunol 58 : 127-1335, 1984.

5) Panosian J O, et al. : α2-Adrenergic receptors in human polymorphonuclear leukocyte membranes. Biochem Pharmacol 32 : 2243-2247, 1983.

6) Fukuda M, et al. : Granulocytosis induced by increasing sympathetic nerve activity contributes to the incidence of acute appendicitis. Biomed Res 17 : 171-181, 1996.

自律神経と免疫の法則 (21)

臓器再生，免疫，自律神経の同調

はじめに

　皮膚や腸管の上皮はいつも再生しているが，肝臓も腸管から進化した臓器ゆえに常時再生している．再生の速度が高いのは，胎生期，子ども時代，癌化した場合である．このような外胚葉や内胚葉の上皮の再生には激しいエネルギー消費が伴う．特に，このような臓器が外傷や炎症によって，一過性に再生が促進される場合はさらに生体のエネルギー消費が増加し，生体は交感神経緊張状態になって対応する．熱傷，大手術の侵襲，肝移植後などの患者を思い出してほしい．激しい頻脈や血圧上昇が起こっている．交感神経緊張は再生上皮に酸素や栄養を送り込むために必須の体調である．

　一方，このような交感神経緊張状態はその生体の免疫系を完全に変換させる．つまり，進化レベルの高いT，B細胞の免疫系を抑制し，緊急事態に対応する免疫系にする．顆粒球，NK細胞，胸腺外分化T細胞（NKT細胞を含む）へのスイッチである．これらの進化レベルの低い，歴史の古い白血球群は膜上に β-adrenergic receptor を保有し，交感神経緊張の体調に同調して増加する．また，これらの白血球は再生上皮の速度の調節と，ある頻度で異常化して再生してくる細胞を速やかに排除する，という合目的働きをしているものと思われる．このように，臓器再生，免疫系，自律神経系は不可分の関係にある．

肝再生，リンパ球，自律神経

　マウスの肝のうち70%を部分切除し（partial hepatectomy, PHx），その後の再生を観察した（図1）．麻酔と開腹だけの sham operation マウスをコントロールとしてある．この再生現象における自律神経の関与を見るために β-adrenergic antagonist（β-blocker）である propranolol を投与したマウスも使用した．propranolol は PHx の1時間前に100 μg を腹腔に投与している．図の上段に示したように，PHxマウスの肝は1週間で再生が完了している．しかし β-blocker 投与マウスでは再生が停滞している．

　次に図1の下段に，肝の重量（g）当たりのリンパ球数の変化を示した．PHx群では4～6時間後に激しいリンパ球数の増加をみた．この反応は，β-blocker の前処理によりかなり抑制されている．

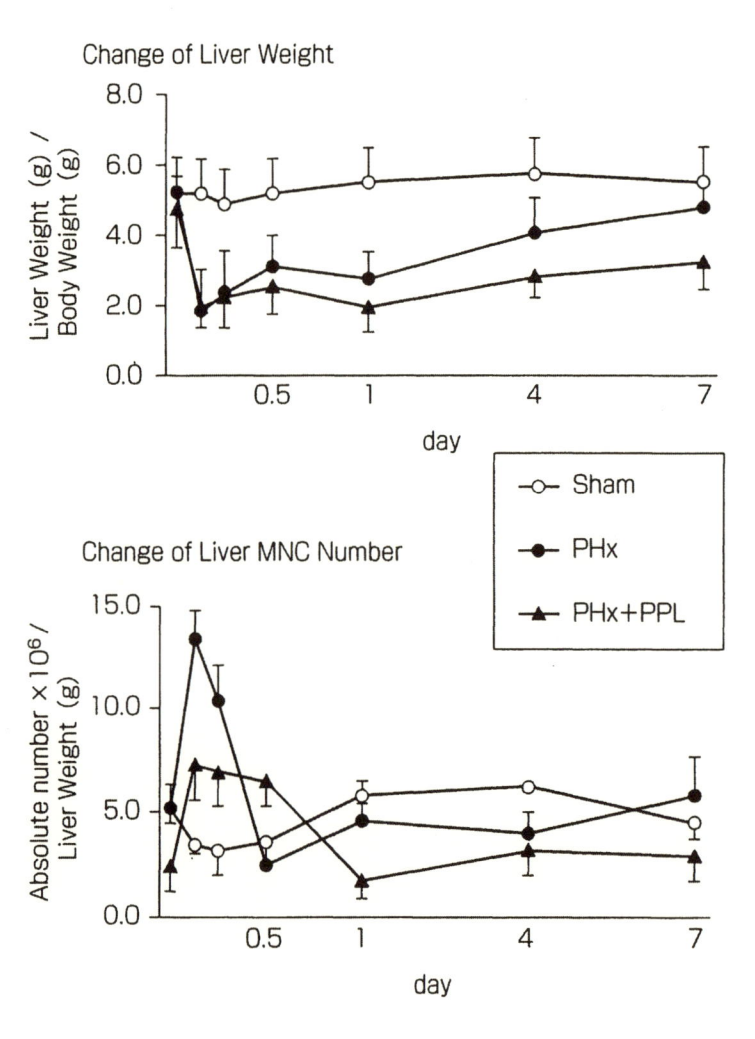

図1 肝部分切除後の肝再生と肝リンパ球数の変化.
マウスに70%の肝部分切除を行っている．コントロールとしてSham operation群を使った．肝再生における自律神経系の影響をみるためにβ-blocker (propranolol, PPL) を100 μg/mouse 皮下投与している (PHx+PPL).

　次に，肝再生時に実際カテコールアミン群が分泌され，交感神経緊張状態になっているかどうかを調べた（図2）．PHx後，3と12時間目に血清を採取している．adrenaline, noradrenaline, dopamineいずれのカテコールアミン血中濃度も，PHx後に激しい増加を示していた．

　肝部分切除後に肝でリンパ球が増加する（4時間後がピーク）のに加えて，ストレス反応として胸腺の萎縮がくる（24時間後がピーク）．これらの白血球反応に，α-blockerとβ-blockerがどのように影響するかを調べた（図3）．α-blockerはphentolamine（250 μg/マウス）を腹腔に投与している．PHxで起こる免疫反応をα-blockerもβ-blockerもかなり抑制した．しかしβ-blockerの方がこの作用が強い．α-blockerとβ-blockerの至適濃度は予備実験で確かめている．

肝で増加するリンパ球サブセットの解析

　肝部分切除後に交感神経緊張が起こっていることを明らかにしてきたが，肝でこの時増加するリンパ球の種類はいかなるものであろうか．肝からリンパ球を経時的

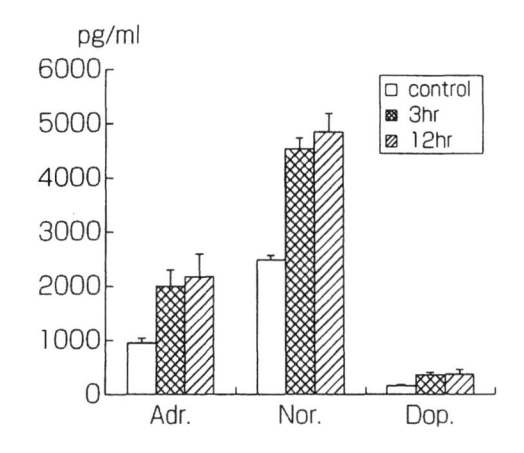

図2 肝再生時のマウスにみられた血中カテコールアミン値の上昇.
肝部分切除(70%)後の3と12時間目に血中カテコールアミン値(アドレナリン, ノルアドレナリン, ドーパミン)を測定している.

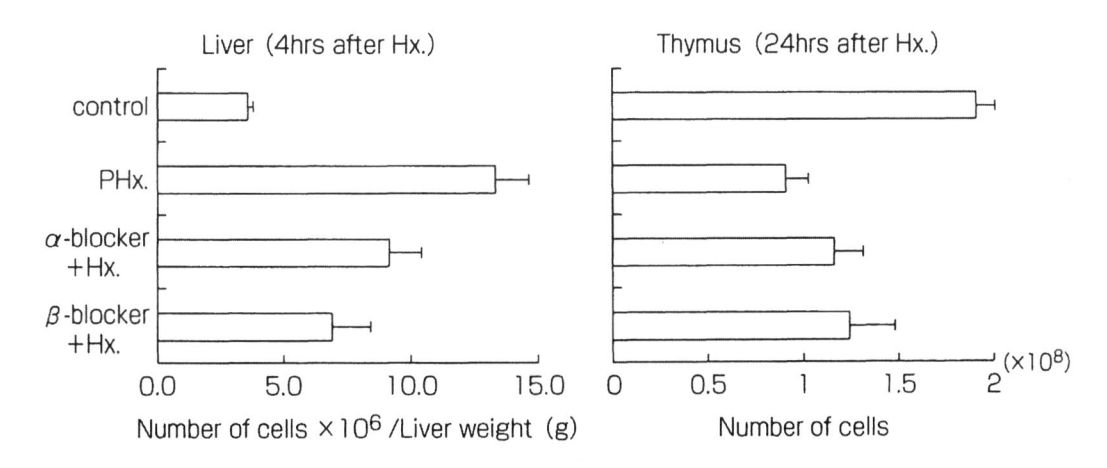

図3 肝部分切除後にみられる肝リンパ球の増加と胸腺の萎縮に対する α-blocker と β-blocker の影響.
α-blocker として phentolamine (250 μg/mouse) そして β-blocker として propranolol (100 μg/mouse) を肝部分切除 (Hx) の1時間前に皮下投与している.

に採取し, CD3とIL-2Rβの二重蛍光染色によってリンパ球のサブセットを同定した (図4A). NK細胞はCD3⁻IL-2Rβ⁺, 胸腺外分化T細胞はCD3^{int}IL-2Rβ⁺, 通常T細胞はCD3^{high}IL2Rβ⁻として, それぞれを同定している[1]. PHxグループは0.5dから1dにかけてCD3^{int}IL-2Rβ⁺の胸腺外分化T細胞の増加が目立つ. 下段にこのサブセットの比率を経時的に示してある. β-blockerの投与によってこの反応は消失している. 図4Bは脾臓のデータであるが大きな変化はこの臓器には見られなかった.

肝の胸腺外分化T細胞 (CD3^{int}) には, NK1.1⁺とNK1.1⁻のサブセットが約半数ずつ存在する[1]. NK1.1⁺CD3^{int}細胞はT細胞にもかかわらずNKマーカーを保有するのでNKT細胞と呼ばれることも多い[2]. このサブユニットの変化を次に解析した (図5). 肝のリンパ球の解析により0.5d～1d後に激しくNK1.1⁺CD3^{int}細胞の比率が増加しているのがわかる (図5A). 下段にこのNKT細胞の比率を抜き出

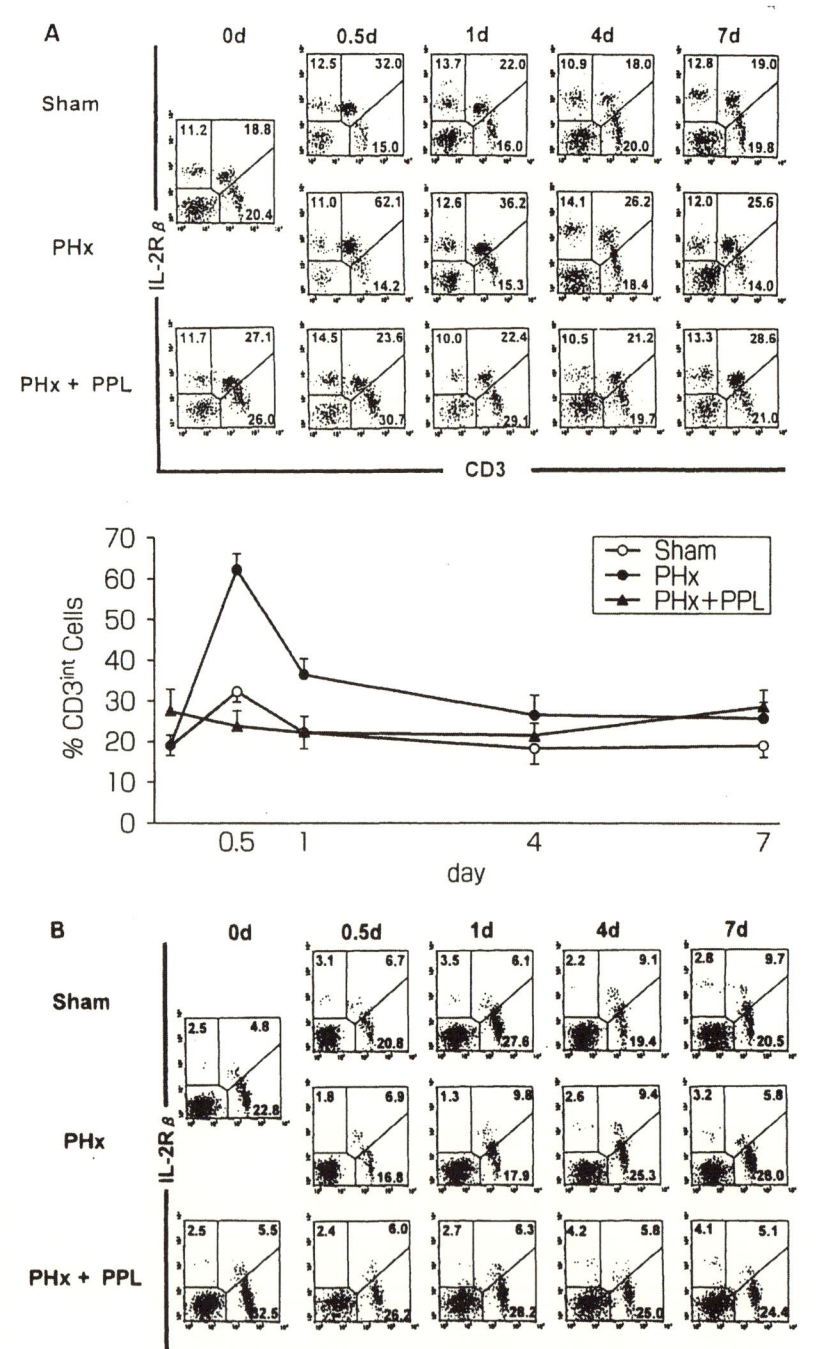

図4 肝再生と胸腺外分化T細胞.
A. 肝におけるCD3とIL-2Rβ染色，そして胸腺外分化T細胞の増加．
B. 脾臓での染色．
CD3とIL-2Rβの二色蛍光抗体染色によりNK細胞（CD3⁻IL-2Rβ⁺），胸腺外分化T細胞（CD3^{int}IL-2Rβ⁺），通常T細胞（CD3^{high}IL-Rβ⁻）を同定している．肝再生の初期に胸腺外分化T細胞の一過性の増加が認められた．

して示した．やはりβ-blockerでNKT細胞の増加反応は消失している．

図5Bに脾臓の変化を示したが，この臓器では肝部分切除の影響はほとんど認められなかった．

肝再生とNK細胞，NKT細胞の機能

肝再生時のリンパ球サブセットの変化は進化レベルの高い通常のT細胞が減少し

図5 肝再生とNKT細胞.
A. 肝におけるCD3とNK1.1染色, そしてNKT細胞の増加.
B. 脾臓での染色.
CD3とNK1.1の二色蛍光抗体染色によりNKT細胞（CD3^{int}NK1.1$^+$）を同定している. 肝再生の初期にNKT細胞の一過性の増加が認められた.

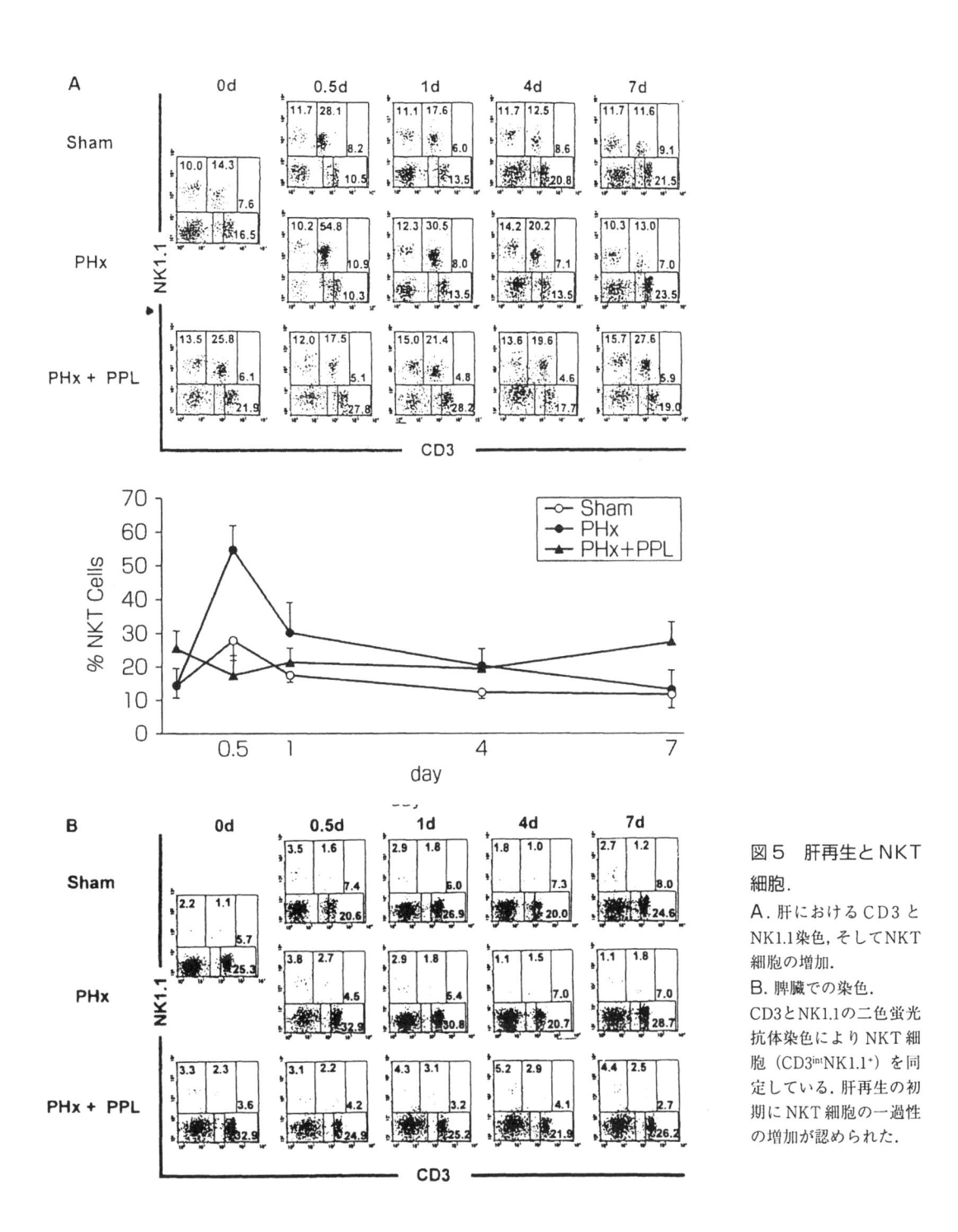

て, NKT細胞が増加するパターンであった. NK細胞の変化はない. 悪性腫瘍の出現時はその癌細胞の種類によって, NK細胞が優位になったりNKT細胞が優位になったりする. MHC（主要組織適合抗原）が陰性の悪性化の高い癌細胞に対してはNK細胞が主に誘導され, MHCが陽性で悪性化の低い癌細胞に対してはNKT細胞や通常T細胞が誘導される. 肝再生の場合は正常の肝細胞の増殖なので, NKT細胞の活性化が主体であったものと考えることができる.

では実際に，NK活性やNKT活性は肝再生の時にどのような動きを示すのであろうか．Yac-1細胞を標的にしてNK活性を，EL-4細胞を標的にして非NK細胞活性（CTLの示すLAK活性を含む）を調べた（図6）．肝再生初期にNK活性の著しい抑制が認められ徐々に回復している．0.5POD（12時間後，post operative day）を見てほしい．EL-4に対するキラー活性はそもそも低く，肝再生開始後も変わることがない．

次にNKT活性を調べた（図7）．NKT細胞は自己の増殖中の細胞に対するキラー活性なのでここでは標的にsyngeneic（自己）thymocyte（胸腺リンパ球）を使用している[3]．0.5POD時に調べたデータである．肝切除したグループの肝リンパ球で激しいNKT活性の上昇が見られている．アロのthymocyteに対しても似たような反応が起こっているが，自己に対しての活性がより高い．ここではB6マウスを使用しているが，B6-MHC class I（-）の胸腺細胞に対してはこの活性が失われている．B6-MHC class II（-）の胸腺細胞に対しては多少活性が残っている．つまり，このNKT活性は自己のMHCを読んで認識して起こる自己応答性のキラー活性であるといえる．

再生肝細胞に対するNKT活性

肝再生の盛んな時にNKT細胞が増加する真の意味を知るために，肝細胞と再生肝細胞に対するキラー活性を調べた（図8）．B6マウスの肝リンパ球からCD3^{int}細胞とCD3^{high}細胞をセルソーターで分離して，エフェクター細胞とした．一方，標

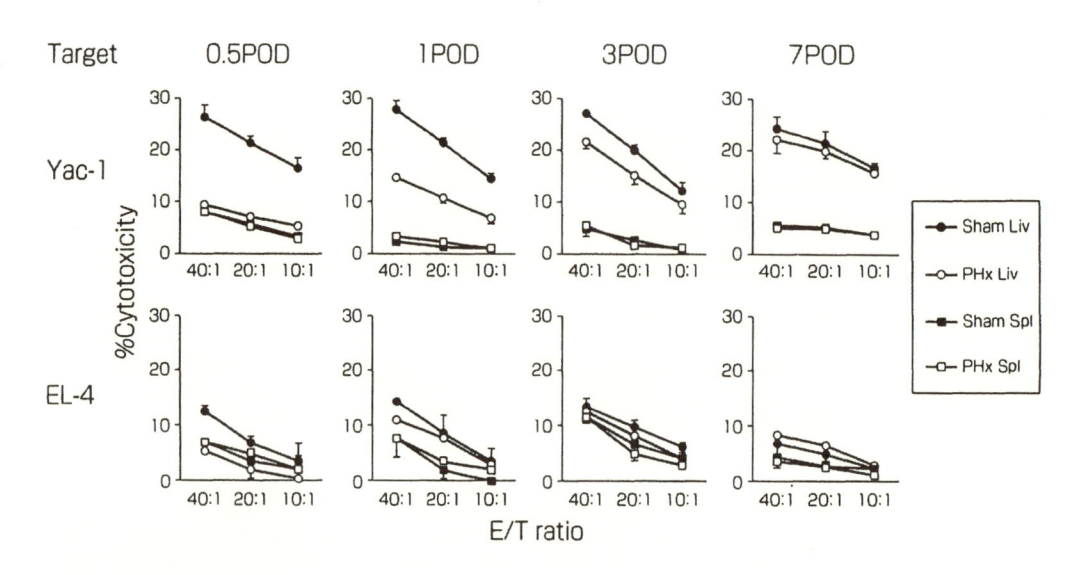

図6 肝再生とNK活性．
Yac-1細胞を用いてNK活性を，EL-4細胞を用いてCTL活性を測定している．肝再生時にNK活性はほとんど消失している．CTL活性ははじめからほとんどなく，また肝再生時に出現することもない．

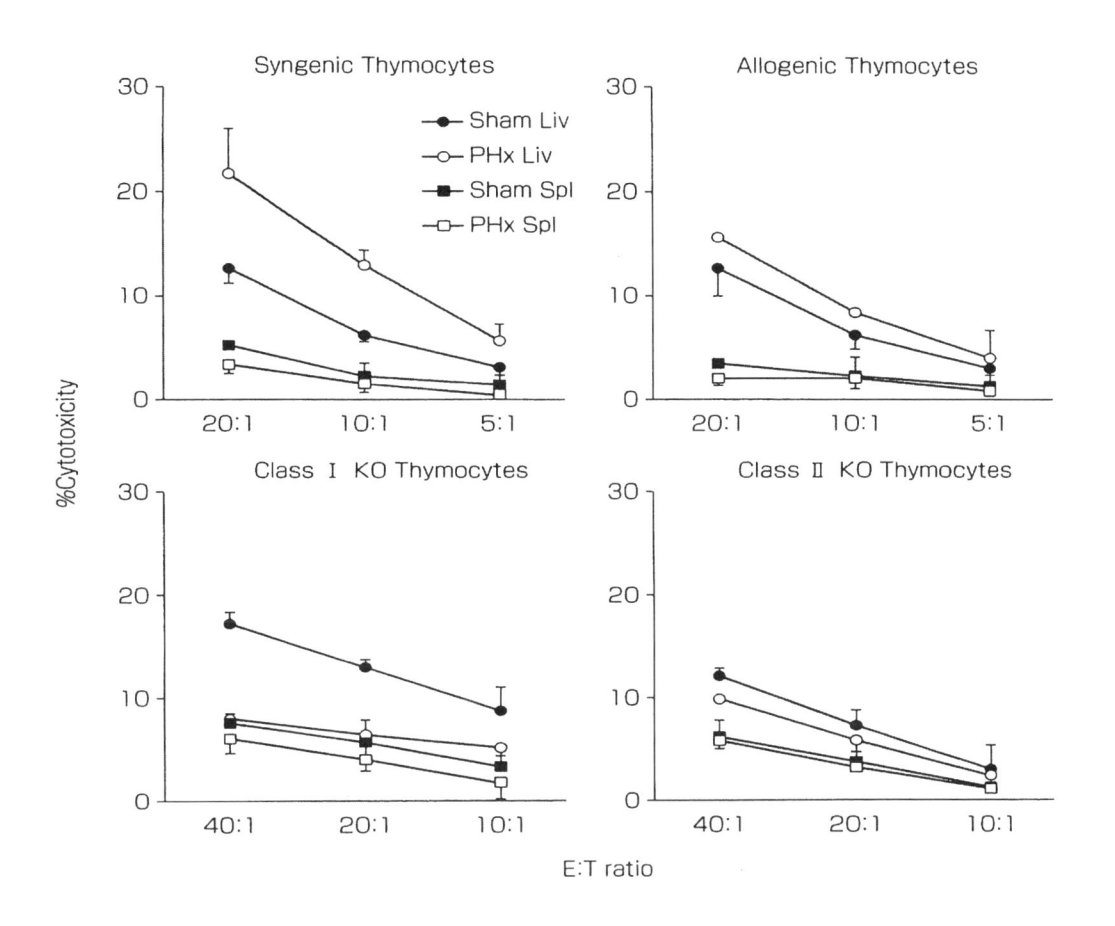

図7 肝再生時に見られたNKT活性の上昇.
syngeneic（B6）と allogeneic（BALB/c）の胸腺細胞を標的としてNKT細胞活性を見ている．B6マウスにおいて肝部分切除を行い，エフェクター細胞は肝リンパ球を使用している．また，このキラー活性がMHC class Ⅰ抗原や class Ⅱ抗原を介しているのかを知るためにB6.class Ⅰ（－）胸腺細胞とB6.class Ⅱ（－）胸腺細胞も標的細胞として使用している．NKT細胞活性は肝再生時にむしろ上昇している．

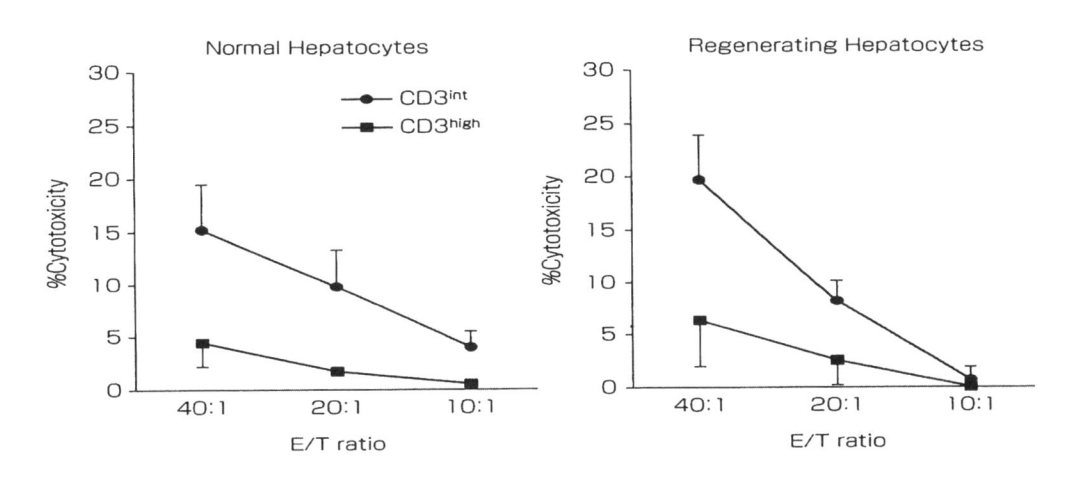

図8 胸腺外分化T細胞とNKT活性.
この実験ではNKT活性の標的細胞とし正常の肝細胞と再生中の肝細胞を使用している．肝再生時に上昇したNKT活性は分離精製したCD3^{int}細胞（胸腺外分化T細胞）によってなされていた．

的細胞にはB6正常マウスから分離した肝細胞（多少の肝再生あり），肝部分切除して1日目のB6マウスから分離した肝細胞（いわゆる再生が盛んなregenerating hepatocyte）を使用した．CD3^{int}細胞が肝細胞に対して高いNKT活性（自己障害活性）を示した．このことは，肝再生で増加するNKT細胞がまわりで再生し続ける肝細胞に対してキラー活性を示し，増殖に対する抑制系として働いていることを示唆している．

おわりに

臓器や組織が障害を受けて再生する時は，交感神経緊張状態になる．これは交感神経刺激状態が脈拍の増加を促し，再生臓器（組織）に酸素や栄養素を送るエネルギーになっていると思われる．このような組織再生の体調は，進化レベルの高い免疫系よりも進化レベルの低いNKT細胞の数と機能の活性化を促進させる．そして，このNKT細胞は再生する細胞に対して自己応答性を発揮し再生の調節系として働いているものと考えられる．プロプラノロールの投与でもわかるように交感神経系の抑制は肝再生の速度や回復を弱めてしまう．ここでは述べていないが（法則(19)参照），過剰の交感神経刺激はついには末梢への血流障害を引き起こしたり，顆粒球の過剰増多を引き起こし，逆に組織の修復を妨げることもある．いずれにせよ，臓器再生，免疫，自律神経系は密接に関連していることを知ってほしい．この理解は患者の病態の把握に極めて大切である．

【参考文献】

1) Watanabe H, et al.：Relationships between intermediate TCR cells and NK1.1$^+$T cells in various immune organs. NK1.1$^+$T cells are present within a population of intermediate TCR cells. J Immunol 155：2972-2983, 1995.
2) Bendelac A.：Mouse NK1$^+$T cells. Immunology 7：367-374, 1995.
3) Moroda T, et al.：Autologous killing by a population of intermediate TCR cells and its NK1.1$^+$ and NK1.1$^-$ subsets, using Fas ligand/Fas molecules. Immunology 91：219-226, 1997.

自律神経と免疫の法則（22）

尿中カテコールアミン値と顆粒球そして血小板

はじめに

　交感神経緊張状態が続くと全身性に顆粒球増多がくるが，長期的には骨髄でのmyelopoiesis（骨髄系細胞産生）の上昇によってこの白血球パターンが形成されている[1,2]．一方，急性の交感神経緊張（急性ストレス反応）は骨髄中の顆粒球が末梢血や粘膜へ急速に移行する現象である[3]．顆粒球は bcl-2（生き続ける遺伝子）を使用していないため，寿命が極めて短い．成熟後2日で寿命を終える．このため生存後期になるとapoptosisが始まり核の断片化が見られる．これが，顆粒球が別名，多形核白血球（polymorphnuclear leukocytes）と呼ばれる所以である．

　本稿では，個人個人で，血中や尿中のカテコールアミン価と白血球分布が具体的にどのように変化し関連しているのかを明らかにしてゆく．自律神経と白血球分布の深い関連をこの目で見てみたい．

血中カテコールアミン値の日内リズムと個人差

　大学の研究室で日中実験に従事している研究者5名から4時間おきに血液を採取し，血中のアドレナリンとノルアドレナリンの値を測定した（図1）．共に日中に高値を示し，夜間に低値を示す．同じような活動をしているからであろうが，その日内リズムの一様性に驚かされる．また，アドレナリンとノルアドレナリン値は高

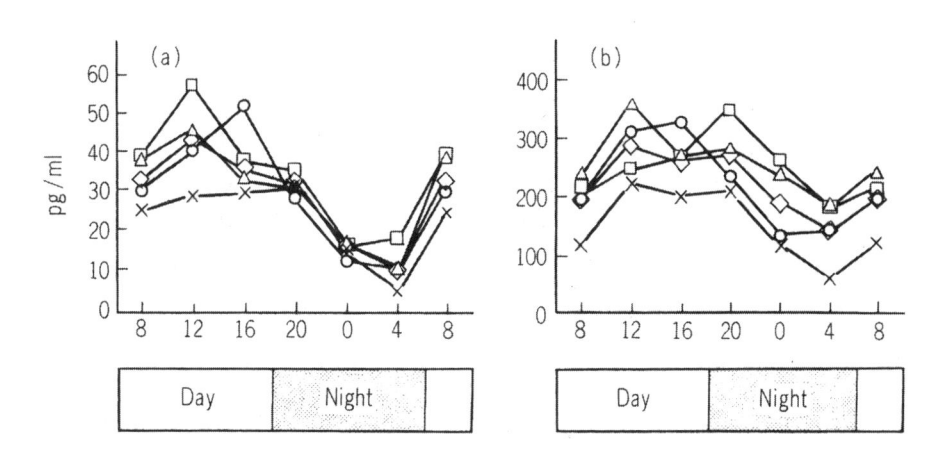

図1　血中カテコールアミン値の日内リズム．
a) アドレナリン，b) ノルアドレナリン．5名の健康成人のデータである．
右と左のシンボルは同一の人．

い人は両者が高く，低い人は両者が低いという傾向がある．重労働をしている人や，夜遅くまで仕事をしている人はこれら血中カテコールアミン値が高値を示す．また，心の悩みがある人も同様である．不眠症の人は日内リズムが乱れる．また，同じ日内リズムを持ちながら，冬は高いレベルでリズムをつくり（交感神経優位），夏は低いレベルでリズムをつくる（副交感神経優位）．

尿中カテコールアミン値と白血球分布

血中カテコールアミン値は激しい日内リズムを示すのでその人の自律神経パターンを知るためには，蓄尿して尿中に排泄されるカテコールアミンやその代謝産物を測定する必要がある．尿中のカテコールアミン代謝産物はバニリルマンデル酸（VMA, vanillyl-mandelic acid）として同定できる．交感神経緊張レベルと白血球分布の関連を知る研究を試みた（図2）．ここでは蓄尿中のステロイドホルモンの代謝産物である17-OHコルチゾール（17-OHCS）と17-ケトステロイド（17-KS）も同時に測定した．対象は病気のある人ない人を含めた成人である（n=19）．

総カテコールアミン値とVMA値と白血球中のリンパ球比率に相関が表れている（図2A）．総カテコールアミン値とVMA値が高くなるとリンパ球の比率は低く顆

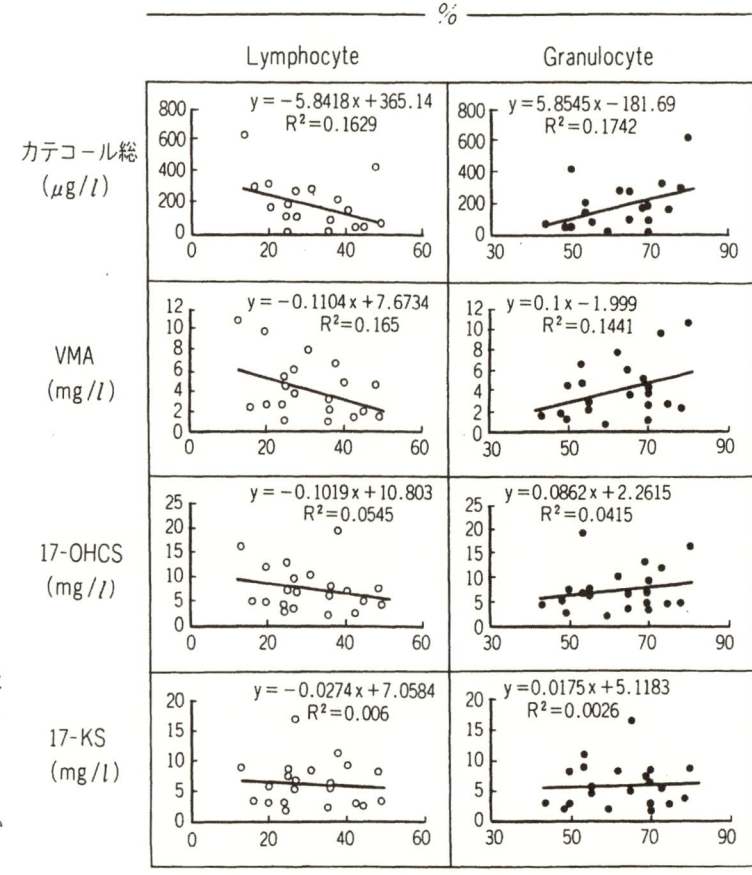

図2 尿中カテコールアミン値．ステロイドホルモン代謝産物と白血球分画との関連．
A. リンパ球と顆粒球の比率
B. リンパ球と顆粒球の絶対数
19名の成人で24時間の蓄尿を行い測定している．

粒球の比率が高くなる．つまり，交感神経緊張体調の人が顆粒球増多を示しているわけである．尿中17-OHCSも多少ではあるが白血球パターンとの関連が見られる．この高値を示す人がリンパ球比率が低く顆粒球比率が高い．交感神経緊張でストレス状態にある人達はステロイドホルモンの分泌も高いということと思われる．一方，血中17-KSと白血球パターンの関連はあまり顕著ではない．図2Bはリンパ球と顆粒球の絶対数を計算して尿中の各因子との相関を見たものである．白血球比率とほぼ同様の傾向が認められた．

　17-KSに関して西風脩は新しい概念を提唱している[4]．カテコールアミンや17-OHCSは生体の摩耗と関係していて，その人のエネルギー消費と相関を示す．しかし，生体には摩耗と修復の動的平衡の下に生を営むものであり，適応能把握は別の因子を指標とする必要があるというものである．そして，副腎皮質デヒドロエピアンドロステロン硫酸抱合体（DHEA-S）の代謝産物である17-KS-S（17-ケトステロイド硫酸抱合体）がこの指標になるとするものである．生体が適応状態にあれば17-KS-S値は低下せず，適応が破綻すればこれが低値を示すという．この図2で言えば，いずれの白血球分布のレベルでも適応と破綻が存在するのかもしれない．この新しい学説を心に留めて研究を続けたい．

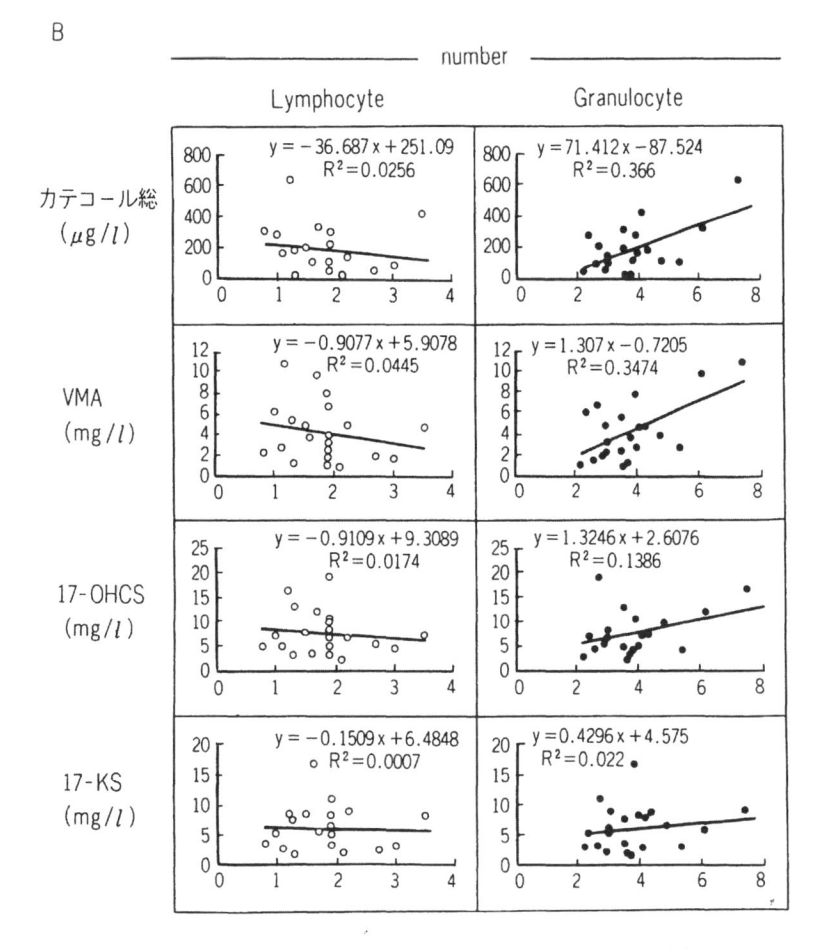

血小板と赤血球はどのように関連？

顆粒球は骨髄でつくられ，リンパ球は胸腺，腸管，肝，骨髄などでつくられている．一方，骨髄では単球，血小板，赤血球もつくられている．これまでは顆粒球とリンパ球の産生が自律神経系の影響によって逆転した支配を受けていることを明らかにしてきた[5,6]．ここでは，他の骨髄成分である血小板と赤血球が顆粒球の産生あるいは白血球総数とどのような関連を示すのかを検討した（図3）．

白血球総数や好中球数と血小板は正の相関を示した．つまり，交感神経緊張で顆粒球（主に好中球）増多を示すような体調では常に血小板増多を伴うということである．この事実はこれらの因子の性差の謎をも説明している．つまり，男性が女性に比べて，顆粒球や血小板が多いのは男性が女性より交感神経緊張体質だからである．

よく健康診断や病院の検査で白血球総数や血小板が高いことを知っても，医者も本人もこれらの値が「その人固有の値」と理解している．しかし，このような理解は不十分でその本人が働き過ぎとか心の悩みがあってストレスにさらされていて，このような値になっていると理解すべきなのである．最近，「生活習慣病」という言葉が導入されたが，医者も一般の人も食事や栄養のことばかりに注意を向けている．しかし，「生活習慣病」の本当の原因はストレスを引き起こす働き過ぎや心の悩みにあり，これが続くと交感神経が緊張して顆粒球増多，血小板増多，そして末梢の血流障害がもたらされ，ついには，これが動脈硬化の促進や組織障害，臓器不

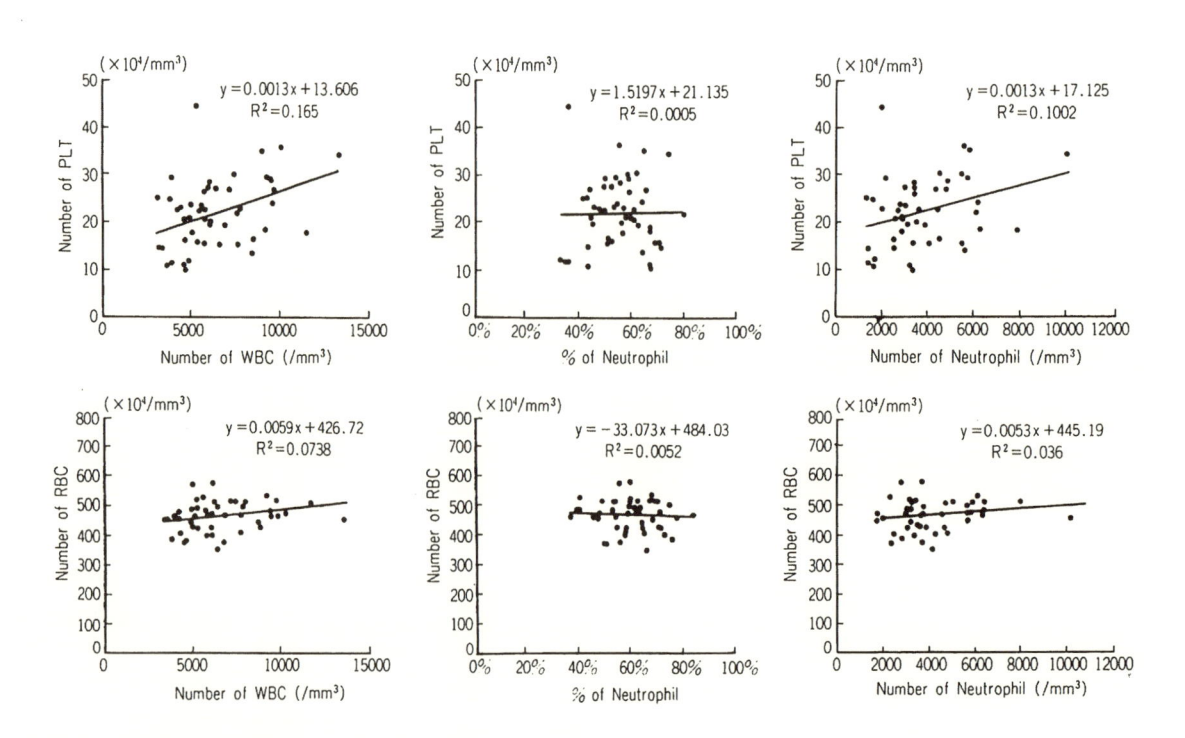

図3　白血球数や好中球数と血小板数や赤血球数との関連．

全，発癌を誘発していくのである．

赤血球も弱いが総白血球数や好中球数と多少の正の相関が認められる．交感神経刺激は酸素消費を伴うので赤血球を増加させる刺激でもある．

ここで高地トレーニングについて一言述べる．高地トレーニングはストレスばかり多くてかなりが失敗に終わることが多い．このメカニズムはいかなるものであろうか．酸素の少ない高地ではヒトは徐脈になる．長野県など高い土地の人が興奮の体調になることが少なく寿命が延びる（男性で日本第1位）のもこのせいである．同様に陸上の選手が高地に入ると徐脈がきてゆったりした体調になる．気を強くしてトレーニングに入りはするが，なんとか脈は上昇するものの息苦しく気が滅入る．休むとまた強い徐脈がきてしょんぼりする．酸素が少ない高地はむしろからだを休めたい体調になるので筋力も低下し，赤血球の上昇を伴うことはむしろまれなのである．

おわりに

生体は常に合目的反応として，白血球，血小板を必要な数だけ準備している．つまり，交感神経緊張は多細胞生物が活動をふやし，えさ取り行動を行ったり危険からのがれるための体調であるから，活動に伴って侵入してくる微生物を効率よく処理したり，傷口を速やかに塞ぐ必要がある．したがって，好中球や血小板を増加させておくことは生物が生き延びるための必須の反応だったのであろう．

しかし，人間が意識的にあるいは無意識的に，過重労働を行ったり深い悩みに直面し，これらが持続する時は，必要以上にあるいは必要がないのに好中球や血小板を多く準備しておくことになる．そして，からだの内部では組織障害，動脈硬化，血栓形成，加齢の促進，発癌などをもたらすことにつながってゆくのである．

【参考文献】

1) Tukahara A, et al.：Adrenergic stimulation simultaneously induces the expansion of granulocytes and extrathymic T cells in mice. Biomed Res 18：237-246, 1997.
2) Yamamura S, et al.：Simultaneous activation of granulocytes and extrathymic T cells in number and function by excessive administration of nonsteroidal anti-inflammatory drugs. Cell Immunol 173：303-311, 1996.
3) Moroda T, et al.：Association of granulocytes with ulcer formation in the stomach of rodents exposed to restraint stress. Biomed Res 18：423-437, 1997.

4) 西風脩, 古屋悦子：ストレスと抗コルチゾールホルモン．組織修復マーカーとしての17-ケトステロイド硫酸抱合体．産業医大雑誌 20：273-295, 1998.

5) Toyabe S, et al.：Identification of nicotinic acetylcholine receptors on lymphocytes in periphery as well as thymus in mice. Immunology 92：201-205, 1997.

6) Suzuki S, et al.：Circadian rhythm of leukocytes and lymphocyte subsets and Its possible correlation with the function of autonomic nervous system. Clin Exp Immunol 110：500-508, 1997.

自律神経と免疫の法則（23）

老人の免疫力

はじめに

　老化が進むと免疫力が低下し，病気にかかりやすくなると多くの人が理解している．しかし，筆者らが沖縄の100歳老人を100名近く調べて，その免疫系の特徴を探り出したところ，このような理解は免疫系の一面しか見ておらず，別の面から見ると老人ではむしろ免疫力が亢進しているといってもよいことがわかった．もっと正確にいうと，老人は老人にふさわしい免疫システムに転換して生命を全うしていると思われた．進化レベルの高い外来抗原向けの免疫システムを閉じて，内部異常を監視する歴史的に古い免疫システムへの転換である．

　進化レベルの高い，T，B細胞はそれぞれ胸腺や骨髄でつくられ，生後から20歳くらいまで免疫システムの主体を成す．しかし，逆に20歳以降はこれらが減少しNK細胞や胸腺外分化T細胞がしだいに数を増してくる[1]．また，NK細胞や胸腺外分化T細胞の増加とともに，白血球全体に占める顆粒球の比率が増してくる．この傾向は加齢に伴って徐々に進行し100歳老人ではその極限に至る．

　本稿では老人の免疫力の特徴をよく味わってほしい．このようなすばらしいが困難な研究は，新潟大学医学部医動物学教室の渡部久実，宮地智香子，琉球大学医学部寄生虫学教室の佐藤良也，當眞弘，琉球大学沖縄―アジア医学研究センターの秋坂真史の努力によって成し遂げられたものである．

100歳老人の末梢血白血球分布

　沖縄は南にあり気温が高いので，空気が温められ上昇気流が生じ雲が多い．このため日本の他の都市に比べて気圧が低い．気圧は寒い冬に高く暑い夏に低い年内リズムを示すが（北半球に共通），沖縄の気圧は他の日本の都市よりも低いところで年内リズムを形成している．気圧が低いことは酸素量の低下を意味し，生体はゆったりした副交感神経優位の体調で適応する．このため，沖縄の人々は生体の興奮が少なく長寿となる[2]．また，気圧の低い所（高地も含めて）に住む人々は塩分の少ない食事で済む．つまり，環境によって味覚や食事内容が影響を受けている．

　このようにして沖縄には多くの長寿者がいるが，その白血球分画はいかなる特徴を持つのであろうか．コントロールとして同じ沖縄に住む中年の人（40～60歳代の人，n=43）を調べて両者のデータを比較した（表1）．また，100歳以上の老人

表1　100歳老人の白血球数そして白血球分布，リンパ球サブセットの比率

Subjects	WBC (×10³/μl)	% Leukocyte subsets		% Positive cells					
		Neu.	Lym.	CD56⁺NK cells	CD57⁺NK cells	CD56⁺T cells	CD57⁺T cells	CD56⁻T cells	CD57⁻T cells
Middle-aged	6.3±1.7	56.8±6.8	37.2±5.0	10.9±2.0	13.2±5.6	2.9±1.2	9.5±2.0	54.8±12.2	54.1±7.7
Centenarians									
Healthy	5.7±1.7	64.5±6.1*	26.9±7.6*	43.0±4.7*	43.0±9.1*	3.7±1.2	15.3±2.8*	35.6±8.9*	28.4±6.5*
Unhealthy	5.9±1.8	63.8±7.8*	27.1±9.5*	53.9±13.4*	40.5±10.1*	2.5±1.7	19.0±5.7*	29.3±8.5*	30.9±8.9*

*p<0.05

は健康者と寝たきりの人に分けて解析した．100歳老人の白血球総数はコントロールに比べて多少低いが有意差がでるほどではない．白血球分画では，好中球の比率が増加しリンパ球の比率が低い．しかし，リンパ球の比率が25％以上の人が100歳老人の約60％あり，これには驚かされる．40～70歳代ではリンパ球の比率はほとんどが＞30％であるが，＜20％になると何らかの交感神経緊張症状を示し病気になっている人達である．交感神経緊張症状や病気の代表的なものを挙げると，疲れる，腰痛，肩こり，頭痛，便秘，不眠，高血圧，糖尿病，胃潰瘍，歯槽膿漏，痔，などである．リンパ球が＜20％の状態が長く（5～10年）続くと発癌，動脈硬化，心筋梗塞，脳卒中に至る．

　100歳老人のリンパ球サブセットの解析に移る．CD56⁺NK細胞とCD57⁺NK細胞（両者の一部はオーバーラップ）の比率の上昇が一番の特徴である．老人の免疫力はNK細胞によって発揮されていると言ってもよい．胸腺外分化T細胞のうちCD56⁺T細胞の比率に変化は無く，CD57⁺T細胞の比率がかなり上昇している．胸腺由来の通常T細胞（CD56⁻T細胞とCD57⁻T細胞）の比率が低下している．総数で見ると約半数近くに減少している．

　ここまでの結果をまとめると，100歳老人では顆粒球が増加しリンパ球が減少する白血球パターンになっていることがわかる．そして，そのリンパ球サブセットの中身を見ると，NK細胞はむしろ激しく上昇している．胸腺外T細胞と胸腺由来T細胞はゆるやかな変化である．前者が上昇し，後者が減少している．従来から，加齢と共に免疫機能は低下してゆくといわれてきたのは，このような変化のうち，リンパ球，特に，胸腺由来T細胞に注目した結果である．顆粒球，NK細胞，胸腺外T細胞の比率はむしろ増加していることに注目する必要がある．

顆粒球の機能とその加齢変化

　顆粒球は細菌の処理に無くてはならない白血球成分である．しかし，顆粒球の過剰はその放出する活性酸素により粘膜や組織を破壊する危険をはらんでいる．また，顆粒球のレベルは生体の酸化環化レベル，それによって決定する自律神経レベルを反映している．顆粒球が少な過ぎる人は1日に使用するエネルギーレベルが低

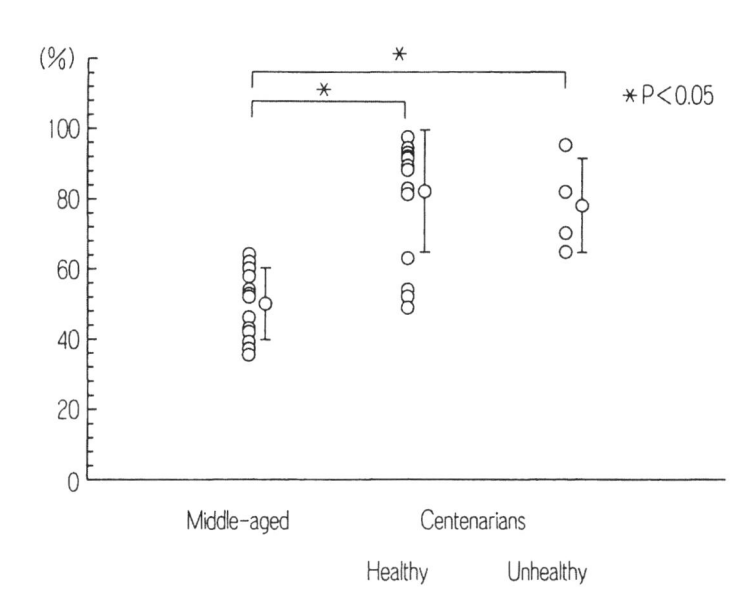

図1　100歳老人の顆粒球は貪食能力が高い.
コントロールの中年者と100歳老人から顆粒球を分離精製し，イーストによる貪食能を測定した．

い人で，極端な時はその人をうつ状態にする．このような状態は時にはC型肝炎の治療中にも医源性につくられたりする．IFNの連続使用は顆粒球をアポトーシスで死滅させ，顆粒球減少を引き起こす．そして，うつ状態を招き，時には自殺を企てる．逆に，顆粒球の多い人は，エネルギー消費の多い人で，活発な人である．いろいろな成人病を引き起こす体調でもある．

　100歳老人の顆粒球レベルは極めて高いので，老人の体調や寿命には不利に働くような気がするがその機能に変化はないのであろうか．まず，100歳老人の白血球の貪食能を調べた（図1）．中年者と100歳老人から分離した顆粒球についてイーストの貪食能を比較している．中年者に比べて100歳老人の顆粒球は貪食陽性で細胞の比率が高い．100歳老人のうちで健康者と非健康者での比率の差はない．

　次に，顆粒球をPMA刺激して起こる活性酸素の放出能を蛍光法で測定した（図2A）．単位はrelative light unit（rlu）で示してある．中年者の顆粒球に比較して，100歳老人の顆粒球は活性酸素放出能が低下していた．100歳老人の健康者でも非健康者でも同様である．PMA刺激のrluの時間経過を代表例で示した（図2B）．両者での顕著な差が明らかとなった．

　顆粒球は炎症性サイトカインであるIL-1やTNFを産生する．ここではIL-1βとTNFαの産生能を比較した（図3）．いずれのサイトカインでも100歳老人の健康者で中年者に比べて高い値を示した．特にIL-1β産生において100歳老人の健康者と非健康者で差が出たのは注目に値する．

100歳老人のIFNγ産生能

　インターフェロン（IFN）はウイルスの増殖因子として発見されたがその後の研

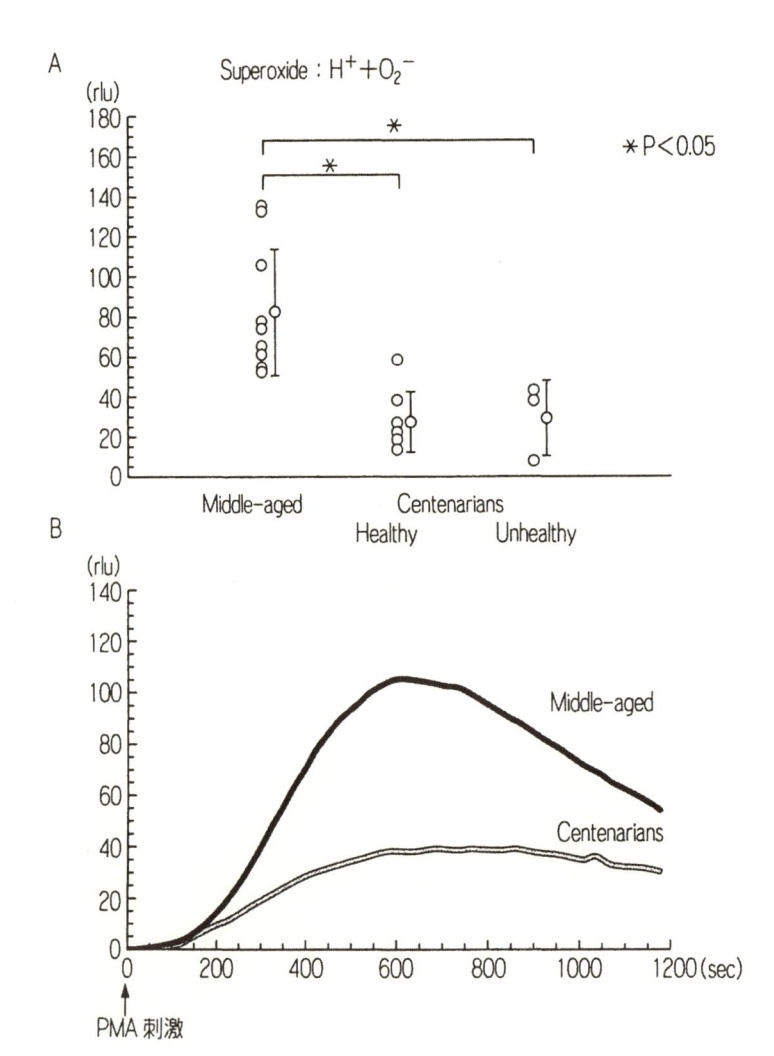

図2 100歳老人の顆粒球の活性酸素放出能力.
A. 100歳老人の活性酸素放出能は低い,
B. 活性酸素放出の時間経過. 分離精製した顆粒球をPMAで刺激し活性酸素放出を蛍光法で測定した.

究で,炎症性サイトカインの1つとしてマクロファージや他のリンパ球サブセットの活性化因子としても重要な役割を果たしていることが明らかにされた.特にインターフェロンによるマクロファージの活性化作用は重要である.いろいろな細胞内寄生する微生物や原虫との戦いでの勝利は,この活性化マクロファージによって成し遂げられると言ってもよい[3].インターフェロンの中でもIFNγは主にリンパ球によって産生されるので,この産生能を100歳老人で調べた(表2).免疫蛍光抗体法によって細胞質内のIFNγを同定することができるので多重染色法によって,NK細胞,胸腺外分化T細胞,通常T細胞ごとにその産生細胞を解析したものである.対象の中年者でまずIFNγの産生細胞の比率を見るとCD56$^+$とCD57$^+$NK細胞とCD56$^+$とCD57$^+$T細胞(胸腺外分化T細胞)でその比率が高い.しかし,比率は低いもののCD56$^-$とCD57$^-$T細胞(通常T細胞)にもIFNγ産生細胞が見られる.CD56$^+$とCD57$^+$T細胞は一部オーバーラップしているものの,オーバーラップしないものもあるので表2の通常T細胞IFNγ産生細胞中の比率は実際より

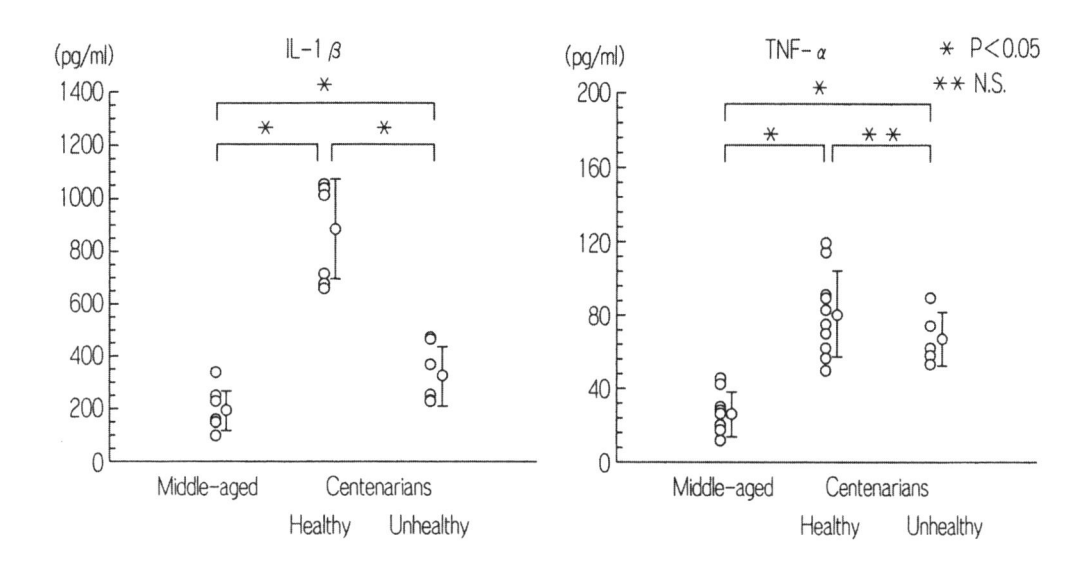

図3 100歳老人の顆粒球のIL-1βとTNFαの産生能.
A. IL-1β, B. TNFα. 分離精製した顆粒球の培養上清中のIL-1βとTNFα活性をELISA法によって測定した.

表2 100歳老人のリンパ球サブセットごとのIFNγ産生細胞の比率

Subjects	% Positive cells					
	CD56$^+$NK cells	CD57$^+$NK cells	CD56$^+$ T cells	CD57$^+$ T cells	CD56$^-$ T cells	CD57$^-$ T cells
Middle-aged	60.6 ± 5.6	52.3 ± 13.3	72.3 ± 16.2	78.6 ± 10.2	20.6 ± 1.5	24.7 ± 6.8
Centenarians						
Healthy	89.7 ± 7.8*	71.4 ± 11.2	94.1 ± 4.9*	93.9 ± 4.5*	65.2 ± 17.6*	67.4 ± 12.6*
Unhealthy	87.7 ± 3.4*	82.4 ± 6.1*	96.9 ± 1.3*	95.9 ± 1.8*	63.3 ± 11.0*	61.0 ± 13.5*

*$p < 0.05$

表3 100歳老人の血清中のIFNγ値

Subjects	Serum IFNγ (IU/ml)
Middle-aged	0.13 ± 0.05 (<0.1〜0.2)
Centenarians	0.22 ± 0.04* (<0.2〜0.3)

( )の中はレンヂを示している.
* $p < 0.05$

も高く出ている可能性がある．100歳老人ではいずれのリンパ球分画でもIFNγ産生細胞の比率が著しく上昇している．このようなリンパ球サブセットでのIFNγ産生細胞の加齢変化は実際に，血清中のIFNγ値に反映されているのであろうか．これを検討した（表3）．中年者に比べて100歳老人では約2倍の血清IFNγ値を示していた．

最近の研究で，IFNγは顆粒球のCD64抗原を上昇させその貪食能を活性化することが明らかになった[4]．ここには示さないが実際，100歳老人の顆粒球はCD64抗原の発現が高い．これは比率で見ても，その量で見ても同様であった（未発表データ）．このように100歳老人で見られたIFNγ産生能の上昇はいろいろな老人特有に出現する白血球分画を活性化し，その生体防御に当たっているものと考えられる．

おわりに

100歳老人では顆粒球，NK細胞，胸腺外分化T細胞の免疫システムに転換していた．これは若い時のリンパ球増多（その内容は，進化レベルの高いT，B細胞が主体）と対照的である．加齢による胸腺退縮は有名であるが，これは進化レベルの高いT，B細胞の免疫パターンを転換する現象の一端として理解できる．そして，加齢によって逆にNK細胞や胸腺外分化T細胞の免疫システムにスイッチしていくのである．外来抗原の認識から異常自己の認識への転換と言い換えることもできる．

加齢では上記した変化は徐々に起こるが，この変化が急激に起こると，ストレス[5]，妊娠[6]などの免疫パターンとよく似ている．可逆的な点を除くとである．

一方，顆粒球の増加もストレスや妊娠時の変化とよく似ている．しかし，今回の研究で大事な違いが認められた．顆粒球の活性においてその内容に解離が認められたからである．貪食能とサイトカイン産生能の上昇と同時に，活性酸素産生能の低下が認められたからである．急性ストレスなどで増加した顆粒球は，その活性酸素放出能によって粘膜破壊や臓器障害をもたらすことがあるが，この反応が百歳老人では見られない．それにもかかわらず，貪食能とサイトカイン産生能は上昇しているので，老人に必要な細胞内寄生微生物や原虫感染への抵抗性はむしろ増強されていると考えられる．

【参考文献】

1) Miyaji C, et al.：Numerical and functional characteristics of lymphocyte subsets in centenarians. J Clin Immunol 17：420-429, 1997.
2) Abo T, et al.：Environmental factors affecting the life span of men and women. Biomed Res 18：265-271, 1997.
3) Suzuki Y, et al.：Interferon-γ: the major mediator of resistance against Toxoplasma gondii. Science 240：516-518, 1988.
4) Klebanoff S J, et al.：Effects of γ-interferon on human neutrophils: protection from deterioration on storage. Blood 80：225-234, 1992.
5) Moroda T, et al.：Association of granulocytes with ulcer formation in the stomach of rodents exposed to restraint stress. Biomed Res 18：423-437, 1997.
6) Kimura M, et al.：Synchronous expansion of inter-mediate TCR cells in the liver and uterus during pregnancy. Cell Immunol 162：16-25, 1995.

自律神経と免疫の法則（24）

内分泌攪乱物質の免疫系への影響

はじめに

　内分泌攪乱物質（endocrine disrupting chemicals）（または環境ホルモン）やダイオキシン類（dioxin family）が免疫系にどのような働きをするのであろうか．これまでの研究に加えて，ヒトや動物でさらに詳細に調べてゆく必要がある．その手始めに，マウスに代表的な上記物質を投与し免疫系に対する影響を観察した．それぞれのグループで一定の傾向が見られたので，その結果を述べ考察を加えた．このようなデータは，今後自然界でヒトや動物の体内に入った内分泌攪乱物質やダイオキシン類の影響を知ろうとする時に大いに役立つものと期待している．

使用した内分泌攪乱物質とダイオキシン類

　いずれの物質もマウスの飲料水に溶かして投与している（図1）．内分泌攪乱物質の代表として 2, 2-Bis（4-hydroxyphenyl）-propane（ビスハイドロオキシフェニル－プロパン，Bisphenol A）と Benzyl n-Butyl Phthalate（ベンジル n－ブチルフタレート，BBP）を使用した．投与量は環境ホルモンとしてマウスの生殖系

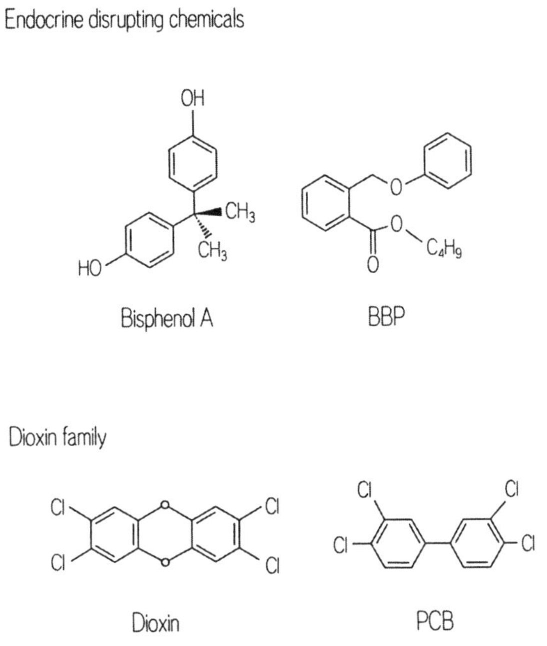

図1　本研究で使用した内分泌攪乱物質とダイオキシン類．

に影響を与える濃度にした（6mg/day/mouse）．この濃度で免疫系にどのような変化を与えるのであろうか．

ダイオキシン類（dioxin family）として 2, 3, 7, 8-Tetrachlorodibenzo-p-dioxin（テトラクロロジベンゾ－パラ－ジオキシン，ｄｉｏｘｉｎ）と 3, 3', 4, 4'-Tetrachlorobiphenyl（テトラクロロビフェニル，PCB）を使用した．これらは脂溶性で水に溶けにくいので DMSO で可溶化しマウスの飲料水に溶かしている（100ng/day/mouse）．いずれも 2 週間飲ませて免疫系に対する影響を見ている．

内分泌攪乱物質と免疫

リンパ球は肝，胸腺，脾臓，骨髄から採取している（図2）．肝の非実質細胞はクッパー細胞とリンパ球から成るが，筆者らの用いているパーコール法（35% Percoll + 100u/ml heparin）ではほとんどリンパ球のみが回収される[1]．一方，骨髄はリンパ球の他ミエロイド系の細胞も入っている数である．

Bisphenol A と BBP も，採れるリンパ球や白血球数（骨髄の場合）には，コントロールグループに比較して大した差は認められなかった．いろいろなストレスは胸腺を萎縮させることが多いが，Bisphenol A と BBP もそのような作用は見られず，むしろ Bisphenol A は胸腺細胞数を増加させる傾向にあった．

次にリンパ球サブセットや顆粒球（骨髄中のミエロイド系細胞の大半を占める）の分布を調べた（図3）．4種類の組み合わせで二色蛍光抗体染色を行いセルアナ

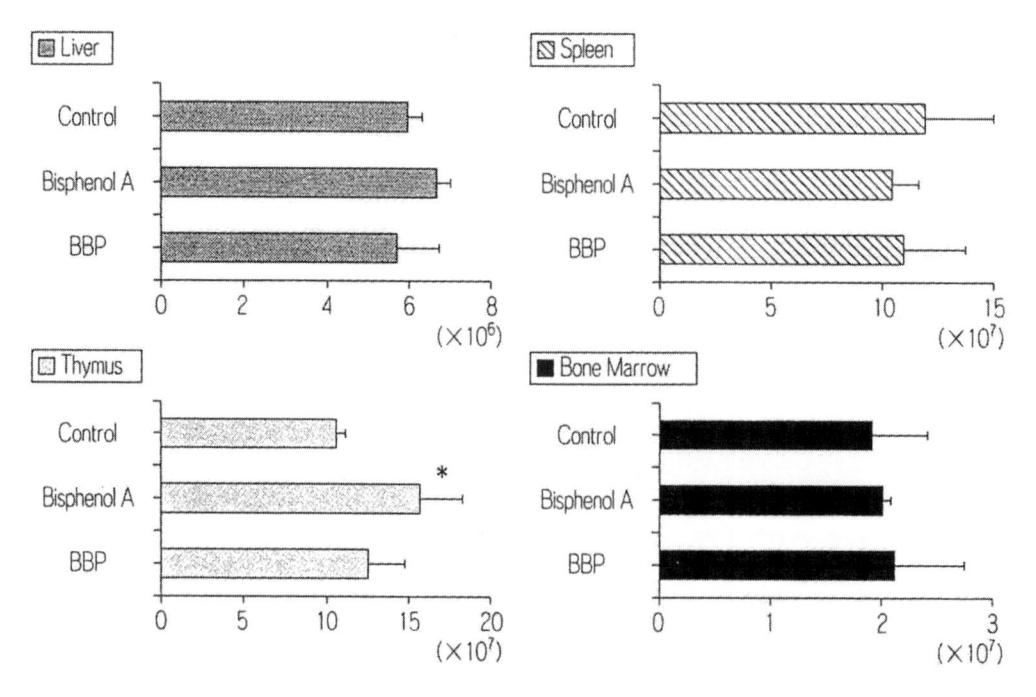

図2　Bisphenol A と BBP 投与による各種免疫臓器における白血球数，リンパ球数の比較．
上記物質を2週間投与し，肝，胸腺，脾，骨髄からリンパ球を採取した．n=6

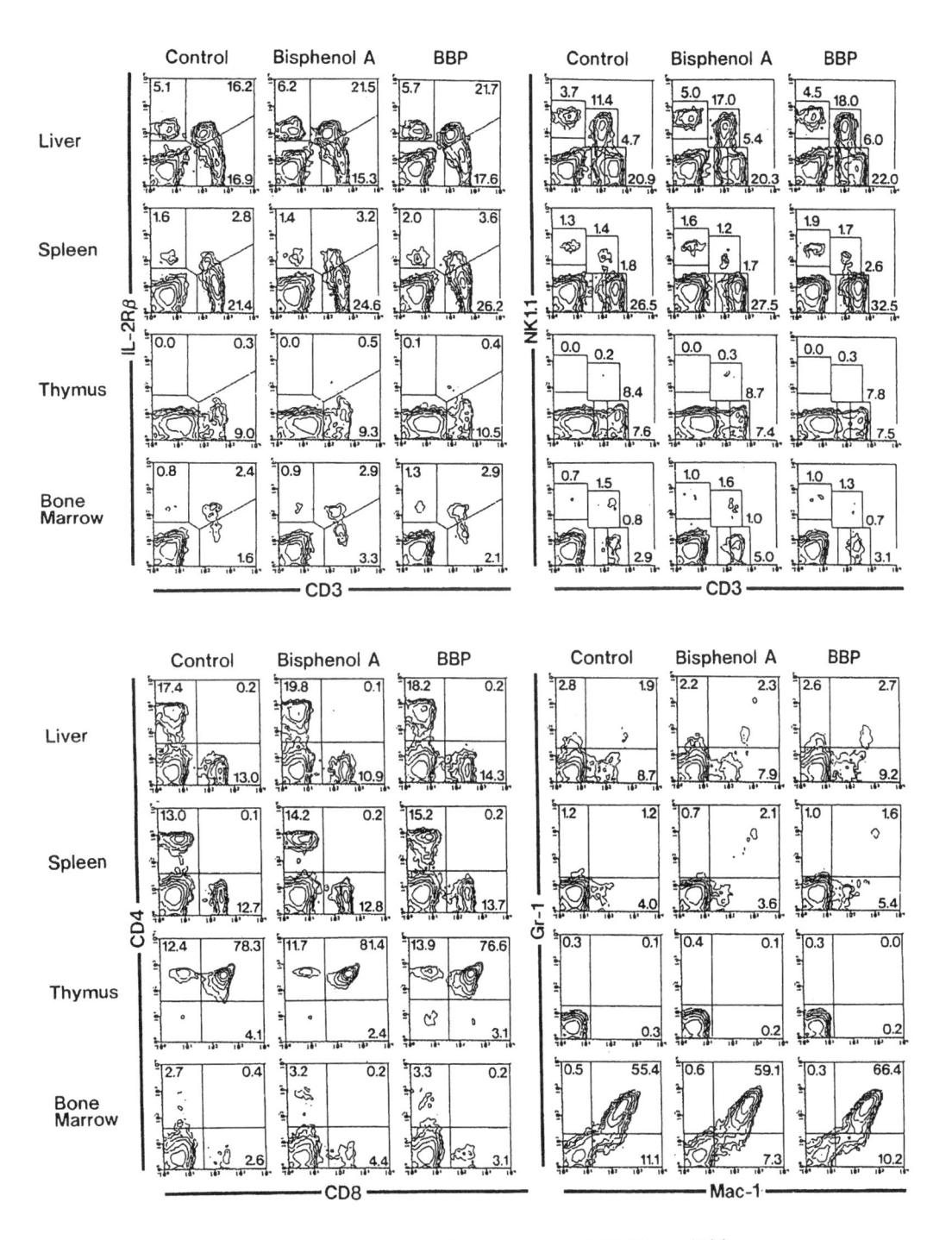

図3 BisphenolAとBBP投与によるリンパ球サブセットと白血球分画の解析.
各種物質を2週間マウスに投与し，図に示したような組み合わせで二色免疫蛍光抗体法を行った．

ライザーで解析している．CD3とIL-2Rβの染色では，NK細胞（CD3$^-$IL-2Rβ$^+$），胸腺外分化T細胞（CD3^{int}IL-2Rβ$^+$），通常T細胞（胸腺由来T細胞，CD3^{high}IL-2Rβ$^-$）を同定できる[2]．図3に示すように（コントロールマウス参照），肝にはNK細胞と胸腺外分化T細胞が多い．脾には通常T細胞が多い．胸腺は通常T細胞の

分化の場所なのでCD3⁻→CD3^{dull}→CD3^{high}（いずれもIL-2Rβ⁻）の成熟課程が認められる．図3で見た限り，Bisphenol AとBBPの影響はいずれの臓器にも見られないといってよい．あえて挙げるとCD3^{int}IL-2Rβ⁺の胸腺外分化T細胞が肝で少し増加している．Bisphenol AでもBBPでも同様である．

胸腺外分化T細胞にはNK1.1⁺とNK1.1⁻の二つのサブセットが存在する[2]．このうちNK1.1⁺のものはNKT（natural killer T）細胞として有名になっている．CD1（monomorphic MHCの一つ）にα-galactosylceramideなどの糖脂質を入れて認識する[3]．肝の胸腺外分化T細胞（CD3^{int}IL-2Rβ⁺）のうち60〜80％がNKT細胞である[2]．CD3とNK1.1の二色染色によりこのNKT細胞が同定されるが，Bisphenol AとBBPによってこの分画の比率が肝で増大している．

CD4とCD8の二色蛍光染色を次に示す．CD4とCD8の分布に変化があるとこの染色でわかるのだが，特に変化は認められない．また，胸腺にはCD4⁺8⁺のdouble-positive（DP）細胞が約80％ある．生体にストレスが加わると胸腺の萎縮とともにこの分画の比率の低下が出現するのであるが，そのような影響は見られていない．

図3の最後にMac-1とGr-1の二色蛍光染色を示した．Mac-1⁺Gr-1⁻はクッパー細胞やマクロファージを示し，Mac-1⁺Gr-1⁺のものは顆粒球を示す．骨髄の顆粒球に注目してほしい．Bisphenol AとBBPの投与群で顆粒球の比率の上昇が認められた．

以上の内分泌攪乱物質の影響をすべてまとめると1）肝でのNKT細胞の増加，2）骨髄での顆粒球の増加，の2つが認められたことになる．NKT細胞や顆粒球は膜上にadrenergic receptorを保有し，カテコールアミンやアルコール，その他の酸化力を持つ物質で直接活性化する[4]．Bisphenol AとBBPにもこのような働きがある可能性が示唆される．一方，NKT細胞は抗腫瘍活性や免疫調節作用を持つが，特にはその自己応答性によって再生上皮細胞を攻撃したりする．その結果逆に発癌を促したり自己免疫疾患を誘発することもある[5]．

顆粒球は細菌処理に欠かせない大切な白血球成分の1つであるが，過剰な活性化は回りの組織に活性酸素を振りまき，動脈硬化を引き起こし，加齢現象を促進させる[6]．

NKT細胞や顆粒球の増加のメカニズムを次に検討した．これらの白血球は膜上にアドレナリン受容体を持ち，交感神経刺激で活性化するので，血中のカテコールアミン値を測定した（図4）．Bisphenol AとBBPの投与後にアドレナリン，ノルアドレナリン，ドーパミンの上昇が見られた．特にBisphenol Aの影響が大きい．

ダイオキシン類と免疫系

ダイオキシン類は水に難溶で，生体に入る量も限定しているのでマウスへの投与

図4 Bisphenol AとBBP投与後の血中カテコールアミン値.
上記物質を2週間投与後,血中のアドレナリン,ノルアドレナリン,ドーパミンの値を測定した.

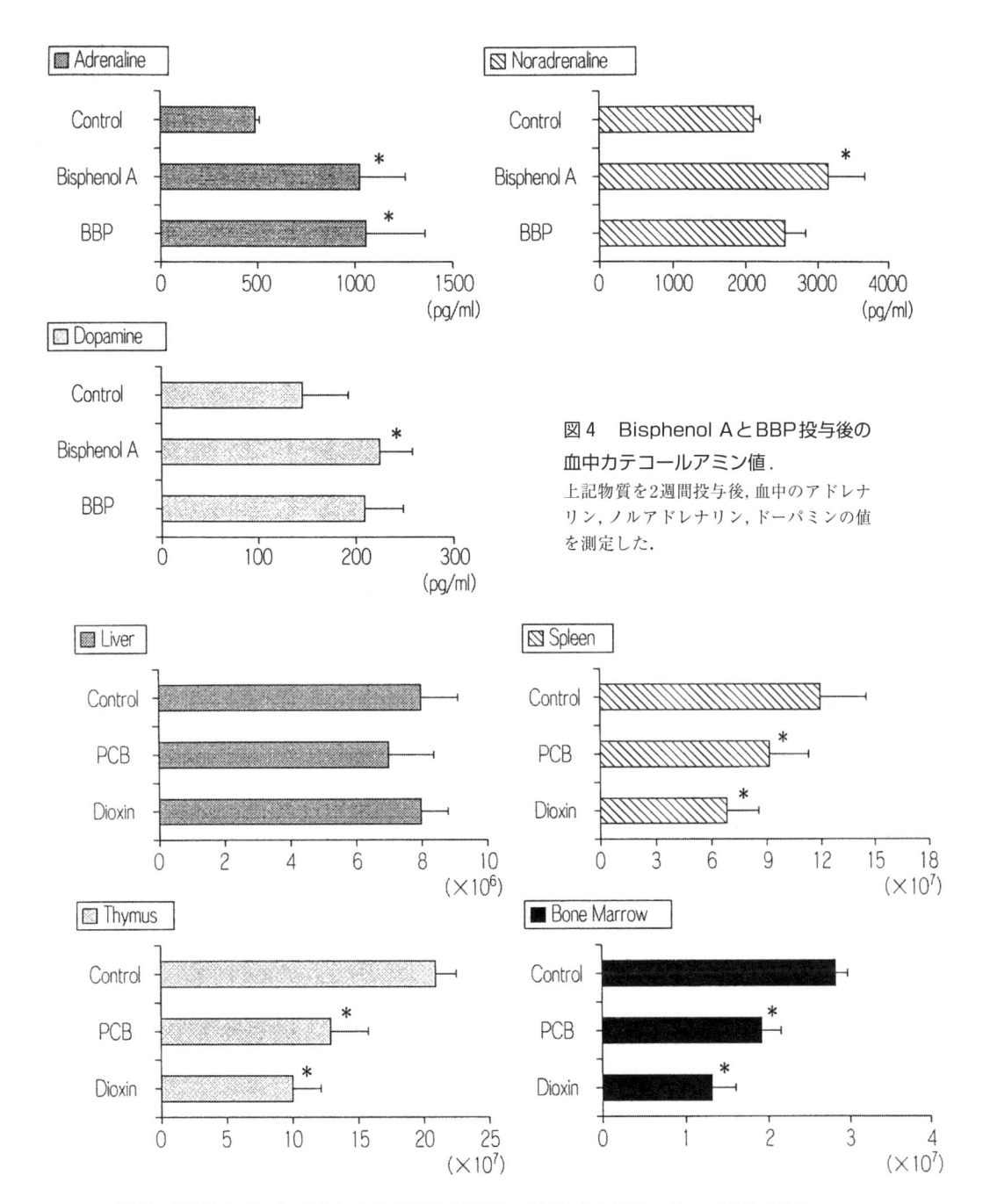

図5 PCBとdioxin投与による各種免疫臓器における白血球数,リンパ球数の比較.
上記物質を2週間投与し,肝,胸腺,脾,骨髄からリンパ球を採取した.n=6

も内分泌攪乱物質に比べて微量にしてある.しかし,脂肪に溶けて体内に蓄積されてくるので長い期間にわたるとなんらかの免疫系への影響があらわれてくるのではないかと思われた.dioxinの免疫系に対する影響に関する論文も既にいくつかある[7-10].

まず,PCBとdioxinを2週間飲料水にまぜて投与し,各種免疫臓器から採取さ

れる白血球数（肝，胸腺，脾ではほとんどがリンパ球）を比較した（図5）．肝以外のすべての臓器で白血球が減少していた．特に，dioxinでその影響が顕著であった．胸腺と骨髄への影響は何を意味するかというと，胸腺内でのT細胞分化経路の抑制と，骨髄でのミエロイド系細胞の分化抑制が考えられる．

次に，リンパ球サブセットと白血球分画（骨髄で重要）の同定に移った（図6）．CD3とIL-2Rβ染色から見ていこう．正常マウスの肝に多いNK細胞（CD3$^-$IL-2Rβ^+）や胸腺外分化T細胞（CD3^{int}IL-2Rβ^+）の比率には変化は認められない．肝での通常T細胞の比率がPCBとdioxin投与群で多少増加している．他に変化は見られない．

CD3とNK1.1の染色で，肝のNKT細胞に注目したが特に変化は見られない．CD4とCD8の染色でhelper T細胞とcytotoxic T細胞の比率に注目した．特に変化は認められない．

最後にMac-1とGr-1の染色での顆粒球（Mac-1$^+$Gr-1$^+$）の比率に注目した．PCBとdioxinでこの顆粒球の比率が多少増加していた．

以上のPCBとdioxinの結果を総合して考察すると，特定のリンパ球サブセットを抑制したり活性化している傾向はなく，むしろ全体的に胸腺の退縮を促進し，骨髄機能を抑制しているということができる．ある意味では加齢現象とよく似た反応である．

加齢現象もやはり交感神経の緊張によって促進されるので，これらのマウスの血中のカテコールアミン値を測定した（図7）．アドレナリンとドーパミン値の上昇が見られている．

これまで報告されたデータとの比較

内分泌攪乱物質であるBisphenol AとBBPそしてこれらの関連物質がエストロゲン様の作用を示しヒトや野生動物の精子数を減少させる現象がよく知られている[11]．ここで使用したBisphenol Aは缶詰の被覆から溶け出す物質として話題になった．エストロゲンや合成エストロゲンは生殖器官への影響の他，ほとんどの生体細胞中に多少は存在するエストロゲンレセプターやステロイドホルモンレセプターを刺激し，これら細胞の代謝経路を非特異的に刺激し発癌を促進することなどが予測されている．

これまで報告された内分泌攪乱物質の免疫系への影響について一定のものはないように思われる．内分泌系，神経系と免疫系は，最近の研究でそれぞれが密接に関連していることがわかってきている．このことから内分泌攪乱物質も免疫系に影響を与えないはずがないという考察が多かった．本研究の結果もある意味ではこれらの考察に多少関連している．そもそもエストロゲンは進化レベルの高いT, B細胞

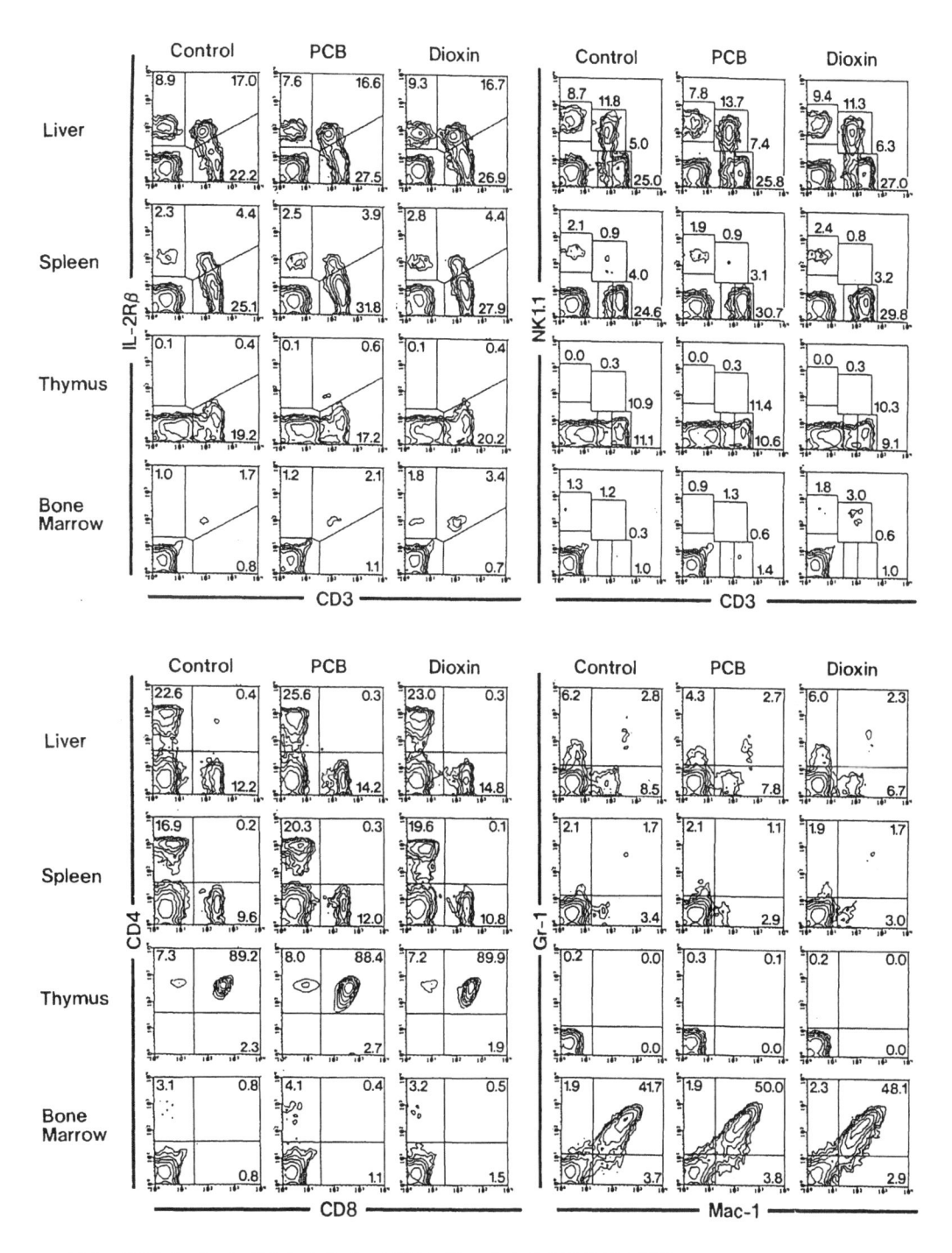

図6 PCBとdioxin投与によるリンパ球サブセットと白血球分画の解析.
各種物質を2週間マウスに投与し,図に示したような組み合わせで二色免疫蛍光抗体法を行った.

系は抑制して,NK細胞,NKT細胞,顆粒球を増加させることで,妊娠特有の免疫反応をつくり出している[12,13].もう少し具体的にいうと,胎児は父親のMHCを発現するので母親に拒絶される危険性がある.しかし,直接胎児が母親と接してい

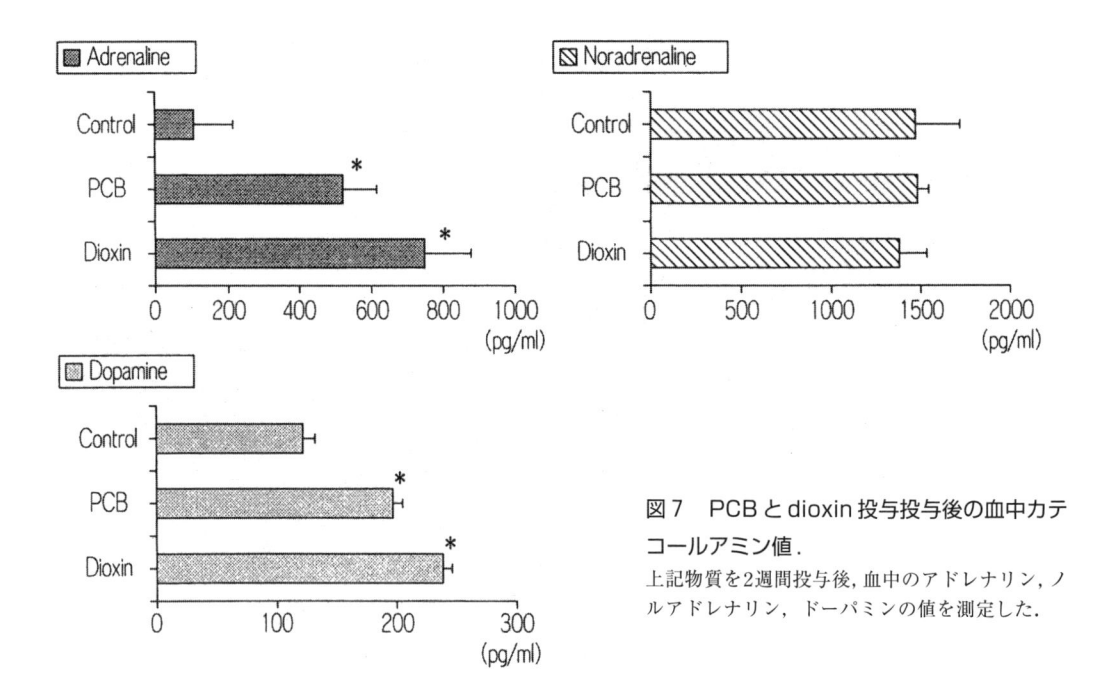

図7 PCBとdioxin投与投与後の血中カテコールアミン値.
上記物質を2週間投与後, 血中のアドレナリン, ノルアドレナリン, ドーパミンの値を測定した.

る胎盤のトロフォブラストはMHC（−）で拒絶の対象とはならない．しかし，逆に増殖中の胎児細胞が母体に迷入する危険性がある．このため，エストロゲンや交感神経系の刺激で子宮内膜に，NK細胞，胸腺外分化T細胞，顆粒球をふやして迷入をふせいでいるのである．

このような妊娠と類似した免疫現象が弱いながら，内分泌攪乱物質によってもたらされているといえる．今後は，ヒトで同様の免疫パターンが誘導されているかを調べる予定でいる．

次に，ダイオキシン類の報告とこの論文との結果について考察する．カネミ油症事故ではPCBで汚染された米ヌカ油でクロルアクネに苦しんだことが報告されている[14,15]．この反応はクロム分子による生体刺激で顆粒球が誘導され皮膚や粘膜の組織破壊が引き起こされた現象と考えている．本研究の結果でもわかるように，胸腺や脾，そして骨髄でのリンパ球や白血球の減少にもかかわらず，顆粒球のみはむしろ比率で増加傾向になっていたからである．農薬はこのグループに属するので，農薬汚染との関連でヒトのデータを追求していくことを計画している．

dioxinはごみの焼却施設などから発生し，大気汚染や土壌汚染から我々の体内に取り込まれることが知られている[11]．特に，脂肪組織に蓄積されていく．しかし，母乳から大量に排泄され新生児がこれを取り込む経路が有名である．そして，新生児のCD4/CD8比などに影響を与える報告がある[16,17]．今回の筆者らの研究では成体マウスへの投与ゆえであろうかこのようなCD4/CD8比への影響をつかまえることはできなかった．新生児への母乳経路の研究を，マウスやヒトで調べてゆく必要

表1 内分泌攪乱物質の免疫系への影響

使用したもの	性　質	免疫系への作用	類似パターン
Bisphenol A BBP	環境ホルモン	胸部外T（NKT）細胞の増加 骨髄での顆粒球増多	ストレス エストロゲン投与
Dioxin PCB	ダイオキシン類	胸腺退縮 骨髄抑制	老化

があると考えている．

おわりに

　内分泌攪乱物質やダイオキシン類の免疫系への影響を調べる必要があると思い研究を行った．マウスの飲料水に入れて2週間という比較的短い期間の投与にもかかわらず，それぞれの物質で免疫系への影響を捕らえることができた．特に，エストロゲン類似の作用があると考えられている内分泌攪乱物質は，エストロゲンの引き起こす免疫系への作用を踏まえて研究しなくてはならない．エストロゲンは妊娠免疫成立のためにNK細胞，胸腺外分化T細胞，顆粒球を活性化するのが本体である．そして，本研究によって内分泌攪乱物質で免疫系に対するエストロゲン様の作用を確認できた．一方，塩素分子を測鎖にもつダイオキシン類はその投与量の少なさにもかかわらず，かなりの胸腺の退縮促進と骨髄機能抑制が誘導された．これらの反応は老化促進現象とよく似ている．これらの本研究の結果をまとめ表1として挙げた．これらすべての内分泌攪乱物質には投与後，交感神経緊張を示す血中カテコールアミン値の上昇が見られた．生体系へのストレス刺激といってもよい．筆者らも含めて，この分野の研究の取り掛かりのきっかけになれば幸いと考えている．

【参考文献】

1) Tsukahara A, et al. : Hepatology 26 : 301-309, 1997.
2) Watanabe H, et al. : J Immunol 155 : 2972-2983, 1995.
3) Kawano T, et al. : Science 278 : 1626-1629, 1997.
4) Suzuki S, et al. : Clin Exp Immunol 110 : 500-508, 1997.
5) Abo T, et al. : Natural Immunity 14 : 173-187, 1995.
6) Tsukahara A, et al. : Biomed Res 18 : 237-246, 1997.

7) Holladay SD, et al. : Teratology 44 : 385-393, 1991.
8) Dooley RK, et al. : Immonopharmacology 16 : 167-180, 1988.
9) Thomas PT, et al. : Drug Chem Toxicol 2 : 77-98, 1979.
10) Neubert R, et al. : Arch Toxicol 64 : 345-359, 1990.
11) 日本化学会編：ダイオキシンと環境ホルモン，1-181，東京化学同人，1998.
12) Kimura M, et al. : Cell Immunol 162 : 16-25, 1995.
13) Narita J, et al. : Cell Immunol 185 : 1-13, 1998.
14) 奥村恂，他：福岡医誌 60 : 440-448, 1969.
15) Masuda Y, et al. : Amer J Ind Med 5 : 31-44, 1984.
16) Nagayama J, et al. : Chemosphere 37 : 1781-1787, 1998.
17) Nagayama J, et al. : Organohalogen Compounds 33 : 440-445, 1997.

自律神経と免疫の法則（25）

妊娠前の免疫状態と不妊

はじめに

妊娠免疫の本体は 1）胎盤は polymorphic MHC 抗原（移植の拒絶抗原）を発現していないので母親から拒絶されない，2）増殖し続ける胎児組織が母体に迷入する危険を防ぐために，子宮脱落膜に顆粒球，NK 細胞，胸腺外分化 T 細胞を増やしておく，3）これら白血球を増やす力は，母体の交感神経緊張状態と胎盤から分泌されるエストロゲンによる，というものである[1]．

特に，adrenergic receptor を保有する顆粒球，NK 細胞，胸腺外分化 T 細胞は，母体の交感神経過剰反応によって増え過ぎることがある．これが，高血圧などの交感神経緊張症状を出しながら，自己の腎障害を引き起こしたり，胎児を攻撃するメカニズムとなるのである．

では次に，妊娠前の免疫状態は性サイクルに従ってどのように変化し，どのような場合に妊娠の破綻，つまり不妊現象が引き起こされるのであろうか．本論文ではこれらの問題をとり上げた．マウスとヒトのデータで構成されている．

性サイクルと子宮内白血球

マウスは4日で性サイクルが完了する．これを発情間期（dioestrus 1, 2），発情前期（proestrus），発情期（oestrus），発情後期（metoestrus）に分けて，血中のエストラジオール値と子宮内白血球数を測定し，両者の関係を調べた（図1）．発情前期から発情期にかけてエストラジオール値が上昇し，それと平行して子宮内の白血球数が増加していく．

その後，発情後期には両方の値が低下していく．これは受精が行われず子宮への卵の着床の必要性が無くなったために，月経（menstruation）によって，肥厚した子宮粘膜とそこにある白血球が脱落して行ったものである．

このような性サイクルで起こる子宮内白血球の変化と全身の白血球の変化はどのような関係になっているのであろうか．肝，胸腺，脾臓，骨髄で総白血球数を測定し，性サイクルと合わせて変化を見た（図2）．肝の白血球数のリズムは子宮の白血球数のリズムと逆転していた．他の臓器でも子宮のリズムとは移相がずれていた．すべての臓器において性サイクルに伴ったリズム自体は存在するので，エストロゲンその他の性ホルモンやマウスの活動の変化がこのような臓器ごとのリズムを

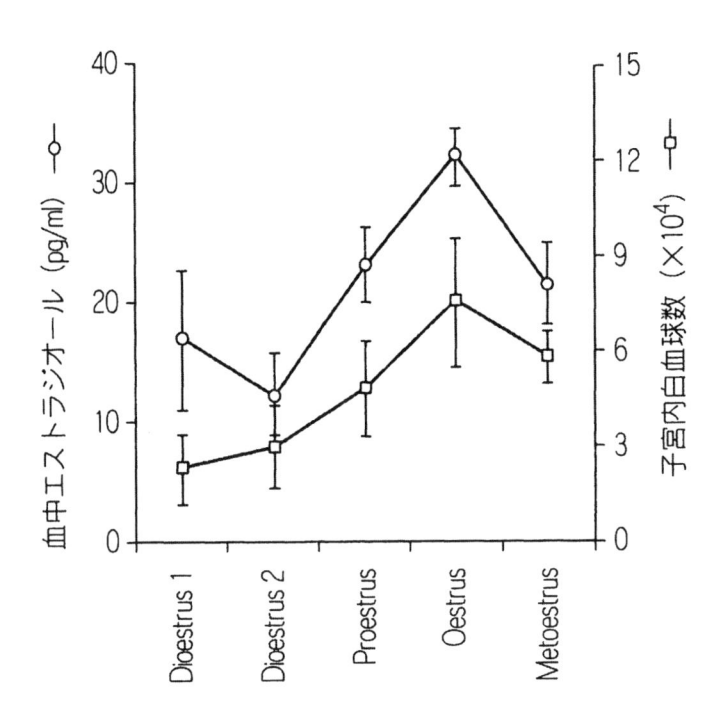

図1 マウスの性サイクルと子宮内白血球.
血中エストラジオールと子宮内白血球数は平行して動いている.

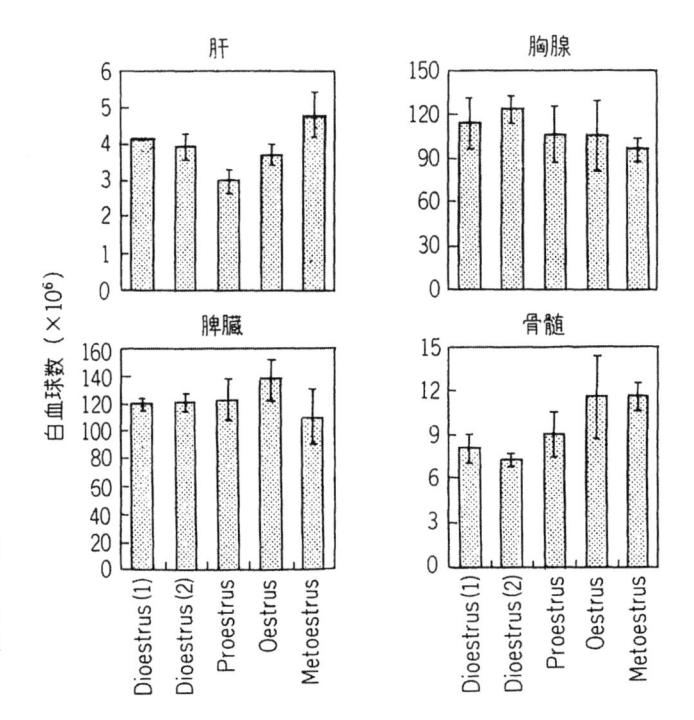

図2 マウスの性サイクルと各臓器の白血球数の変化.
性サイクルに伴って，各臓器の白血球数はリズムを持って変化するが，子宮内白血球数のリズムとは移相が一致していない.

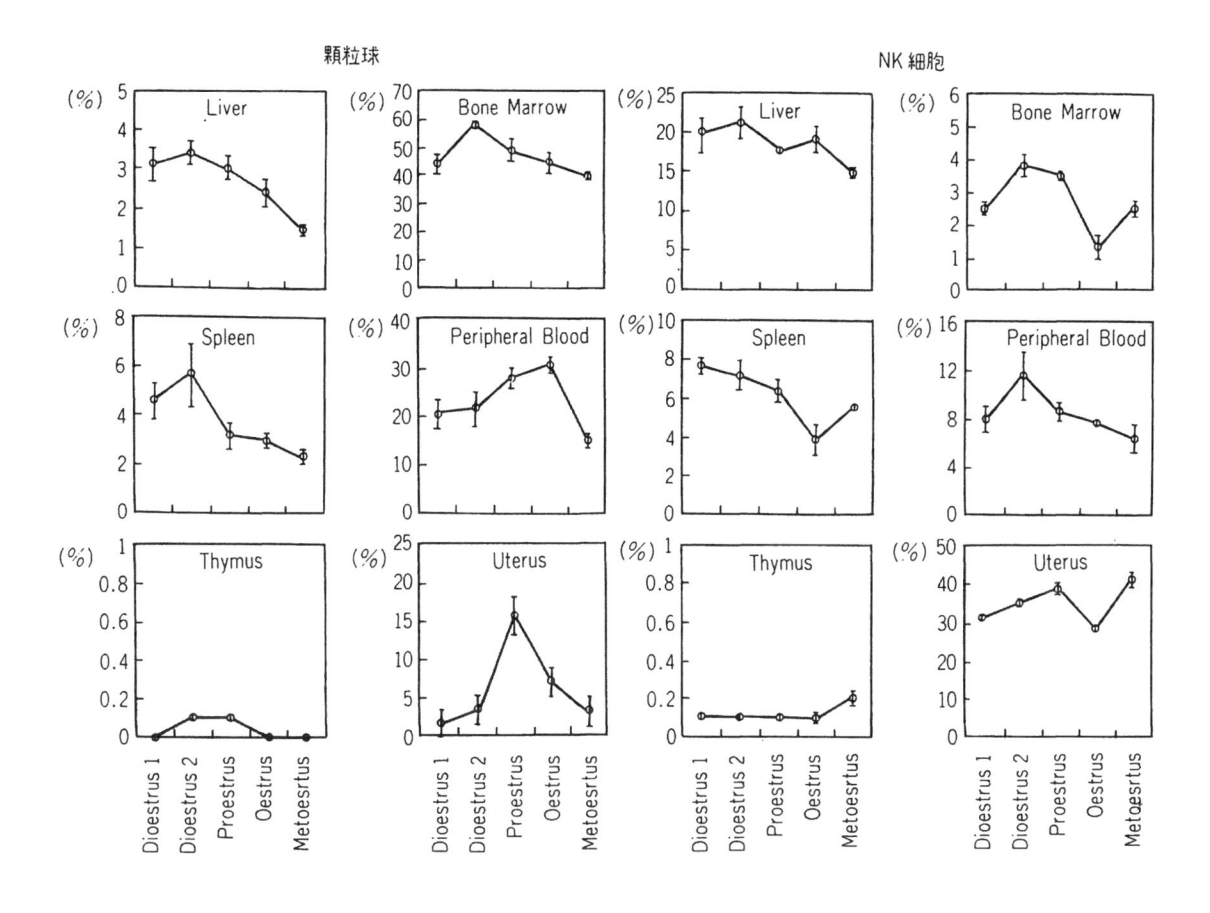

図3 マウスの性サイクルと各臓器における顆粒球とNK細胞の比率のリズム．
発情間期から発情前期において，多くの臓器で顆粒球とNK細胞の比率が増加するリズムを示している．

形成しているものと考えられた．

　もう少し具体的に，性サイクルに伴った各臓器にみられる白血球のリズムを理解するために，白血球中で多くを占める（特に子宮において）顆粒球とNK細胞を同定して，そのリズムを観察した（図3）．顆粒球とNK細胞の同定は蛍光抗体法によって行い，それぞれMac-1$^+$Gr-1$^+$細胞，NK1.1$^+$CD3$^-$細胞として検出している[2]．

　顆粒球に限定すると，肝（Liver），骨髄（Bone marrow），脾臓（Spleen）では発情間期に比率が増加し，その後，発情前期での顆粒球増多が子宮（Uterus）や胸腺（Thymus）で見られている．最後に，発情期と発情後期に末梢血（Peripheral blood）で顆粒球比率の増加が見られた．

　NK細胞の比率の変化も，顆粒球の比率の変化とよく似ている．肝，骨髄，脾臓，末梢血，子宮において，発情間期から発情前期にかけてNK細胞の比率の増加が認められる．NK細胞が圧倒的に多い臓器は肝と子宮である．

　これらをまとめると，発情前期から発情期の子宮内膜の肥厚する時期に，この部位で白血球総数が増加し，特にその増加の内容が顆粒球とNK細胞によるものだと

いうことがわかる．以上のマウスの実験は新潟大学医学部第二内科の成田淳一氏によってなされたものである．

ヒトの不妊症，子宮内膜症と顆粒球

エストロゲンは直接または交感神経刺激を介して顆粒球やNK細胞を増加させる[3]．マウスの実験で見られたように，性サイクルで子宮の内膜がエストロゲンによって肥厚した時，ここに顆粒球やNK細胞を集めておくことは生理的な反応といえる．言い換えると，妊娠中に起こるのとよく似た反応が，弱い形で性サイクルによって起こっていると理解することができる．

もし，妊娠前であっても，このような顆粒球やNK細胞が増加する反応が過剰に生体に起こった時は，着床卵の拒絶などという妊娠に不利な現象が引き起こされる可能性が考えられる．この点を次に検討した（図4）．不妊症の患者（A）と子宮内膜症の患者（B）をそれぞれ30名と20名調べている．年齢を合わせた健康人（20〜40歳までの女性）のデータもコントロールとして掲げた（20名）．これらの研究は福島県喜多方市にある有隣病院産婦人科の川田信昭氏との共同研究によるものである．

不妊症の患者では白血球総数が多い傾向があり，その内容は顆粒球増多によるものであった（$p<0.05$）．逆に，リンパ球は減少している．程度は弱いものの同様の傾向が子宮内膜症の患者でも認められた．

白血球の顆粒球増多は交感神経緊張によってもたらされるので，不妊症や子宮内

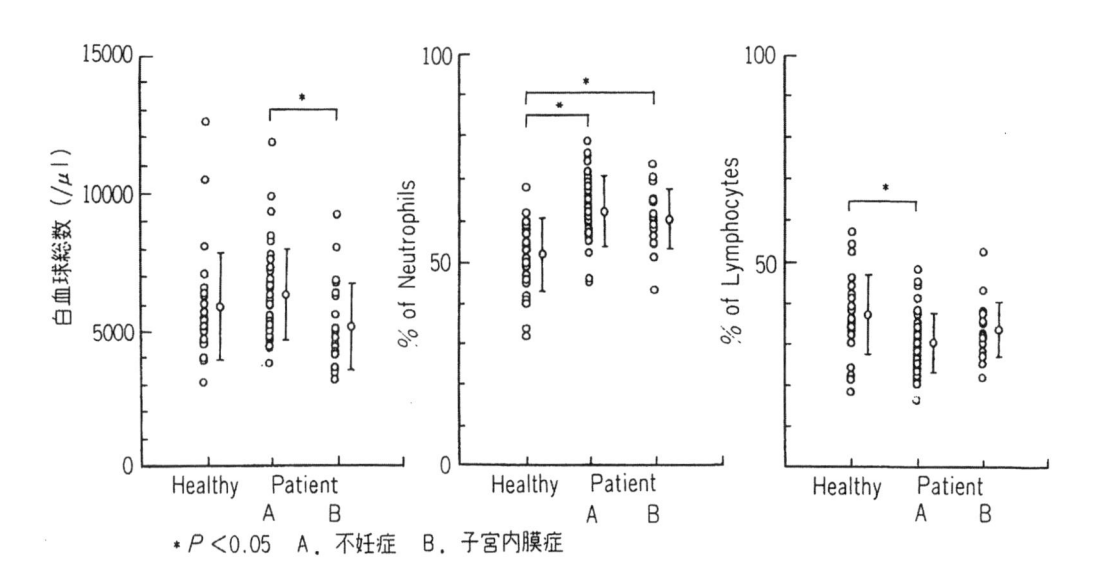

*$P<0.05$ A．不妊症 B．子宮内膜症

図4 不妊症や子宮内膜症患者の白血球とその分画．
不妊症と子宮内膜症の患者から血液を採取し，白血球総数と顆粒球とリンパ球の比率を測定した．年齢を合わせた健康女性の値をコントロールとして示した．

膜症の患者はこのような自律神経系の片寄りがあるものと推察される．その原因として考えられるものは，働き過ぎ，不規則な生活，心の悩み，やせ過ぎや肥満，アトピー性皮膚炎などに対してステロイド療法を行っている，冷え性などの交感神経緊張体質が考えられる．もし，原因が明らかな場合はその原因を除く必要がある．

なぜ交感神経緊張が不妊症や子宮内膜症をもたらすのか

交感神経緊張をつくる原因はすでに述べたが，この交感神経緊張がどのように不妊症や子宮内膜症につながってゆくのであろうか．それを考察したい．

交感神経緊張が短時間続く時は，元気がでるという体調で，仕事がはかどるなどよいことが多い．しかし，この状態が長く続き過ぎると，いつも疲れている，不安だ，胃の調子が悪い，便秘がち，眠れない，肩こり，手足が冷えるなどの不快な症状が出現してくる．そして，生体内では血流障害と顆粒球増多が生じている[4]．

このようにして交感神経緊張持続で生じた血流障害や顆粒球増多は，まず全身の粘膜に顆粒球を主体とした炎症を引き起こし，それに治癒反応としてリンパ球の反応が続く．そして，これらの反応がくり返される．特に，治癒反応はアセチルコリンやプロスタグランジン分泌を伴い痛みや発熱を生じる．

全身反応としてこのような炎症が起こるので，子宮，卵巣，卵管などもその標的となる．特に，子宮内膜や卵管に顆粒球が集まると子宮内膜症，受精卵の着床抑制，卵管癒着などの反応となって，不妊症を引き起こすものと考えられる．

おわりに

交感神経緊張の持続→血流障害，顆粒球増多→女性生殖器の粘膜の炎症，の反応が不妊と深く関わっていることを明らかにした．本来，妊娠時には顆粒球やNK細胞が妊娠子宮を守る重要な細胞因子として誘導されている．しかし，この過剰反応は，妊娠前には不妊，妊娠中には妊娠悪阻や妊娠中毒症と深くつながっているのである．

【参考文献】

1) Minagawa M, et al.: Mechanisms underlying immunologic states during pregnancy: possible association of the sympathetic nervous system. Cell Immunol 196 : 1-13, 1999.
2) Kawamura H, et al.: Expansion of extrathymic T cells as well as granulocytes in the liver and other organs of G-CSF transgenic mice: Why they lost the ability of hybrid resistance. J Immunol 162 : 5957-5964, 1999.

3) Narita J, et al. : Differentiation of forbidden T cell clones and granulocytes in the parenchymal space of the liver in mice treated with estrogen. Cell Immunol 185 : 1-13, 1998.
4) Suzuki S, et al. : Circadian rhythm of leukocytes and lymphocyte subsets and its possible correlation with the function of autonomic nervous system. Clin Exp Immunol 110 : 500-508, 1997.

自律神経と免疫の法則（26）

免疫系の年内リズム

はじめに

　ある病気の発症頻度が季節によって変化することはよく知られている．春先には花粉症が発症するし，冬期間には脳卒中や心筋梗塞が多くなる．このような時，花粉症では，春先は杉花粉が飛ぶ時期であるとか，脳卒中や心筋梗塞では冬期間は気温が低くからだに無理がかかるので血管が閉塞しやすいからであると納得している．

　このような理解は本質の一面をついているのであるが，真の理解とはいえないのではないか．季節によって外界の環境変化だけが起こるのではなく，私どものからだの内部環境の変化も起こるからである．

　私達のからだにはホメオスタージス機構が働いて内部環境を一定に保つ働きをしているが，この考え方が強過ぎて，内部環境の適応変化（ホメオスタージス内での変化）があまり研究されていないように思われる．

　もう1つの指摘すべき点は，気温の季節変化ほどには，気圧の季節変化が生体系に及ぼす影響が重要視されてこなかったことである．大気圧の変化は私達の吸う酸素濃度の変化であり，私達の自律神経レベルを瞬時に変化させる力を持っている．また，気圧の年内変化がどのようなパターンをとっているのかが知れ渡っていない．

　ここでは実際のデータを元にして，環境や生体内免疫系の季節変化を明らかにしていく．

大気圧の年内変化

　夏には太平洋に高気圧ができたり，冬には，特に日本海側で雪や雨が降ったりする（低気圧の気象）ので，1年の気圧の変化を正しく認識している人は（医師も含めて）少ないのではないか．しかし，北半球の地域であれば，例外なく，冬は気圧が高く夏は気圧が低いという年内変化を持っている（図1）．これは各地域の年間の実測気圧（海面下に補正していない）の平均値である．

　北でも南でもどこでもリズムのパターンは同じである．冬は寒く空気が冷やされて重くなり高気圧となり，夏は暑く空気が暖められて軽くなり低気圧となる．その典型的例が夏に南からやってくる台風（熱帯低気圧）であり，冬に大陸に発生する

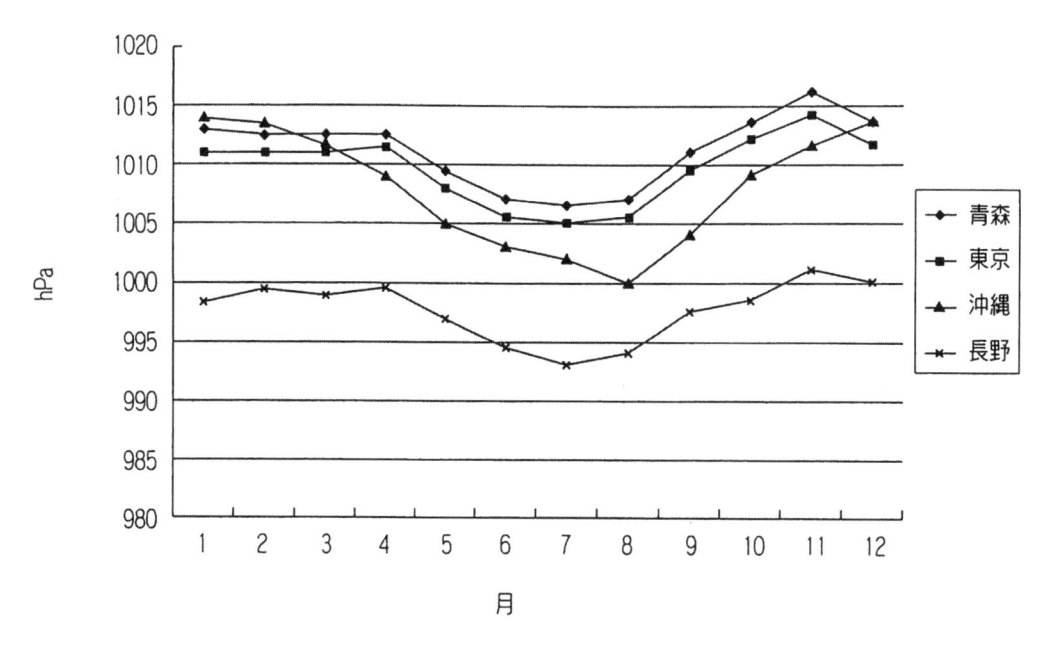

図1　大気圧の年内変化．
大気圧は補正しない実測値をプロットしている．長野県は高地ゆえに年中低気圧を示している．リズムのパターンはどの地域でも同じである．

シベリア高気圧である．このような大きな法則がある．

　ただし，気圧のレベルは気温の他，他の因子によっても多少の影響を受けている．1つは，高地は空気が薄くなるので気圧の実測値は低くなる．長野県でその特徴がでている．2つ目は，日本上空の大気は西から東へ移動しているので，気温とは別に大陸の気圧の影響を受けてその地域の気圧が決定する．

　先に述べた夏にみられる太平洋高気圧は，海水が気温の変化を受けにくいためにできる相対的高気圧であり，冬の日本海側の降雪や降雨は日本海の対馬暖流で生じた水分を含んだ上昇気流がもたらすもので，全体の気圧の年内リズムをこわすほどのものではない．

免疫系の年内リズム

　私は1974年頃，ヒトB細胞の同定を行っている過程でB細胞の比率が季節変動しているのではないかと思うことがあった．その後，自分の末梢血中のB細胞の比率を調べて2年間分をプロットした(図2)．B細胞の比率は夏に高く冬に低い．住んでいた場所の月平均気温と一致した年内リズムを示していた[1]．

　この時，1日でB細胞の比率に変化があるかどうかも4名の人で調べた(図3)．4時間おきに1日6回の採血を行ったが，B細胞の比率は日中に低く夜間に高い日内リズムを示して変動していた．図2のデータは採血時間を午前11時に決めて行ったものである．

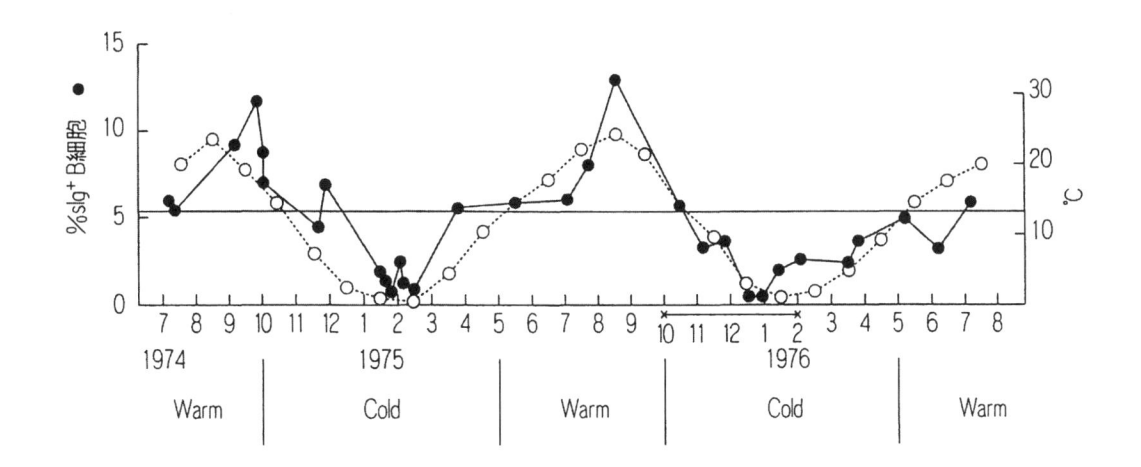

図2 B細胞の季節変動.
血中のリンパ球中に占めるB細胞の比率が夏高く,冬低いという年内リズムを示していた.

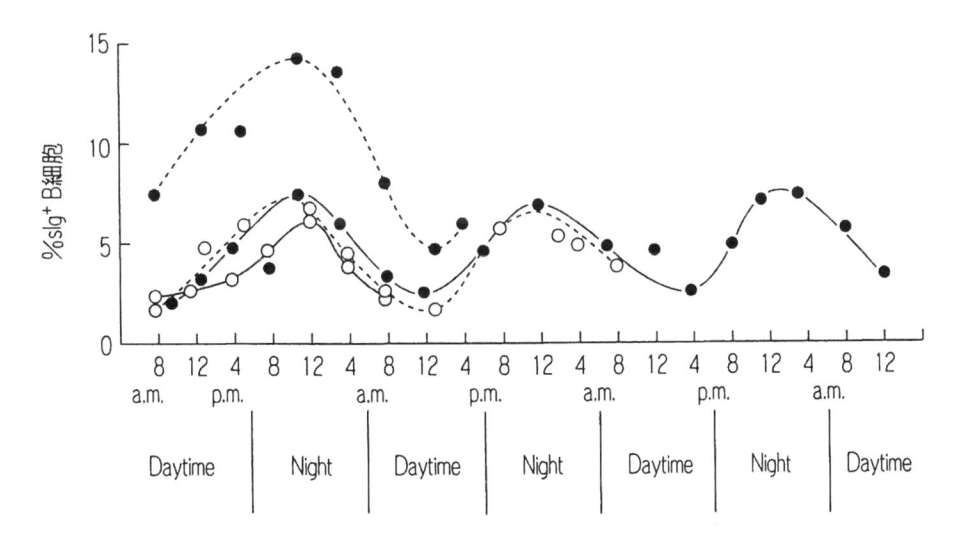

図3 B細胞の日内変動.
血中のリンパ球中に占めるB細胞の比率が夜間高く,日中低いという日内リズムを示していた.

　このようなB細胞の日内リズムや年内リズムを知り,環境と免疫系のつながりを研究しようという気になったのである.その後,アメリカ留学中に,いろいろなリンパ球サブセットに対して特異的に反応するモノクローナル抗体が利用できる時代に入ったので,これらリンパ球サブセットの年内リズムを調べることとなった(図4).私ともう1人の仲間(Charles Miller)の末梢血を2年間にわたって調べた.アメリカでは年中 air condition の効いた大学やアパートで過ごしていたので,この研究に多少の不安はあったが続けた[2].

　リンパ球数はやや気温の変化に同調した傾向を示したが,あまりはっきりしない.単球はリンパ球数と逆転したリズムを期待したのだが,これもあまりはっきり

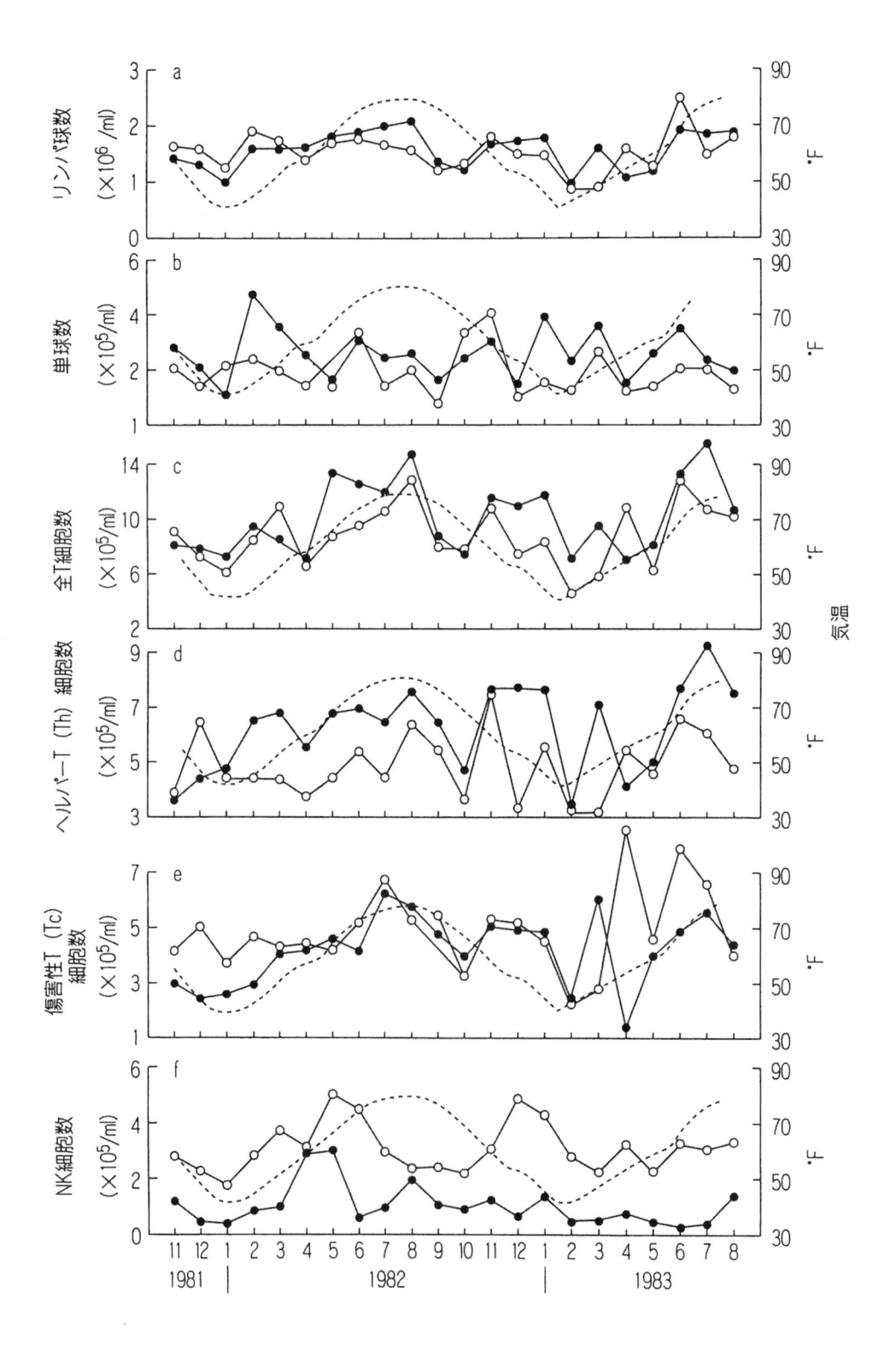

図4 リンパ球, 単球, リンパ球サブセットの年内変動.
　リンパ球のサブセットはモノクローナル抗体を用い, 蛍光抗体法によって同定している. 2人で検索している.

しない．全T細胞数と傷害性T細胞は気温の変化と一致した年内リズムを示した．ヘルパーT細胞数のリズムはあまりはっきりしない．NK細胞数は気温と逆転したリズムの傾向がみられた．ここには示すことができないが，顆粒球数は冬に高く夏に低いリンパ球数とは完全に逆転するリズムを示して変化する．

気温，気圧の変化によってなぜ免疫系はリズムをつくるのか

これまでも，気温，気圧の変化と免疫系の一部のマーカーや機能がある関連を持って変化していることを断片的に報告した例はある．しかし，その関連にかかわるメカニズムが考察されていなかったために，大きな仕事として認知されるまでに発展しなかったように思う．

気温と気圧は完全に同調している理由は既に述べた．これを四季の変化に分けて記載してみた（表1）．春と秋は気温と共に気圧が大きく変化する時期である．このような変化は自律神経に影響をもたらし体調を変えてゆく．春は交感神経優位から副交感神経優位の体調へと変化するし，秋は副交感神経優位から交感神経優位の体調へと変化する．

そして，このような自律神経系の変化は免疫系への変化を引き起こすに至るのである．普通の健康人にとって，このようにしてつくり出される免疫系の変化は適応できる範囲内のものであろう．しかし，一部の人には，特に病気が内在している人にとっては，病気を悪化させたりする要因になってくるものと思われる．

一番典型的な例は春（梅雨期）に起こる慢性関節リウマチ患者の関節の痛みであろう．慢性関節リウマチ患者の関節は顆粒球とリンパ球（9：1）の混在であるが，気圧の低下と共にリンパ球が優位になり，プロスタグランジン分泌により痛みがつくられる．

春先の花粉症も花粉が飛ぶ時期であるということと共に，この時期に入るとリンパ球優位の体調になることを考えなくてはならない．また，健康な人でも冬時期に風邪を引きやすくなるのは，ウイルスの伝播の問題（渡り鳥が風邪ウイルスを日本に持ち込む），そして温度が低いためにウイルス粒子が拡散しやすいこととともに，この時期はリンパ球が最も少ない体調であることを考慮しなければならない．

日内リズムでも年内リズムでも，免疫系のリズムはT，B細胞が同調したリズムを形成している．一方，NK細胞や胸腺外分化T細胞は顆粒球や単球と同調し

表1　気象の季節変化と免疫系のリズム

	気温	気圧	自律神経	免疫系
春	低→高	高→低	交→副	顆粒球→リンパ球
夏	高温	低気圧	副交感優位	リンパ球優位
秋	高→低	低→高	副→交	リンパ球→顆粒球
冬	低温	高気圧	交感優位	顆粒球優位

た，つまりリンパ球のリズムとは逆転したリズムをつくっていることを確認しておきたい．

おわりに

私達は，外界の変化になるべく影響されないようなホメオスターシス機構を持っている．しかし，逆にいうとこのホメオスターシスゆえに，自律神経系や免疫系を適応の範囲内で変化させているとも考えられるのである．すべての考察は，実際のデータを元にして進められなければならないからである．

今回呈示できた環境（気温と気圧の関係），自律神経，免疫系のつながりは，健康人や病気の人に引き起こされる病態とも深くつながっているものと思われるのである．

【参考文献】

1) Abo T, et al. : Clin Exp Immunol 33 : 441-452, 1978.
2) Abo T, et al. : J Clin Immunol 5 : 13-20, 1985.

自律神経と免疫の法則 (27)

アトピー性皮膚炎患者のためのステロイド離脱

はじめに

これまでアトピー性皮膚炎の発症機序を明確にした仕事はなかった．また，アトピー性皮膚炎患者にステロイド外用剤を使用することがどのような意味を持ち，なぜ多くの患者がステロイド依存症に進展していくのかを明らかにした仕事はなかった．

筆者らのここ5年間の研究によって，この2つの問題を明らかにできたと思う．そして，アトピー性皮膚炎の治療が可能になった．本論文では上記したすべての機序を明らかにし，さらにアトピー性皮膚炎の治療法を紹介する．

また，すでにステロイド依存症になりステロイドの外用剤なしには炎症をコントロールできなくなっている人もいる．このような人はこのままだと，さらにステロイドの増量を強いられ，最後には命にかかわる．そこで，ステロイドの離脱の実際をも紹介する．

ステロイドホルモンやその外用剤が広く臨床に使われるようになって40〜50年の歳月を経ている．ステロイドホルモンを使用するいずれの疾患でも，使用の早期には著しい治療効果を表したかに見える．しかし，その後経過とともに，疾患のコントロールができなくなり，増量を強いられステロイド依存症に移行することが多い．アトピー性皮膚炎もこの例外ではない．

医療現場はステロイドホルモン使用の推進派と否定派と相半ばしているように思われる．また中間派もいて，現状維持でステロイド外用剤を処方し続けている．このような場合，そのうち患者の方が不安になって医者を変えて，変えた先ではステロイドを増量してその場をしのぐ．しかし，数カ所と病院を変えているうちに深みにはまっていくか，患者の方が危険を察知して独力でステロイド離脱するかの道をたどることが多い．

このような「医師側に主体性がない」理由は，アトピー性皮膚炎の発症や治療に統一概念がなかったためである．多くの医師がこの論文を読み，そして治療法を実践することにより患者が救われていく．

なぜアトピー性皮膚炎が子どもに多く起こるのか

出生時の肺呼吸開始の酸素ストレスによって，新生児は交感神経緊張状態にな

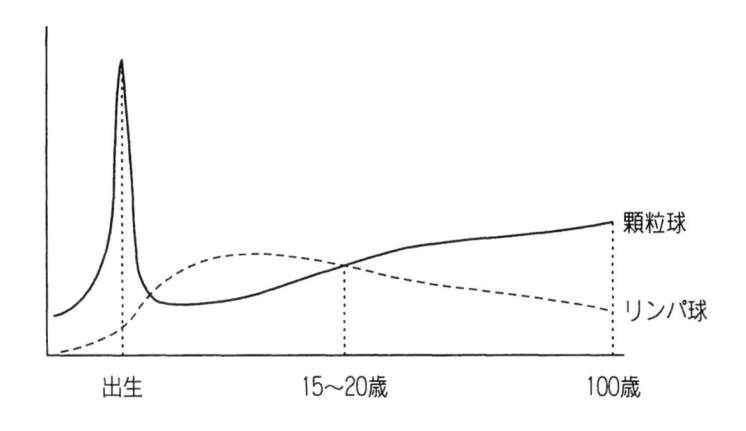

図1　白血球の加齢変化.

り，交感神経支配下にある顆粒球が激しく増加する（図1）．これは出生後数日でおさまり，その後子ども時代に特有なリンパ球優位のパターンに入る[1]．つまり，副交感神経優位の体調であり，成長のエネルギーを吸収できる体調といえる．

このようなリンパ球優位の体調は15〜20歳くらいまで続くが，食糧事情や生活パターンの改善によってこの年齢が上昇する傾向がある[2]．日本では戦後の貧しい時代から今日の豊かな時代への間に，この年齢が大幅に上昇している．

アトピー性皮膚炎や気管支喘息などの子どものアレルギー疾患が今日の日本で増え続けているのは，このリンパ球優位の体調が拡大し続けていることが基本にある．しかしいずれにせよ，リンパ球優位時代が終わるにつれて，子どものアレルギー疾患も自然に治癒していく理由はこの図の中に表れているのである．

しかし，これから述べる理由によって今日の日本では，この子どものアレルギー疾患の自然治癒反応が妨げられる傾向にある．ステロイドホルモンを使用した場合である．これから述べるように，ステロイドホルモンは人にそなわった自然治癒力を完全に奪う力を持っている．これが青年期に入ってもアトピー性皮膚炎が治らず難治化していく理由となっている．

アレルギー疾患を引き起こす原因と直接の誘因

子ども時代はリンパ球優位の状態であるが，この体調がさらに片寄って過剰状態になるとアレルギー疾患を引き起こす（図2上段）．リンパ球は副交感神経支配下にあるので，副交感神経を優位にする体調である[3]．自律神経はエネルギー系と連動していて，エネルギーを蓄積するあるいは生体が酸素を奪われ還元状態に入ることで副交感神経が刺激される．交感神経がエネルギーを消費したり，生体が酸素をとり入れて酸化状態に入ることで活性化するのと対比できる．

図に示したように，排気ガスの吸入は生体を副交感神経優位の体調にする．

> **リンパ球過剰でアレルギーを引き起こす原因**
>
> 1. 排気ガス（CO_2 など）
> 2. 運動不足や肥満
> 3. 過保護
> 4. 有機溶液の吸入
> 5. アレルギー体質
>
> （1～4は副交感神経優位からリンパ球増多を引き起こす）
>
> **アレルギー発症の直接の誘因**
>
> 1. ストレスによる血流障害
>   （免疫複合体の停滞）
> 2. 抗原の存在
>   （ホコリの多い家、動物の毛など）

図2　アレルギーを引き起こす原因と直接の誘因．

$CO_2 + O^- \rightarrow CO_3^-$ や $NO_2 + O^- \rightarrow NO_3^-$ の反応で示される．つまり，排気ガスは肺から吸入され，体液に溶け酸素を奪いリンパ球増多を誘導する．運動不足や肥満も次に挙げられる．過剰リラックスの体調ともいえる．過保護も過剰リラックスであり，エネルギーの消費が少ないために副交感神経優位の体調となる．

有機溶剤がアレルギー体質をつくるのは，ベンゼン環の側鎖が酸素を奪う力を持っているからである．具体的には新建材に使われている接着剤が有機溶剤を揮発させ，これを吸入してリンパ球過剰状態の体調がつくられていく．

アレルギー体質はそもそもリンパ球が長く長寿命のための体質であるが，1～4の原因でリンパ球過剰を招きやすい体質といえる．

しかし，1～5によってリンパ球過剰になってもすぐにアレルギー疾患が引き起こされるわけではない．リンパ球が過剰になっていろいろな抗原と反応して immune complex（免疫複合体）が形成されても，血流や分泌現象が保たれている場合は発症に至らない．immune complex が組織局所に停滞しないからである．そもそも副交感神経は血流促進や分泌反応と連動している．

次に示す誘因が起こって，血流障害や分泌抑制がきた時にアレルギー疾患が発症する（図2下段）．ここに示したように，1）の身体的ストレスや心の悩みが直接の誘因となる．1）よりはるかに少ないが，抗原が多過ぎることも発症の誘因となる．

アトピー性皮膚炎の炎症は immune complex を落屑や分泌によって体外に出そうとする反応で，ある意味では生体が治癒しようとしている反射である．したがって，直接この炎症を抑える治療はすべて逆効果となる．これがアトピー性皮膚炎の治療で大切なところである．

したがって治療指針はまず，1) ストレスや抗原から逃れることである．その次の2) は副交感神経優位の体質を改善することである．

具体的には，図2上段の1～4と逆のことを行う．乾布マサツ，野外での運動，甘い物をとらないなどは特に治療効果が高い．

ステロイド外用剤はアトピー性皮膚炎を悪化させていく

そもそも，ステロイドホルモンは他の性ホルモンやビタミンDなどと同様にコレステロールから合成される．つまりコレステロール骨格を持つグループである．新鮮なステロイドホルモンは側鎖のほとんどが酸素フリー（oxygen-free）で，極限ともいってよい抗炎症作用を示す（図3）．そして，生体内でしだいに酸化を受けていく．

酸化レベルのまだ低いステロイドホルモンは17-OHCSなどとして尿から排泄される．しかし，酸化レベルが高くなると通常のコレステロールと同様，胆汁酸として肝から腸へ排泄される．

コレステロールが生体内に停滞し，加齢とともに動脈硬化を引き起こすことでもわかるように，過剰に生じた酸化コレステロールの排泄はいつでも困難さを伴う．

特に，外用薬として生理的濃度を超えて体内に入ったステロイドホルモンは，組織に停滞し酸化コレステロールに変成してゆく．

酸化物質は組織を交感神経緊張状態にし，血流のうっ滞（peripheral circulation failure）と顆粒球増多をまねく．顆粒球は組織に浸潤しすき間の無い炎症を引き起こすに至る．これがアトピー性皮膚炎から酸化コレステロール皮膚炎への移行である．この移行はステロイド外用剤を使用し始めてから数カ月から数年で引き起こされる．

このような酸化コレステロール皮膚炎を静めるために，もしステロイド外用剤を

ステロイド剤の代謝

新鮮ステロイドホルモン → 17-OHCSなどとして尿から排泄
　　＜抗炎症作用＞
　　　↓ 体内への停滞
酸化コレステロール → 胆汁酸として肝から排泄
　　＜起炎物質 a＞
　　　↓ 組織沈着
　＜動脈硬化・加齢促進・発癌＞
　a ステロイドulcer，関節破壊，アトピー性皮膚炎の難治化

図3　ステロイドの代謝と組織沈着．

使用するとすれば，前よりも多量の外用薬を使用しなければならなくなる．これが患者や医者がいつも経験しているステロイド使用時のステロイド剤増量のメカニズムである．『ステロイド依存症』のメカニズムである．

　減量どころか，増量せずには変成した酸化コレステロールを中和できないのである．そして，それも一時的なことである．全身投与よりも局所投与の方が副腎機能低下を招きにくいが，局所投与には組織沈着による酸化コレステロールへの変成という別の困難さがある．

　このようなステロイド依存がくると，酸化コレステロールの反応により炎症性サイトカインがストレスによって多量に放出されるようになり，独特の炎症像がつくられてゆく．

　元のアトピー性皮膚炎とは異なり，ステロイドを塗った場所に特異的にすき間のない炎症が出現してくる．全身反応なので，ステロイドを塗らない場所にさえ広がる．ステロイドが切れた時にである．

　誤解のないためにいうが，痒くて掻いたから炎症がでたのではなく，ステロイドが切れたために一瞬にして炎症が引き起こされ痒くなるのである．

　酸化コレステロールは交感神経緊張状態をつくり，これはついには不安感，絶望感，うつ状態などの精神的破綻をも引き起こすに至る．このような子供を見る両親の心の苦悩はいかばかりであろうか．ステロイドの長期使用は家族のすべての人を苦しめることになる．

　交感神経緊張は元気がでる体調であるが，あまり長く持続するといつも疲れているなどの体調に加えて上記したような精神状態になる．

ステロイドホルモンは起炎剤にもなる

　ステロイド潰瘍（steroid ulcer）という言葉でも知られるように，ステロイドホルモンを使用していると，ある時期から皮膚，腸管，そして骨を含めたあらゆる組織が脆弱になる．内服，外用，吸入いずれでも起こる．そして，ストレスなどが加わると，炎症，組織障害，潰瘍形成が引き起こされる．そして，この潰瘍の治りが悪い．いわゆる傷負け体質となる．このメカニズムはいかなるものであろうか．

　マウスにハイドロコルチゾン（hydrocortisone, 0.5mg/日）を1週間投与すると激しい免疫抑制（リンパ球の減少）とともに顆粒球増多が出現する[4]．これは過剰に投与されたステロイドホルモンが生体に停滞し，酸化コレステロールとなったためである．ステロイドホルモンはコレステロール骨格を持ち，新鮮なうちは強力な抗炎症作用を持つが，酸化が進み本来の酸化コレステロールと変成していく．

　酸化コレステロールはそのまわりの組織に対する酸化作用によって交感神経優位の状態をつくり，血流障害と顆粒球増多を招く．ハイドロコルチゾン投与マウスの

末梢血から血液を採取した炎症性サイトカインの濃度を比較した（図4）．コントロールマウスとステロイド投与マウスを12時間拘束ストレスにさらしたデータである．ストレスは白血球を刺激して，TNFα（腫瘍阻止因子），IFNγ（インターフェロンγ），IL-6（インターロイキン-6）の炎症性サイトカインを放出させるが，ステロイド投与マウスではこの傾向が極めて高い．

このようなステロイド投与マウスではストレスによって容易に胃潰瘍などを形成する．正常のマウスは24時間拘束ストレスをかけないと胃潰瘍はできない．一方，ステロイドを投与していたマウスは12時間の拘束で激しい胃潰瘍形成が起こってくる．ステロイドの抗炎症作用の陰に，このホルモンはこのように容易に組織がこわれる体質をつくる力があることを認識してほしい．

ステロイド依存になったアトピー性皮膚炎患者は交感神経緊張体質に変わっている

健康人とステロイド依存になったアトピー性皮膚炎で，一日尿中の総カテコールアミン，VMA（バニリルマンデル酸，カテコールアミンの代謝産物），17-KS, 17-OHCSを測定し比較した（図5）．総カテコールアミンとVMAが患者で増加し交感神経緊張状態にあることがわかる．血流障害や顆粒球増多の炎症に移っているのである．ステロイドホルモンの代謝産物である17-KSは低下し，17-OHCSにはあまり変化は認められなかった．

ステロイド離脱の実際

重傷アトピー性皮膚炎患者の実際のデータを示した（表1）．新潟県新発田市二王寺温泉病院福田稔氏による．この89名は，すべて他の病院でステロイド療法を受けステロイド依存を来した症例である．

ステロイド使用によって激しい免疫抑制状態になっている．つまり，リンパ球の低下と顆粒球増加のパターンになっている．ステロイドを使用した患者はそもそも免疫抑制状態になっているので，免疫抑制剤の外用薬を使うとさらに病状は深刻化していく．

ここでステロイド離脱を始めると，さらにこの免疫系の低下傾向が強くなっているのがこの表でわかる．白血球パターンの悪化がすごい．これがアトピー性皮膚炎の悪化，

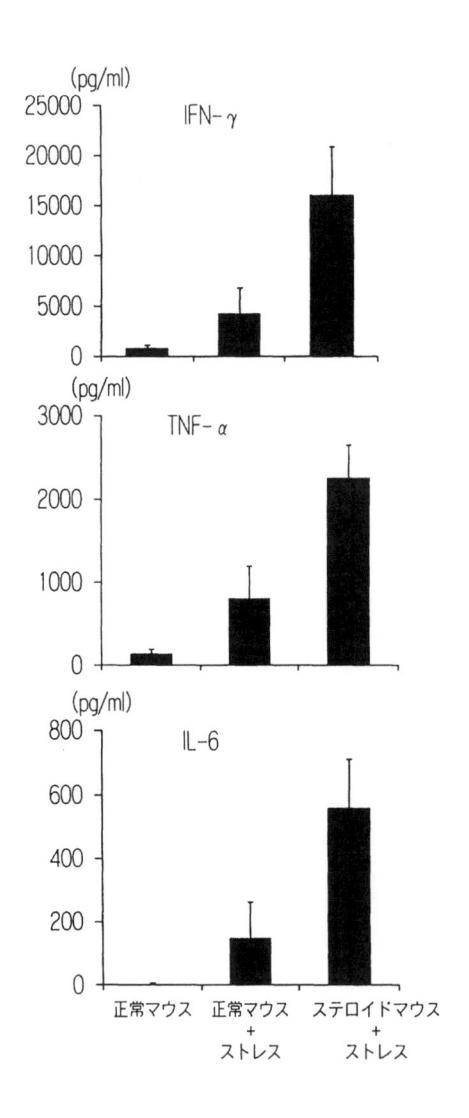

図4　ステロイドマウスはストレスが加わると炎症を引き起こす．

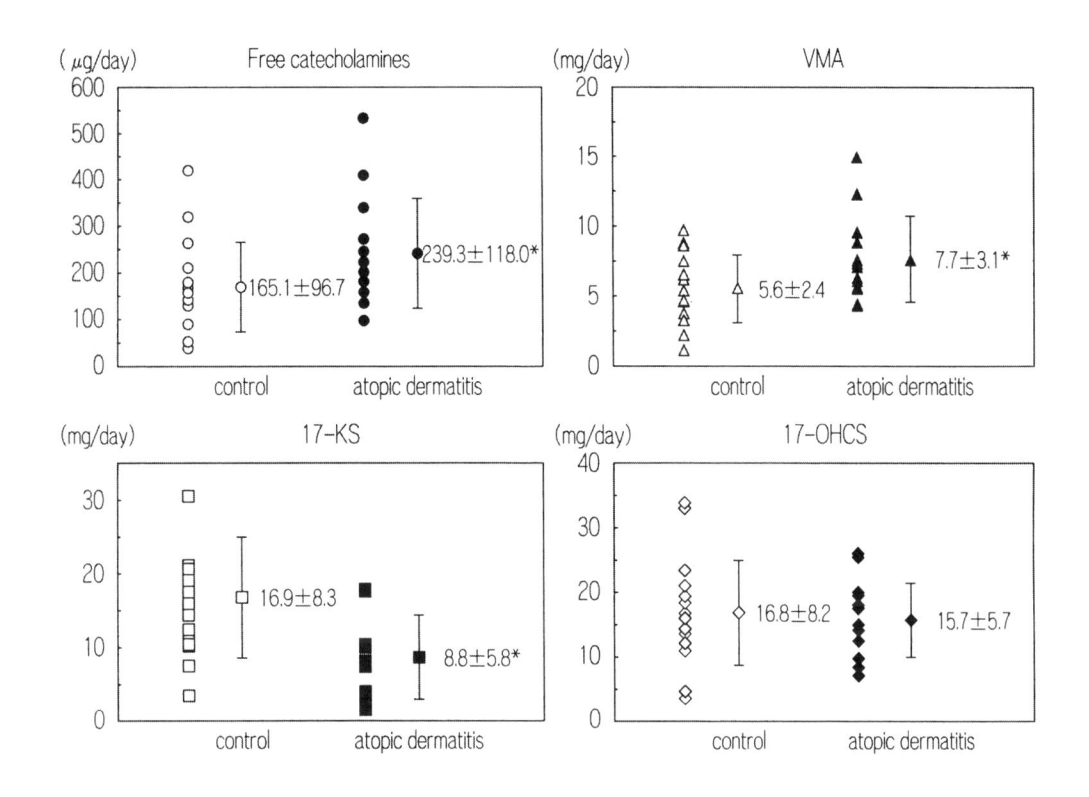

図5　ステロイド依存を引き起こしたアトピー性皮膚炎患者は交感神経緊張状態にある．
*p<0.05

表1　健康者とアトピー性皮膚炎患者での白血球分画の比較

パラメーター	健常者 (n=100)	重傷アトピー性皮膚炎患者 (n=89)		
		治療前	治療後2週目	退院時
白血球総数	6,500±1,180	7,700±1,800*	8,500±2,400*	7,500±1,800*
%顆粒球[a]	57.0±9.2	59.5±10.7	63.3±10.9*	52.0±10.3
%好酸球	1.8±1.0	11.8±8.4*	13.1±8.1*	13.7±8.5*
%リンパ球	38.9±5.2	27.8±8.6*	22.6±8.8*	34.2±9.4

[a] 好中球と好塩基球　　*p<0.05

リバウンド反応（withdrawal syndrome）の実体である．ステロイド切れの状態である．出す症状はすべて交感神経緊張症状といえる．具体的には，皮膚を含めた全身性の顆粒球の炎症と激しい血流障害である．

1ヵ月ないし2ヵ月の後に離脱に成功しているが，リンパ球の上昇と顆粒球の減少が来て，健康者と同じような白血球パターンに戻っている．

ステロイドの使用期間が長い患者は，リバウンド反応も強く来るし，離脱期間も

長くなる．膿と共に酸化コレステロールが体外に排泄されていく．もっとも，あまりにも免疫系がやられているとリバウンドの力さえ弱ってくる．

ここではリバウンド反応の症状を軽減するために井穴刺絡療法を行っているが，それでもこの悪化に耐えられないといってあきらめる患者が約3％くらいはでる．しかし，いつでも戻ってきてほしい．

ステロイド離脱の後は，乾布マサツや屋外での運動で副交感神経優位の体調にならないようにする．多少，発疹が出てもすぐおさまる．もう，ステロイド切れのようなひどさは無い（図6）．

小さな子どもにステロイドを塗ると成長抑制さえくる．離脱によって，一時的にリバウンドによる細菌感染などもでるが，その後アトピー性皮膚炎がよくなるだけではなく身長もぐんぐん伸び出す．明るい笑顔も戻る．

『ステロイド依存―ステロイドをやめたいアトピー性皮膚炎患者のために』という著書を著した深谷元継氏（国立名古屋病院皮膚科）のデータを紹介したい（図7）．

2つの図を出しているが，図7（左）はステロイド離脱に反対するある大学教授の図という．しかし，深谷氏は図7（右）の経過を辿ることが多いと述べている[5]．

深谷氏のいうとおりである．離脱に成功したことのない医師はリバウンドの反応に恐れをなし，上図のような経過をとるものと思い込んでいる．先に進めない．悲しいかな，またステロイドを処方してしまう．

しかし，リバウンド反応の間に，酸化したステロイドホルモンは徐々に体外に排泄されついには下図のような経過をとるのである．

いずれにせよ，リバウンドの苦しみを味わわせたのはアトピー性皮膚炎にステロイド外用剤を使うということをしてしまったためなのである．

深谷氏の本から文章の一部を抜粋して（2カ所）紹介する．

……アトピー性皮膚炎に関して，皮膚科医は裸の王様になってしまった．多くの患者たちはもはや皮膚科医のもとを訪れない．そして情報不足の中，患者たちは孤独で不安な離脱へと踏み切る．……

……「二度目三度目のリバウンド」に見舞われた患者は疲れはて，二度と行くまいと決心していたはずの皮膚科医のもとを訪れる．開業医ではなく，大学病院とかやや大きな病院のことが多い．時には無理矢理家族にひっぱられて行く．そして「ステロイドを中止すればこうなるのは当然だ」式の型通りのお叱りを受け入院させてもらいステロイドの再投与を受ける．しかし，大抵は心底納得しているわけではないから，少し良くなると脱走同然に退院し，再び離脱を試みる．まあ，そんなことを繰り返しているうちにも，何とか離脱できる人も結構いる．使ったり使わなかったりだから「徐々に離脱」ということになるのだろうか？……

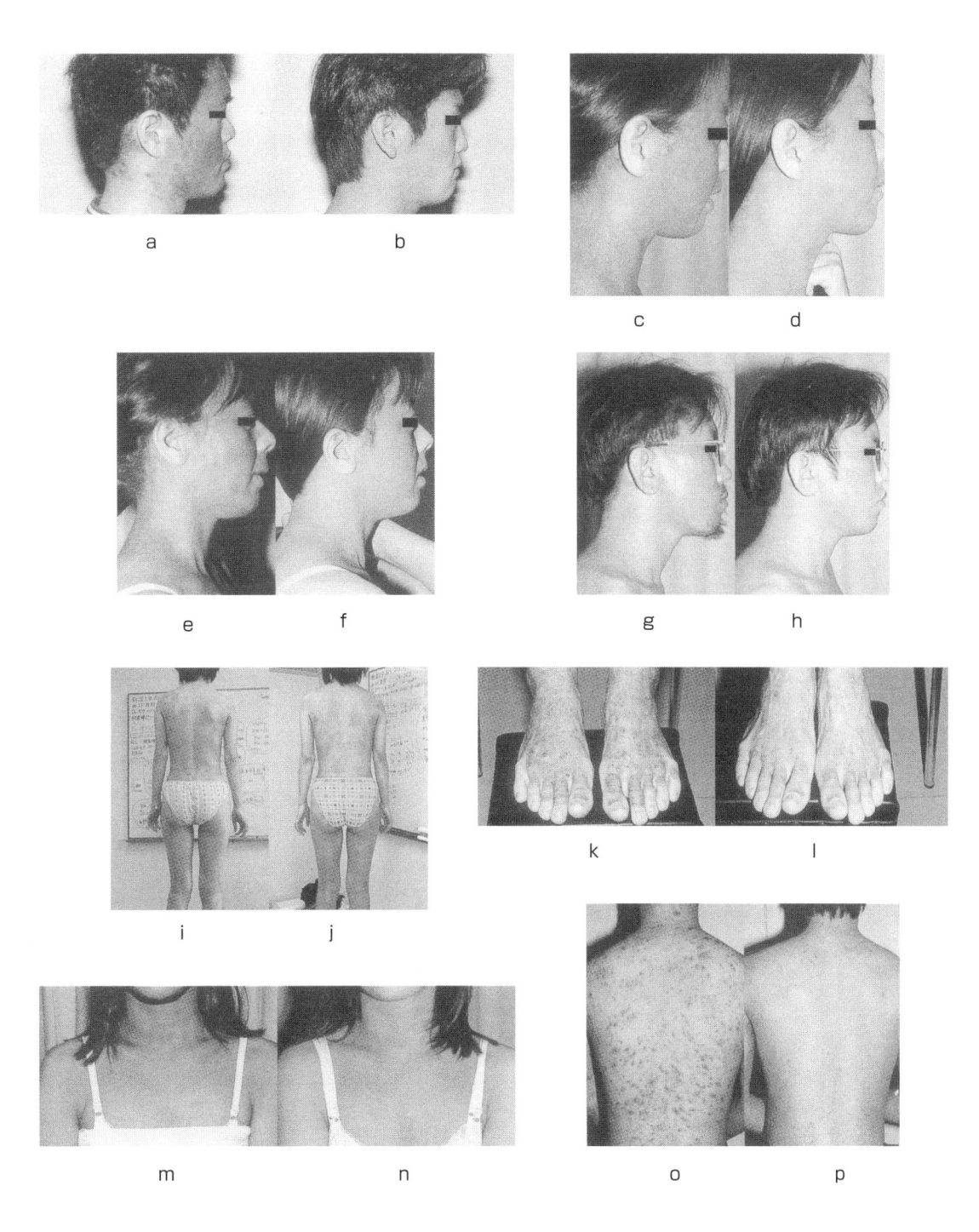

図6 アトピー性皮膚炎患者はステロイド離脱によって治癒する．
図の左から右（例えばa→b）が離脱前と後を示している．

　ステロイド依存症の行く末を考えれば，どんなに苦労しても離脱できた人は幸せである．最期は命にかかわるからである．

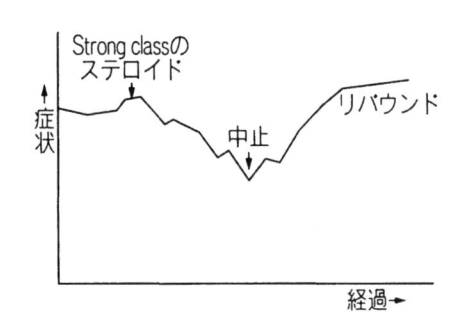

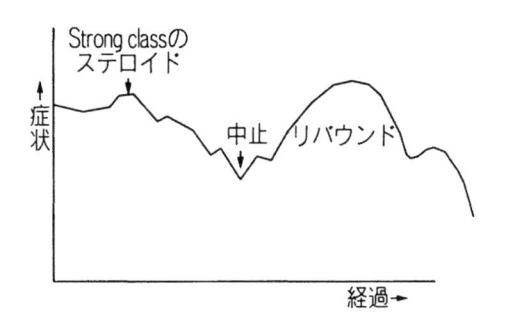

図7　ステロイド離脱時の症状の経過．
ページの上図は大学教授による「リバウンドの本体」の説明．実際には下図のような経過を辿ることが多い．
（「ステロイド依存—ステロイドを止めたいアトピー性皮膚炎患者のために」深谷元継著より）

　これまでアトピー性皮膚炎患者をステロイド外用薬で治療してきた多くの医師も好き好んでこの薬を処方してきたわけではないと思う．ステロイドの副作用に対する認識の少なさやステロイド離脱の方法がわからないためにしかたなく処方してきたのが実際と思う．
　ぜひ，この論文で，上記した2つのことやこの病気の発症の真のメカニズムを理解して，積極的にステロイドを使用しない方向に進んでほしいと思う．
　しかし，一部であるが次に示すような考えに固執する医師も残るかもしれない．実際，経験している．
　「ステロイド外用薬は正しい使い方をすれば問題は起きない」，「不安を感じて，民間療法などで離脱などをためすので悪化する．これを支持するマスコミも悪い．」
　このような医師に会ってみると，まじめで，勉強熱心で，問題を起こすこと，問題に巻き込まれることを極度に嫌う人のように思う．
　多分，大学や病院で先輩から学んだことに問題点がない場合は，上記した医者は本当によい医療活動を行うであろうし，現在も多くの部分では患者を救っていることであろう．
　しかし，医学は未熟で問題点も多い．特に，ステロイドの副作用に関しては，私の説が提示されるまでは多くの点を矛盾なく理解する理論がなかったと思う．
　このような時に，あまりにも現代医学に信頼を置いた医師は，現在ある治療に疑問を持つこともなく，現実から目を背けて生きることになるのではないか．

　　おわりに
　アトピー性皮膚炎にステロイド外用薬を処方する人達に少し過激な言葉を述べたが，理解さえしてもらえれば怒る必要もないし，がっかりする必要もない．偶然こ

の病気の治療法に問題があっただけで,他の病気の治療法まで否定しているわけではないからである.

　私の仲間の川田信昭氏(福島県喜多方市有隣病院産婦人科)は3年くらいの猶予期間を置いてこの問題を解決していくことを提案している.つまり,ここ3年間は患者にステロイドを使うか使わないかを選択してもらい,その反応に従って医者の側でも患者の希望に答えることにするというものである.これなら医師の側でも徐々に離脱などの手法を学べるというのである.

　多くの医師がアトピー性皮膚炎から患者を救おうといろいろな努力をしているが,ステロイド使用と併行して行ってはすべての努力が無となる.しかし,ステロイドの離脱後に,乾布マサツ,屋外運動,部屋の換気(有機溶剤を出す),ハウスダストの除去,食事の注意(肥満の改善,甘い物のとり過ぎをなくすなど)などを行うと,その効果が面白いほど表れてくる.

【参考文献】

1) Kawamura T, et al. : Neonatal granulocytosis is a postpartum event which is seen in the liver as well as in the blood. Hepatology 26 : 1567-1572, 1997.
2) 安保　徹:未来免疫学―あなたは顆粒球人間かリンパ球人間か.インターメディカル,東京,1997.
3) Toyabe S, et al. : Identification of nicotinic acetylcholine receptors on lymphocytes in periphery as well as thymus in mice. Immunology 92 : 201-205, 1997.
4) Maruyama S, et al. : Administration of glucocorticoids markedly increases the numbers of granulocytes and extrathymic T cells in the bone marrow. Cell Immunol 194 : 28-35, 1999.
5) 深谷　元継:ステロイド依存―ステロイドを止めたいアトピー性皮膚炎患者のために.つげ書房新社,東京,1999.

自律神経と免疫の法則（28）

腰痛，関節痛，そして慢性関節リウマチの治療

はじめに

　若い人でも年を取った人でも，多くの人が腰痛，膝関節痛，肩こりに悩んでいる．病院に行くとX線写真やMRIなどの検査を行い，いろいろな診断をつけるが治療を始めると治らないし，むしろ悪化することが多い．また，慢性関節リウマチと診断され治療を開始すると病気は悪化していく．

　これには理由があることがわかった．上記したような炎症は顆粒球を主体とした炎症である．細菌感染がなくasepticな顆粒球の炎症は，化膿性の炎症というよりも組織破壊の炎症となる．そして，この治療にしてもNSAIDsやステロイドホルモンを使った場合，これらの薬剤は顆粒球を活性化するために[1,2]，むしろ腰痛の関節炎症やRAの炎症を増強する．NSAIDsやステロイドホルモンはリンパ球の炎症に対しては一時期抗炎症剤として働くが，顆粒球の炎症に対しては増悪剤として働くからである．

　顆粒球の炎症を押さえるには血流を増やす必要がある．この意味でもNSAIDsやステロイドホルモンは血流を低下させる働きがあるので逆効果である．NSAIDsの入った湿布薬を腰や膝に貼ると足が冷たくなってくることでもわかる．また，ステロイドを使用すると冷え症がでることでもわかる．

　間違った治療を止め，これから述べる正しい治療を行うと，骨や椎間板に変形などの異常があった場合でさえ3〜4週間で完治する．また，慢性化したリウマチ患者でも同じ期間で炎症が治まってしまう．

腰痛，膝関節痛，肩こりはなぜ起こるか

　関節，骨，筋肉は中胚葉系の組織として原始マクロファージから進化している（図1）．もう少し具体的にいうとマクロファージの運動性を進化させたものが筋肉で，老廃物を一時ため置いたものが骨である．骨と骨をつなぐ関節もマクロファージ由来である．マクロファージは血球細胞群と血管内皮細胞を生み出しているので，これらが一体となって運動器官が進化したわけである．

　このため，これら運動器官の神経支配や血流系の支配はオーバーラップしていて，筋肉が疲労して血流が障害された時は，筋肉のみならずその領域の骨と関節も血流障害に陥り障害を受ける．血流障害はその領域を交感神経緊張状態にし必ず顆

```
筋肉，骨，関節は中胚葉（原始マクロファージ）
から一体のものとして進化
神経や血流系の支配がオーバーラップ
筋疲労 → 血流障害 → 組織障害（三者が障害）
この治癒反射が，つまり血流改善が痛みを伴う
```

図1　骨，関節が障害されるメカニズム．

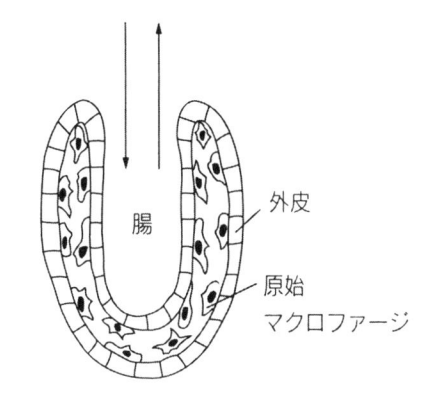

× 二胚葉生物
○ 原始三胚葉生物
　（原始マクロファージから血球細胞や
　　運動器官などが生じる）

図2　原始マクロファージから血球細胞や運動器官が生じる．

粒球増多をも招く．これが，ついには関節や骨に異常が起こってくるメカニズムである．

さらに大切なことは，「これらの運動器官の組織障害を治療せしめようとする生体反応が痛みをつくる」ということを知る必要がある．霜焼けを思い出してほしい．寒冷による血流障害を治癒せしめようとする時，激しいかゆみや痛みが生じるではないか．このような痛みはプロスタグランジンやアセチルコリンによって生じる．

したがって，この痛み自体を治療の対象とすることは完全に間違っている．その前の筋疲労が起こった理由や関節や骨が障害された原因を治療対象としなければならないのである．このような考えの欠如が，これまで腰痛を簡単に治せなかった理由なのである．

運動器の発生と進化

骨の中になぜ骨髄があり，造血が行われているのであろうか．この疑問に正しい答えを与えることができるようになった．どのようにして，1) 筋肉，骨，軟骨，関節を含む運動器系と，2) 血球系が進化したかを知ることで，この答えを得ることができる．

下等な多細胞生物は二胚葉生物といわれるが，外皮と腸のみから成っているわけではない（図2）．この両者がつくる体腔には原始マクロファージが多数存在する．外皮と腸はそれぞれ機能分化を遂げているので，単細胞生物時代のままの機能を保持しているのがこの原始マクロファージということができる．

原始マクロファージはその運動に使用する原始筋繊維を発達させ筋肉を生み出したものと思われる．しかし同時に，ここに生体防御を司る白血球（進化マクロファージ）をも生み出したのである．その後，多細胞生物の進化とともに，原始マクロファージは運動器に関節と骨を加え，血球系に白血球のほか赤血球や血小板を加えていったものであろう．

　このように，運動器系と血球系は同じ母体から進化し，今日の高等生物でも極めて近縁の細胞として存在している．したがって，今でも骨をつくるosteocyteや骨を溶かすosteoclastがマクロファージ由来となっている理由でもある．また，骨の中腔にある骨髄が，同時にすべての血球系の細胞を生み出している理由でもある．

　例えば，リウマチなどで骨の病気がある人はかならず白血球系の変化，つまり免疫系の低下も生じている．広くいえば，通常みられる腰痛でも同じことである．実際，腰痛でも程度は軽いが免疫系の低下はみられる（末梢血のリンパ球の割合が30％を切る）．これは，これらの疾患が筋疲労で始まるので，交感神経支配下にある骨を破壊する顆粒球が増加し，そして骨などに異常が生じてくるからである．関節の病気も軟骨の病気もかならず白血球の分布に片寄りが来ている．

腰痛や椎間板ヘルニアの治療

　では次に，腰痛や椎間板障害を引き起こす実際の原因を考えてみよう（図3）．1）として，相対的筋力の低下による筋疲労がある．さらに，この筋疲労の原因を多い順に挙げていく．①運動不足によって筋力が低下し日常生活の動きにも耐えられない状態である．肥満の人もあるし，やせて筋力低下してゆく場合もある．老齢と共に運動不足になっている人も入る．②激しい運動や同じ姿勢を続けることによって起こる筋疲労が，次に挙げられる．これには運動選手も入るし，仕事がら同じ姿勢を続けている人が入る．③NSAIDsやステロイドホルモンを服用または外用している場合である．これは，これらの薬剤を長期間使用した場合，生体を交感神経優位の体調に固定するので，血流が低下し筋肉が衰え筋疲労が引き起こされる．

　1）の①～③の原因で筋疲労が起こると交感神経緊張状態になり，これにより2）の血流障害と顆粒球増多がきて運動器官の障害へと進む[3]．この時，必ず他の交感神経緊張症状も伴う．例えば，易疲労，高血圧，糖尿病，便秘，不眠，不安，口が渇く，などである．

　そして，3）治癒反応として血流が回復した時に関節に痛みが出るのである．この痛みに対してNSAIDsを投与すると病気に対してはむしろ逆効果となる．もしNSAIDsの投与をしているならこれを止め，痛みを起こした原因を取り除くような治療を実行する．つまり，「緩やかな運動をして血流を送り込むことと，その後は徐々に運動量を増やして筋力をつけていく」．

腰痛，椎間板ヘルニアの発症メカニズム

1. 相対的筋力の低下による筋疲労
2. 血流障害と組織障害（顆粒球増多）
3. 治癒反射としての痛み

<従来の治療>
1. 安静とコルセット着用 ｝血流障害による悪化
2. 消炎鎮痛剤の使用

<新しい治療>
1. コルセット着用と消炎鎮痛剤の使用を停止する ｝血流改善と筋力上昇により治癒（約3週間）
2. できる範囲で運動をし，徐々に増やす

図3　腰痛や椎間板ヘルニアの発症メカニズムとその治療．

　図3の下段に＜従来の治療＞を示したが，これらはむしろ関節痛を悪化させていくものである．＜新しい治療＞では，コルセットの着用で血流を止めたり消炎鎮痛剤で血流障害や顆粒球増多を誘導することのないように，まずこれらを停止する．そしてすぐ運動を開始する．軽いものから徐々に始め運動をふやしていく．

　鍼灸，関節運動学的アプローチ（arthrokinematic approach, AKA），漢方薬などを利用して，運動器官の血流改善を行うのもよい．しかし，NSAIDsの使用を止めることの方が先である．NSAIDsを使用していては，どのような良い試みも無意味となってしまう．

　ここに示した新しい治療を開始すると，約3週間で腰痛や椎間板ヘルニア，そして脊椎骨分離症などが改善する．脊椎すべり症も同様である．いかに骨や関節などが破壊されたり変形していても，血流さえ回復すれば生体は，その時点からちょうどよい形で治癒させてくれるのである．

　骨の変形などがX線写真で見つかっても腰痛の程度と一致しないのはこのためである．変形したまま治癒している場合が多いからである．このような病気の場合，いくら診断が進歩しても治療とはあまり結びつかないことを知ってほしい．

慢性関節リウマチの病態

　慢性関節リウマチ（rheumatoid arthritis, RA）はSLE, Sjögren症候群，橋本氏病などとともに自己免疫疾患に分類されている．これまで，これらは自己免疫疾患であるからリンパ球の病気で，リンパ球の働きの異常あるいは過剰反応と理解されてきた．しかし研究が進むにつれ，このような理解は多くの誤解を含んでいることが明らかになってきたのである．

　まず，RA患者の関節液中の白血球を見てほしい（図4）．98％は顆粒球残りの2％のみがリンパ球なのである．後にでてくるがこのような免疫抑制の傾向は，患者

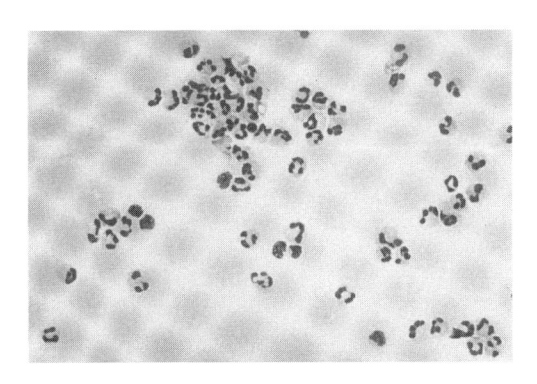

図4 リウマチ患者の関節炎は好中球によって引き起こされる.
RA患者の膝関節から関節液を取りギムザ染色を行った.

の末梢血の白血球分画でもまったく同様である.

つまり, RAは (他の自己免疫疾患も) 免疫抑制の病気であり, 顆粒球が過剰増加し, 過剰活性化して関節を破壊していく病気なのである.

今日, 患者がパルボウイルス (他の風邪ウイルスも含まれるかもしれない) などの感染によって急性炎症が始まり, その後顆粒球を主体とした慢性炎症に移行したものがRAと言える.

ウイルス感染は一般的な風邪も含めて, まずウイルスとリンパ球の急性炎症で始まる. しかし, このリンパ球の関与するカタール性やフレグモーネ性炎症はいつまでも続くわけではなく, このうち顆粒球と破壊された組織の炎症に移るのである. この慢性期の炎症に入った時にNSAIDsやステロイドホルモンを投与すると (外用湿布薬も含む), これらは顆粒球を活性化する物質なので病状が悪化していくことになる.

顆粒球の活性化は交感神経支配下にあるので, 慢性期に入ったRA患者は脈拍が多くいつも疲れた状態となる. また, 他の交感神経緊張症状も伴う.

今日, 顆粒球除去法 (G-10カラム) などがRA患者に有効といわれているが, これらのことを反映している. しかし, NSAIDsやステロイドホルモンで顆粒球を増やしながら顆粒球を除くような愚かなことをやってはいないか.

RAの関節液の中には少数のリンパ球が含まれているが, これとてもほとんどが胸腺外分化するT細胞である[5]. 進化したT, B細胞はいない.

RAは免疫病といっても顆粒球を主体とした炎症であり, リンパの関与もこれまで考えてきた通常のT, B細胞の世界とは異なるのである. いろいろなヒトや動物での自己免疫状態では, 胸腺はむしろ萎縮し免疫抑制状態になっている. 古いタイプの胸腺外で分化するT細胞は古いタイプの自己抗体を産生するB細胞とともに働くので, 同時に自己抗体も出現してくる[6].

RA治療の実際

慢性化し長期経過したRA患者の実際の治療例と，治療前と治療後の白血球パターン，RA因子，CRPのデータの変化を示した（表1）（新潟県新発田市二王寺温泉病院の福田稔氏による）．8名の女性と1名の男性患者で，まず外用湿布及び内服のNSAIDsを使用中止し，通院で井穴刺絡療法を週1回行った．治療期間は1〜2ヵ月で全例で痛みの消失や，歩行困難の人では歩行が可能になった．

慢性化したRA患者では，末梢血中の白血球数が多く（$8.3 ± 1.5 × 10^3/\mu l$），交感神経緊張状態になっていることがわかる．この状態はRAそのものの他にNSAIDsの長期使用によってももたらされている．白血球分画では顆粒球増多（71.0 ± 10.9%）とリンパ球減少（27.1 ± 9.6%）が見られる．

治療後は，白血球が減少（$7.4 ± 1.5 × 10^3/\mu l$）し，顆粒球が減少（64.1 ± 8.8%）し，リンパ球が増加（30.9 ± 13.5%）している．過度の交感神経緊張状態から正常な自律神経の状態に戻っていることがわかる．実際，痛みの消失ばかりでなく，高血圧，頻脈，不眠，便秘，易疲労性，口渇などのすべての交感神経緊張症状がほとんどの症例で消失している．

治癒によってRA因子の変化は少ないがCRPの値が低下している．NSAIDsの使用を止めているので，さらなる時間の経過とともにこれらの値は徐々に低下していく．

つまり，慢性化したRA患者の病態は免疫抑制状態にありNSAIDsの使用がこの

表1 RAの治療
—NSAIDsの使用停止と刺絡療法—

症例 性 年齢	治療前 W	%G	%Ly	RA	CRP	治療後 W	%G	%Ly	RA	CRP	効果
1 女83歳	10.3	87	17	++	0.14	10.5	78	15	++	0.06	+++
2 男62歳	7.8	70	25	+	1.51	7.2	57	40	+	0.04	+++
3 女51歳	9.9	77	20	++	0.50	7.1	69	31	++	0.25	+++
4 女37歳	7.6	61	37	+	1.04	8.3	66	30	±	1.99	+++
5 女62歳	10.5	84	16	+	2.28	8.3	76	18	+	2.27	+++
6 女75歳	7.9	63	34	++	1.26	5.1	53	42	++	0.11	+++
7 女50歳	6.8	57	42	+	0.28	7.0	57	42	+	0.15	+++
8 女75歳	7.1	78	20	+		7.0	58	38	−		+++
9 女70歳	7.1	62	33	±	1.40	6.3	63	36	+	1.07	+++
平均62.8 ±14.7	8.3 ±1.5	71.0 ±10.9	27.1 ±9.6		1.05 ±0.72	7.4 ±1.5	64.1 ±8.8	30.9 ±13.5		0.74 ±0.92	

W=Number of white blood cells($×10^3/\mu l$)
治療期間1〜2カ月
++〜+++痛み消失，歩行可など

パターンを増悪させていた，と結論することができる．

おわりに

ありふれた病気である腰痛や膝関節痛が治らない．また，RA患者がよくならないまま長期化し，しだいに悪化していく．これらの謎は，現代医学がこれら病気の発症メカニズムや病態を誤解していたことによることを明らかにした．この誤解は，さらにNSAIDsやステロイドホルモンを使用するという間違った治療を生み出した．

上記した疾患で患者が病院に行き，そして治療を始めるとかえって病状が悪化するということを医者がいつも経験しながらも，医学の常識にとらわれてこのメカニズムに気付かなかったのである．

「白血球の自律神経支配」の考えを導入すると，容易にこれらの病気の成り立ちを理解でき治療も可能となった．ぜひ皆さんも実行してほしい．この治療法を実行した多くの医師から驚きの声が上がっている．

【参考文献】
1) Yamamura S, et al. : Cell Immunol 173 : 303-311, 1996.
2) Maruyama S, et al. : Cell Immunol 194 : 28-35, 1999.
3) Kawamura H, et al. : J Immunol 162 : 5957-5964, 1999.
4) Minagawa M, et al. : Cell Immunol 196 : 1-13, 1999.
5) Arai K, et al. : Clin Exp Immunol 111 : 345-352, 1998.
6) Tsuchida M, et al. : Biomed Res 14 : 19-25, 1993.

自律神経と免疫の法則（29）

再び，胃潰瘍，アトピー性皮膚炎，慢性関節リウマチについて

　　はじめに
　一度,教科書的になってしまった病気の考え方や治療法を変えることは大変難しい．たまに,現場の医師がその病気について疑問を持ったり,なかなか治療がうまくいかない現実に疑問を感じたりしても,まわりの大多数の人達が大きなうねりの中で流れているのを引き留めるには,爆発的なエネルギーが必要だからである．

　ここに述べる胃潰瘍,アトピー性皮膚炎,慢性関節リウマチは上記した病気の典型ではないかと思う．この3つの病気を治療する医師は,それぞれ専門家であり長い治療経験を積んでいる人も多い．そしてこの治療経験の長さが,さらに問題を複雑化していく．

　この「自律神経と免疫の法則」ですでに,個別にこの3つの疾患の病因と治療法を述べたが,その説明は第一線の専門家を説得するのに充分だったとはいえない．ここでは,その後さらに研究を続け,もう少し上手に説得できる考え方やデータを得ることができたのでここに紹介する．

　　胃潰瘍学説の検証
　胃潰瘍の成因を「顆粒球説」とすると,すべての胃潰瘍の成り立ちを矛盾無く説明できる[1]．ストレスの持続（精神的なものも身体的なものも含む）→交感神経緊張→血流障害と顆粒球増多→粘膜障害である．

　このような簡単な理論で胃潰瘍の成因を説明できるのであるが,これを納得させる最も単純な事実は,病理標本で見ると胃炎の粘膜や胃潰瘍の周囲には多数の顆粒球が浸潤しているということである．特に急性炎症にこの傾向がはっきりする．実際,最近は「胃炎や胃潰瘍の炎症説」がこの分野の多くの専門家によって提唱され始めている[2]．

　しかし,後で述べるように「炎症説」は「顆粒球説」の一部分を説明しているが,まだ不完全な考えである．

　また,病理学者の中には,潰瘍ができたからあとで顆粒球が集まってきたのだと私の説に反論する人もいた．しかし,これもこれから述べるように事実の一面しか見ていない．

　皮膚や粘膜に傷がつくとその周囲に顆粒球が集まるのは事実である．これも,組

```
1. かなりの部分を説明できるが説明できないこともある
    → もっと上位の理論がある
   例. 胃潰瘍のヘリコバクター説
    → 顆粒球説
2. この治療で治る症例がある
    → 自然治癒力が間違った治療を上まわる
   例1. アトピー性皮膚炎に対するステロイド外用
    → ステロイドを使用しないと体質改善でほとんど治る
      (タオルで皮膚マサツ, 過度な屋外運動)
   例2. 慢性関節リウマチにステロイドの関節注入
    → ステロイドは自己免疫状態をつくる
      (ステロイドの関注は関節を破壊する)
```

図1　学説に例外が多い時はいかに考えるか．

織障害は原因に関係なく一時的に交感神経系が刺激されるという法則ゆえである．逆に，無傷の部位に顆粒球が集まり過ぎると，血流障害が先行してその後組織が破壊されるということも理解しなければならない．顆粒球増多⇄組織障害，のサーキットである．

また，胃潰瘍の酸説（peptic ulcer theory）をきちんと考察しないまま，最近では胃潰瘍の形成に「ヘリコバクター・ピロリ菌説」が登場している．そして，いずれの専門家もそれぞれの矛盾点を指摘しないまま共存している．この理由は，2つのそれぞれの説の矛盾点を充分考察しないまま，当てはまる事実だけで理論を考えるからである（図1の1）．

胃潰瘍のヘリコバクター説の弱点は，ヘリコバクター・ピロリ菌（−）の人でも胃潰瘍になる人がいるし，また逆に，ヘリコバクター・ピロリ菌（+）の人でも胃潰瘍にならない人がいることである．いくらヘリコバクター・ピロリ菌を抗生物質でたたいて胃潰瘍が治ったとか再発しないとかいっても，こういう疑問点を解決しないのは問題である．

最近，一部のみを説明できる理論を普遍的理論と勘違いする人が多すぎる．このような時は，もっと上位の理論がある可能性を考えなければならない．

つまり，胃潰瘍の場合は「顆粒球説」である．この理論を導入すると，ヘリコバクター・ピロリ菌説もすべて飲み込んで説明できる．つまり，ストレスで増加した顆粒球を活性化するのは常在する細菌であるし，ストレスが強過ぎる時は常在菌の存在しない人でも顆粒球の単独の働きで粘膜が充分破壊されるからである[1]．ここでは再び詳しくは述べないが，「胃潰瘍の酸説」は治癒反応を誤解して生じている（文献3を参照）．

ステロイドホルモンの抗炎症学説の検証

多くの医師は，ステロイドホルモンを抗炎症作用を持つ物質と単純に信じてはいないか．これは半分は正しいが，残りの半分は正しくはない．つまり，ステロイドホルモンはリンパ球の炎症に対しては抗炎症作用を示すが，顆粒球の炎症に対しては使用が長引くと，むしろ，しだいに炎症増悪作用を発揮し出すからである[4]．このため，多くの間違った治療が行われているように思う．

ステロイドは組織に停滞した時,自然酸化を受け酸化コレステロールに変成していくからである[5].酸化物質は局所から全身へと交感神経緊張状態をつくり,血流障害と顆粒球増多を招き,ついには顆粒球の炎症を誘発する.

　この考えやデータを知らないと,アトピー性皮膚炎の難治化やステロイド依存症のメカニズムをいつまでも理解できない.もし,この考えがない場合は,アトピー性皮膚炎に対してステロイド外用薬を使い続け悪化しても「仕方のない」ことと自分を説得する.患者の体質のせいにする.また,「この治療で治る症例もある」と自己弁護する(図1の2).

　確かに「この治療で治る症例がある」ということ自体に間違いはないが,これは自然治癒力が間違った治療を上まわったと考えるべきと思う.実際,例1のごとくステロイドを使用しない人達は体質改善でほとんど治るからである.もし,患者がすでにステロイド依存症に陥っていたとしても,ステロイド離脱ができるし,その後の予後の良さはステロイドを塗り続けるのとは比較にならない[5].

　ステロイド外用の破綻はアトピー性皮膚炎に限ったことではない.例2のごとく慢性関節リウマチ患者にステロイドの関注を行った時でも同様である.関節局所に激しい血流障害と顆粒球増多がきて,関節を破壊していく[6].現在は,このような治療がほとんど行われなくなったが,同じことがまだアトピー性皮膚炎の治療では続いている.アトピー性皮膚炎の場合は破綻までの経過が長いために,破綻に気づきにくいためであろう.

　ここで付け加えておきたいことは,慢性関節リウマチを含めたほとんどすべての自己免疫疾患はリンパ球が減少して免疫抑制状態になっていることである[7].ここに免疫抑制剤であるステロイドホルモンやメソトレキセートを投与するのであるから,むしろ病気を悪化していくことになる.

　自己免疫疾患は,顆粒球と胸腺外分化T細胞の過剰活性化によって引き起こされている病態である[8-11].進化レベルの高い免疫系はかえって抑制されている.RAでもSLEでもリンパ球減少がくることを思い起こしてほしい.

痛みや炎症反応の正しい病態把握

　ステロイドホルモンやNSAIDsを長期使用することによって,炎症が悪化するメカニズムを述べてきたが,これを正しく理解するためには痛みや炎症がどのようにして生じているかをも理解する必要がある.この理解なくしては,だれもステロイドホルモンやNSAIDsが炎症増悪作用を併せ持つことを納得することはできない.

　この理解を助けるための図をつくってみた(図2).私達の組織はいろいろな原因によって障害を受ける.例えば,寒冷による血流障害(霜焼け),筋疲労による血流障害(椎間板ヘルニア),物理的力による組織障害(外傷),熱や紫外線による

```
┌─────────────────────────────────────────────┐
│          組織障害や血流障害からの回復         │
│                                             │
│                         正常                │
│                         健康                │
│      逆行反応          ↗                    │
│      ステロイドホルモン                     │
│      NSAIDs        痛み、発赤、炎症          │
│                                             │
│                    副交感神経反射（治癒反応）│
│              ↙     プロスタグランジン,      │
│                    アセチルコリン,          │
│      血流障害      セロトニン、ヒスタミン   │
│      顆粒球増多                             │
│      交感神経緊張                           │
└─────────────────────────────────────────────┘
```

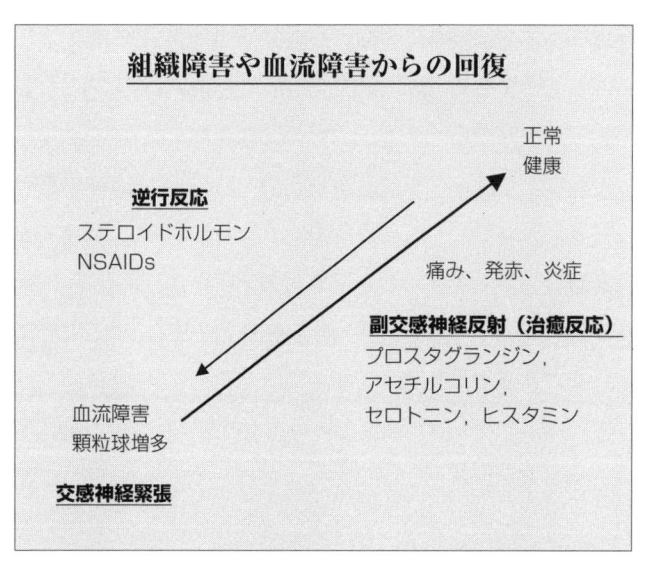

図2　ステロイドホルモンやNSAIDsは病気の治癒にどのように関与しているのか．

　組織障害（やけど），アレルギー反応による組織障害（アトピー性皮膚炎や気管支喘息）などを思い浮かべてほしい．このような血流障害や組織障害の極期は，その局所や全身が交感神経緊張状態になっている．

　この血流障害や組織障害の部位には顆粒球が集まってきて破壊された組織を取り除く働きをするが，この過剰反応は自ずからの組織を自分でさらに傷つけることになる．そして，生体がこのような状態から逃れようとする反応が次に引き起こされる．つまり，副交感神経反射あるいは治癒反応である．この時，プロスタグランジン，アセチルコリン，セロトニン，ヒスタミンなどが分泌され，血流が回復し組織の治癒が進む．しかし，これらの物質は血管拡張や発赤や痛みを生み出し炎症として，私達の目に留まる．

　このような反応が十分起こると，組織は修復され正常あるいは健康な状態に戻る．しかし，この副交感神経反射が強く起こり過ぎた時は，「虚血後再潅流」とも呼ばれる反応となる．上記した反応である．したがって，この治癒反応をゆっくりと進める意味で，ステロイドホルモンやNSAIDsの使用は意味を持っている．

　ところがステロイドホルモンやNSAIDsを多量にあるいは長期間使用した場合には，図に示すように逆行反応を引き起こすことになる．これが，それぞれアトピー性皮膚炎の難治化や腰痛の難治化である．

ステロイド依存症の脂質・コレステロール代謝

　アトピー性皮膚炎患者にステロイド外用薬を長期間使用した場合ステロイド依存症になる．使い始めはステロイド外用薬が一時的に抗炎症作用を示すが，炎症は再発しこの繰り返しで長期使用に陥る．外用したステロイドホルモンは組織に残り，

自然酸化を受け酸化コレステロールとなる[5]．コレステロール骨格の側鎖の酸化パターンによって約20種類の酸化コレステロールとなっていると考えられる．

　酸化コレステロールは局所や全身を酸化物として刺激し，血流障害と顆粒球増多を招く．この状態は，交感神経緊張症状としてとらえることができる．白血球分画はリンパ球が減少し顆粒球が増加するパターンとなるし，頻脈や不安などの交感神経症状も伴ってくる．

　これらの考えをもっと科学的に示すため血中の脂質，コレステロール関連物質のレベルを測定した．その結果，脂質，コレステロール代謝の異常が来ていることを明らかにした（図3）．ステロイド依存症のアトピー性皮膚炎患者ではコントロール（年齢をあわせた）に比べて，血中の総脂質，β-リポプロティン，総コレステロール，エステル型コレステロールが多少減少している．遊離コレステロールに差はないが，「過酸化脂質の増加」と総胆汁酸の低下が有意（$p<0.05$）に見られた．患者ではコレステロールや脂質の酸化が進み，これを胆汁酸やその他としてさかんに排泄する現象が表れているのではないか．

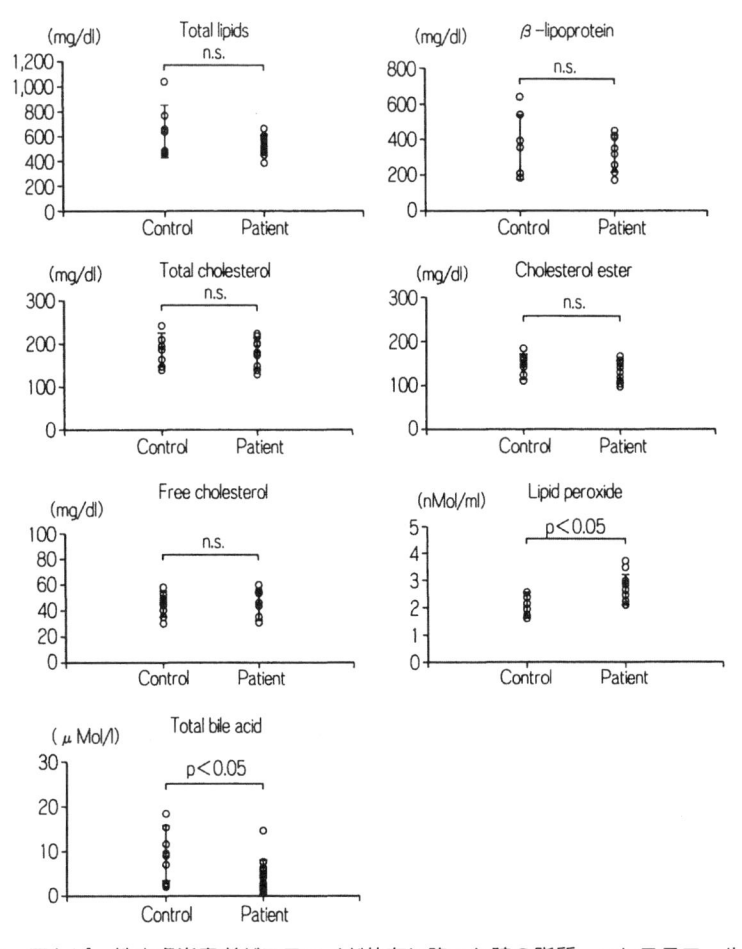

図3　アトピー性皮膚炎患者がステロイド依存に陥った時の脂質，コレステロール代謝．

> **"ストレスと病気"に介在するもの**
> 1. ストレス→交感神経緊張→血流障害,免疫抑制→潜伏ウイルスの顕在化
>   (例. 口唇ヘルペス,帯状疱疹)
> 2. 副交感神経過剰優位→ストレスに弱くなる→交感神経緊張と戻り反射
>   (自律神経失調)

図4　ストレスとウイルス感染,そしてストレス感受性の上昇のメカニズム.

"ストレスと病気"に介在するもの

これまで精神的ストレス(心の悩みや不安)や身体的ストレス(働き過ぎや不規則な生活)が病気を引き起こすメカニズムとして,交感神経緊張によってもたらされる血流障害と顆粒球増多を強調してきたが,さらに介在する因子を挙げる必要がある(図4の1).つまり,血流障害と免疫抑制によってもたらされる次なる現象,潜伏ウイルスの顕性化を考えなければならない.若い人でも老人でもストレスが加わった時に,それぞれ口唇ヘルペスが出現したり帯状疱疹にかかったりすることはよく知られたことである.

この他,私達のからだの中には多くのウイルスがプロウイルスという形で遺伝子中に潜伏していて,からだの抵抗力が弱った時に顕性化する.そして,からだの方に余力がある時はリンパ球を増やしてこれらの顕性化したウイルスと戦い治癒する.これらは風邪と似た症状を表す.しかし,余力が少なくなっている人は時にはウイルス疾患として発病するものと思われる.

もう一つ"ストレスと病気"を深く理解するために必要なことがあると思う(図4の2).副交感神経優位はそもそもリンパ球増多を招き感染に対する抵抗性が高まる状態であるが,これが過剰に進むとストレスに弱くなり病気を起こしやすくなるという逆転現象に至ることを知る必要がある.

ストレスに打ち勝とうとしてよくものを食べ,肥満が進んだ状態ともつながっている.また,運動不足や排気ガス吸入もこの体調を招く.ちょうど肥満が進むとある所まではゆったりした副交感神経優位の体調なのであるが,行き過ぎるとからだが重過ぎて,少しからだを動かすと息が切れる,疲れるといった状態を指している.これが図4の2の状態である.まとめていうと,交感神経緊張状態が続くと病気になるが,逆に,ゆったりが過剰になっても(過剰の副交感神経優位)病気になりやすくなるということである.

おわりに

胃潰瘍,アトピー性皮膚炎,慢性関節リウマチなどのありふれた病気が,病気の

本体を正しく理解しないまま治療が行われているといわざるを得ない．また，これらの治療に使用する薬の作用も，表面的な作用だけを見ては，その作用の本質を誤るのではないか．これらの問題は，現在の医療の不信や民間療法の花盛りを生み出す原因の1つにもなっているのではないか．

【参考文献】

1) Kawamura T, Miyaji C, Toyabe S, Fukuda M, Watanabe H, and Abo T: Suppressive effect of anti-ulcer agents on granuloytes- A role of granulocytes for gastric ulcer formation. Digest. Dis. Sci. in press.

2) 浅香正博：胃の炎症学，メディカルレビュー社，東京，1997．

3) 安保　徹：体調と免疫系のつながり（6）胃潰瘍発症のメカニズム．治療 80：1433-1439, 1998.

4) Maruyama S, Minagawa M, Shimizu T, Oya H, Yamamoto S, Musha N, Abo W, Weerasinghe A, Hatakeyama K, and Abo T: Administration of glucocorticoids markedly increases the numbers of granulocytes and extrathymic T cells in the bone marrow. Cell. Immunol 194：28-35, 1999.

5) 安保　徹：体調と免疫系のつながり（27）アトピー性皮膚炎患者のためのステロイド離脱．治療 82：1794-1803, 1999.

6) 安保　徹：体調と免疫系のつながり（28）腰痛，関節痛，そして慢性関節リウマチの治療．治療 82：2062-2067, 2000.

7) Arai K, Yamamura S, Seki S, Hanyu T, Takahashi H. E and Abo T: Increase of CD57$^+$ T cells in knee joints and adjacent bone marrow of rheumatoid arthritis (RA) patients: implication of an anti-inflammatory role. Clin. Exp. Immunol 111：345-352, 1998.

8) Kawachi Y, Watanabe H, Moroda T, Haga M, Iiai T, Hatakeyama K and T.Abo: Self-reactive T cell clones in a restricted population of IL-2 receptor β^+ cells expressing intermediate levels of the T cell receptor in the liver and other immune organs. Eur. J. Immunol 25：2272-2278, 1995.

9) Osman Y, Watanabe T, Kawachi Y, Sato K, Ohtsuka K, Watanabe H, Hashimoto S, Moriyama Y, Shibata A and Abo T: Intermediate TCR cells with self-reactive clones are effector cells which induce syngeneic graft-versus-host disease in mice. Cell. Immunol 166：172-186, 1995.

10) Moroda T, Iiai T, Kawachi Y, Kawamura T, Hatakeyama K and Abo T: Restricted appearance of self-reactive clones into intermediate T cell receptor cells in neonatally thymectomized mice with autoimmune disease. Eur. J. Immunol 26：3084-3091, 1996.

11) Moroda T, Kawachi Y, Iiai T, Tsukahara A, Suzuki S, Tada T, Watanabe H, Hatakeyama K and Abo T: Self-reactive forbidden clones are confined to pathways of intermediate

T cell receptor cell differentiation even under immunosuppressive conditions. Immunology 91 : 88-94, 1997.

自律神経と免疫の法則（30）

膠原病，自己免疫病に対するステロイド治療の検証

　　はじめに

　ケンドルが1937年に副腎皮質からステロイドホルモンを分離し，サレットは1948年にコーチゾンの合成に成功している．そして，1949年には，ヘンチがこのコーチゾンをリウマチ患者に使用して劇的な抗炎症作用があることを見出したのである．1950年には早くも，ケンドルとヘンチはこれらの功績によってノーベル賞を受賞している．

　このようにして現在まで約50年間にわたってステロイドホルモンが抗炎症剤や免疫抑制剤として広く臨床に使われてきたのだが，その副作用も激烈なものがあることがしだいに知られるようになってきた．

　満月様顔貌，肥満，浮腫，緑内障で見られるような脂肪蓄積など（クッシング症候群様症状）の他，ステロイド潰瘍，関節炎，感染症の誘発（通常は無害な細菌やウイルスに対して感染症を起こす），大腿骨骨頭壊死，骨粗鬆症，多臓器不全で見られるような組織の脆弱化がある．また，癌誘発作用や老化促進作用（白内障，動脈硬化症など）もある．

　そして，前回アトピー性皮膚炎の治療で述べたのであるが，ステロイドの薬理作用を考える上で，ステロイドホルモンの組織沈着と過酸化脂質への変成の事実を知る必要がある[1]．ステロイドホルモンは体内でコレステロールから生合成されるが，対外への排泄能力以上に投与された場合は自然酸化を受け生体内の組織で過酸化脂質（酸化コレステロール）となる．

　この過酸化物生成が生体を交感神経緊張状態にし，頻脈，高血圧症，頭痛，糖尿病，尿路結石，易疲労性，不眠，不安，冷え，発汗異常，神経炎，皮膚炎などの症状をつくる他，発癌や加齢促進を招くのである．同じ交感神経緊張状態でつくられる重大なものにステロイド精神症がある．情緒不安定，絶望感などである．

　ステロイド治療によるアトピー性皮膚炎や気管支喘息の難治化に，上記したようなステロイドホルモンの持つ薬理作用が関わっているのであるが，膠原病や自己免疫疾患に対してはステロイドの治療がどのように関わっているのであろうか．

　今日の医学では，膠原病や自己免疫疾患の患者に対して医者は迷いなくステロイドホルモン治療を行い，炎症が抑制されるとステロイドの減量を始める．そして多くの症例で，ある投与量まで減量すると再燃するので，再びステロイドホルモンの

増量を行い，その経験を生かし維持量を決めて経過を見てゆく．

年余を経て，患者は再発が無い場合でも冷えや精神不安をはじめとした激しい交感神経刺激症状に悩まされ，それでも医師も患者も「ステロイドを必要悪」として受け入れていることが多い．しかし，この副作用は生きる希望をそぐほどの激烈さを持っている．

本稿では膠原病や自己免疫疾患の病態をもう1度とらえ，現代医学に定着したかにみえる「膠原病や自己免疫病のステロイド療法」を検証し直す．

自己免疫疾患は免疫抑制極限状態

臨床医も免疫学者も漠然と「自己免疫疾患（膠原病も）は免疫亢進作用によって引き起こされている」と理解しているように思われる．その内容自体はリンパ球の自己反応性クローンの拡大とは思っていても．

このような理解を背景にしている限り，自己免疫疾患患者に，免疫抑制剤であるステロイドホルモンを投与することに疑念は起こらないことであろう．特に若い臨床医にとっては，医学教育によって既にレールの敷かれた治療法であると教えられ，この治療に疑念をいだくことはさらに機会が少なくなろう．

しかし，筆者らのここ数年の研究で「自己免疫疾患（広く膠原病を含む）は免疫抑制の極限状態ゆえに引き起こされている」と考えざるをえない結果が出つつある．ここではそのデータをまず紹介してゆく[2-14]．

各30名のRA患者とSLE患者の末梢血白血球パターンを健康な人（女性のcontrol，n=20）と比較した（図1）．RA患者で，顆粒球の増加とリンパ球の減少が認められた．一方，SLEでも顆粒球数の増加はあまりないがリンパ球は減少している．リ

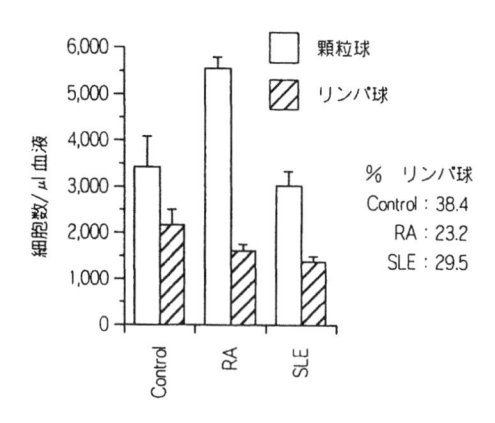

図1 自己免疫疾患は免疫抑制状態になっている．
RA，SLEの患者各30名の末梢血の白血球パターンを示した．
女性の健康人コントロール（n=20）．

ンパ球の比率でみると健康人の38.4%に対してRA患者では23.2%でSLE患者では29.5%であった.

SLEの場合は顆粒球に対する自己抗体（anti-granulocyte antibody）が産生されていることが多く，みずからの顆粒球を減少させていることが多いので，ここで示されたリンパ球の比率以上にリンパ球数の減少に注目する必要があると思われる.

このような臨床データは，RAとSLEの二大自己免疫疾患が免疫亢進どころか免疫抑制状態になっていることを示している．次にこれらの結果との関連を自己免疫疾患の動物モデルで見ていく.

自己免疫自然発症NZB/W F_1マウスの免疫状態

NZBマウスとNZWマウスの子ども（F_1），特にメスマウスは約30週齢になると自己免疫病を自然発症する．自己抗体産生が広く起こり，腎などが障害され蛋白尿が検出されるようになる．このNZB/W F_1マウスの免疫状態を新しい手法で検討した（図2）．このデータはNZB/W F_1マウスの自己免疫病発症前と発症後の肝（Liver），胸腺（Thymus），脾臓（Spleen），腹腔（PEC, peritoneal exsudate cells）中のリンパ球数を示してある.

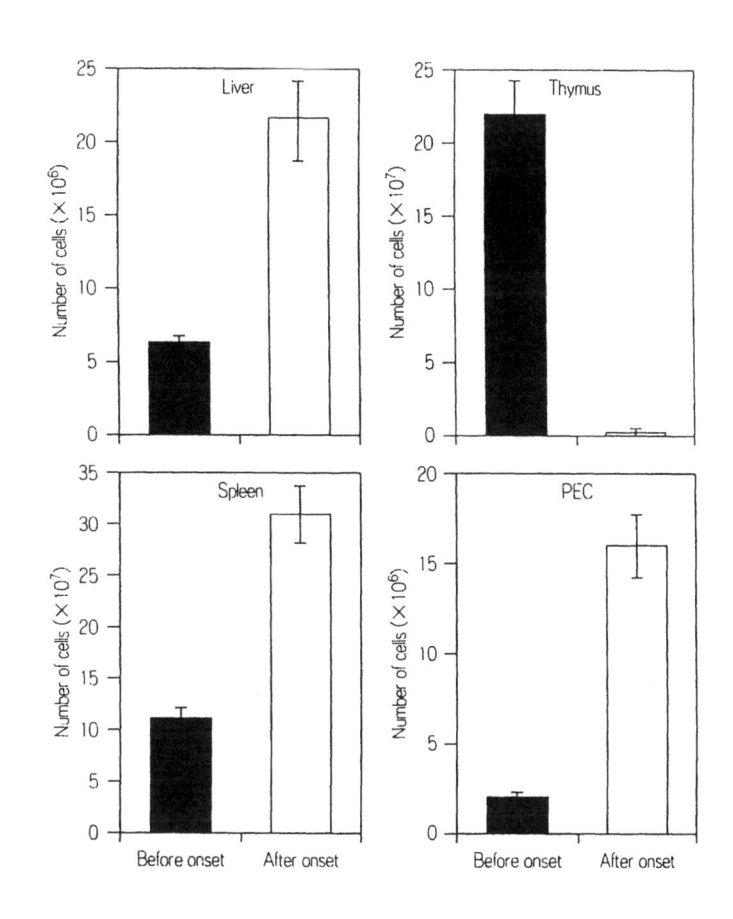

図2 自己免疫NZB/W F_1マウスの免疫状態.
肝（Liver），脾（Spleen），胸腺（Thymus），腹腔（Peritoneal cavity）におけるリンパ球数を発症前と発症後（約30週齢）に調べ比較した.

発症後，肝，脾，腹腔で激しいリンパ球増多がみられたのに胸腺は逆に萎縮していた．このように胸腺が萎縮するのは，加齢，ストレスなどでよく見られる免疫抑制パターンとよく似ている．

次に，モノクローナル抗体を使用して免疫蛍光抗体法によってリンパ球のサブセットを同定した（図3）．発症によって肝（脾も）で増加しているリンパ球サブセットはIL-2Rβ^+CD3^{int}の胸腺外分化T細胞であった．IL-2Rβ^-CD3^{high}の胸腺由来T細胞は比率で減少している．CD5$^+$B細胞は自己抗体産生B細胞として知られているが，このリンパ球は発症後腹腔内で著しく増加していた．発症後も肝にこのB細胞が出現することはない．

このような自己免疫疾患モデルのデータをヒトのデータと合わせて考えると，自己免疫病の時，胸腺中心の進化した免疫系は激しい抑制を受け，顆粒球（マウスでも）や古いタイプのリンパ球（つまり胸腺外分化T細胞やCD5$^+$B細胞）が増加していることがわかる．

ヒトのRAやSLE，その他の膠原病や自己免疫疾患でも，発症後も残ったリンパ球はCD56$^+$T細胞やCD57$^+$T細胞（ヒトの胸腺外分化T細胞）であることが既に知られている[15]．

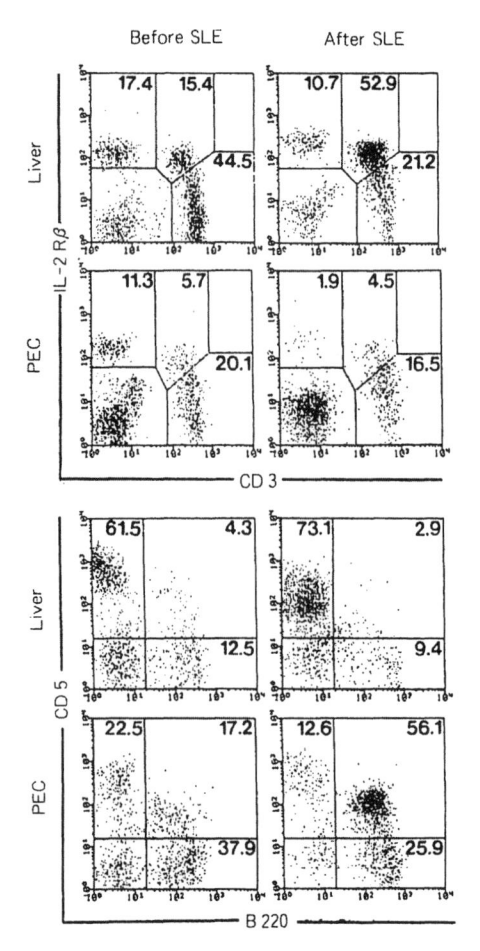

図3　NZB/W F$_1$マウスの増加しているリンパ球サブセット．
肝でIL-2Rβ^+CD3^{int}細胞（胸腺外分化T細胞），腹腔でCD5$^+$B220$^+$細胞（自己抗体産生B細胞）が増加している．免疫状態を反映して通常T細胞（IL-2Rβ^-CD3^{high}細胞）は減少している．

膠原病や自己免疫病の病態の把握

膠原病や自己免疫疾患は全身性や局所性の炎症で，発赤，発疹，発熱，かゆみ，痛みなどが伴う．これらの組織反応や症状形成にはプロスタグランジン，アセチルコリン，ヒスタミン，セロトニンなどの多くの因子が関与しているが，副交感神経反射による「血流障害からの回復反応」と理解する必要がある（図4）．

今日の医学は，このような反応に関する物質論やこれらの物質をつくるための遺伝子とその発現機序に研究の主力を注いでいるが，全体の病態把握がなされていないように思われる．

霜焼けや潰瘍を治癒させるためにはやはり血流障害からの回復が必要であり，治癒の過程で発赤，発熱，かゆみ，痛みが伴う．関与する因子群もプロスタグランジン以下ほとんど上記の場合と同じである．

霜焼けや皮膚（粘膜も含む）の潰瘍形成の原因は寒冷や圧迫であっても，交感神経緊張持続による血流障害と顆粒球増多に変わりはない．

膠原病や自己免疫疾患の場合は，ウイルス感染や激しいストレスによって血流障害，顆粒球増多，組織破壊が起こったためであろう．膠原病や自己免疫疾患の患者に風邪を引いたようなエピソードや無理をしたなどの出来事を聞きとることができる．

したがって，血流障害からの回復のために出る上記症状は患者にとって不快で不安なものであるが，健常組織に回復するためには通過しなければならない症状といえる．もし，霜焼けがいかに赤く腫れて痒くても，もう1度その部位を冷却することは症状が治まったとしても治癒を意味しない．症状自体を治療の目標に掲げると，病気の真の治癒にはむしろ逆効果となっていると言えるのである．

患者の訴えから知る冷えの症状

膠原病患者にステロイドを投与し緩解を得ることがどのような意味を持つか検証する．まず，患者の訴えを聞こう．

私は現在34歳で4年前の冬に発病（スティル病）しました．地元〇〇県の〇〇大学病院に4ヵ月間入院のもと，ステロイド治療によってプレドニンを1日40mg

---

血流障害からの回復反応

例：霜焼け，潰瘍，膠原病（自己免疫病）
治癒反射の症状：発赤，発熱，かゆみ，痛み

図4　膠原病や自己免疫病に見られる炎症の意味．

から服用しました．退院後，10mgにまで減量された時点（退院より半年後）で再発し，更なる量のステロイド剤の服用を余儀なくされ，再入院時にはパルス療法にも至るようになりました．

その後，同大学病院への再々入院はなかったものの，次第に体に変調を来すようになってきました．ステロイド剤の服作用と思われます．従来からあった冷え症も災いしたのでしょうか，気がついた頃には体の芯部にコンクリートの塊が横たわっているような冷え切った感覚が常に感じるようになり，夏でも慢性的な冷えがついてまわりました．まもなく眼の方も白内障と診断され，そのせいか目のかすみと疲れにも日々悩まされるようになってきたのです．また，薬服用の当初から血糖値が300mg/dl以上に跳ね上がったため降糖剤と併せて1日2回インスリン注射をつい最近まで続けてきました．そんな中，婦人科の方で子宮頸癌を併発し，幸い初期（Ⅰ期）でしたので，外科的治療で部分切除が施されました．

一連の薬の副作用とそのための治療に黙々と随順する一方で，心の中では「薬を必要悪とするこの状態をなんとか抜け出して元の体に戻りたい」という一念ばかりで，「難しいよ」と言われながらその可能性を求め続けてきました．

これらの訴えの背景にあるメカニズムを次に考えてみよう．この患者の訴えのように，ステロイド治療によって炎症が治まっても激しい冷えが生じている．このような冷えは生きる情熱をも奪うような激しいものである．

筆者は，これらの一連の反応を生体反応の抑制による消炎と考えた．つまり，病気を治しているのではなく，生体反応を奪って，起ころうとする治癒のための血流反応などを抑制したと考えたのである．

このように考えるとステロイドを中止すると再び炎症が出現してくるのがよく理解できる．また，ここでみられた白内障，糖尿病，発癌もステロイドの副作用（血流抑制）の結果である．

ステロイド治療をしないと膠原病や自己免疫病はどのような経過をとるのか

ステロイドによる治療は冷えによる生体反応の抑制によって治癒を先送りしていることが考えられたので，RA，SLE，橋本氏病，スティル病の患者でステロイドの離脱を試みた．

RAに関しては法則の（28）で実際のデータを詳しく報告してある[16]．激しいwithdrawal syndrome（病気の再燃）を患者はこうむるもののほとんどすべての症例で1～数ヵ月の後にステロイド離脱に成功した．

離脱の後に，患者はからだがぽかぽかになり幸せな気持ちで日常生活が送れるようになっている（上記症例も）．リンパ球数もしだいに増加し健康人の値に近づい

ている．ステロイドの使用期間が短い人ほど再燃反応は小さく，容易に治癒が得られた．

ステロイドホルモンの生体作用

膠原病や自己免疫病でステロイド治療を行い炎症が治まった時にこれを緩解といっても治癒とはいわない．ステロイド使用を中止すると炎症は再燃するからである．この時の病態をどのように理解したらよいのであろうか．新しい考え方を提唱したい（図5）．

まず，ステロイドホルモンは生体反応の抑制（冷え）によって抗炎症効果を発揮していると思われることである．ステロイドを長期使用した人がいかに激しい冷えに悩まされるかは想像以上のものがある．この点については，前の項目で患者の声を聞いた．

生体反応の抑制による抗炎症作用であれば，霜焼けの手足をもう1度，冷水につけるようなもので発赤やかゆみがとれても治癒とは言い難い．ステロイドによる抗炎症作用も同様の意味を持っていると考える．このように考えるとすべての病態がはっきりと見えてくる．

冷水から手足を引き上げたり，ステロイド剤がきれたらまた本当の治癒のための反応が始まるからである．しかし，この反応を再び冷水に入れることで炎症を抑え治癒まで導くことができるとは，だれも考えられない．むしろ，冷水に入れることやステロイド治療によって着々と組織障害が深刻化してゆくことが予想できる．

このような不安を感じてステロイド治療を中止すると再燃が起こり，中止した後ではwithdrawal syndromeが加わる（図5下段）．ステロイドの長期使用によって，排泄されずに組織に残るステロイドがしだいに増加し，酸化コレステロールに変成していく[1]．これを中和するためにはステロイドを増量せずにはいられない．再燃（治癒反射ではあるが）を招くからである．これがステロイド依存のメカニズムである．

酸化したコレステロールは血流障害と顆粒球増多を招き，もしステロイドを中止

ステロイドホルモンの作用

1. 抗炎症作用
   生体反応の抑制（冷え）による抗炎症効果
2. wiithdrawal symdrom（再燃）
   長期間使用によって酸化コレステロールに変化し使用を止めた時，血流障害と顆粒球増多による炎症を起こす

図5　ステロイドホルモン治療による消炎は何を意味するのか．

するとこれから逃れるための治癒反応（再燃反応）はステロイド治療の期間に正比例してしだいに大きくなっていく．

膠原病や自己免疫病の新しい治療について

まとめてみると，膠原病や自己免疫病にステロイド治療を行うことには2つの問題点がある．1）これらの病気はむしろ免疫不全状態にあり，ステロイドの免疫抑制作用自体が意味を持たないということである．実際，ステロイドを使用しても，問題となっている顆粒球や胸腺外分化T細胞は減少せず，ステロイドの長期使用によってむしろ増加していく[17]．2）ステロイドの抗炎症作用は組織反応の一時的抑制（冷え）のためであり真の治癒とは別ものである．むしろ，長期使用によって組織障害は広がり再燃力も増してくる．

このようなことを考えると冷えをもたらす消炎鎮痛剤（NSAIDs）やステロイドの投与は，これら膠原病や自己免疫疾患を治癒せしめていけるのではなく，治癒を先延ばししているだけということがわかる．さらに，悪いのはこれらの治療によってさらなる組織障害が加わっていくので再燃反応は増すばかりである．これらが，ステロイド治療による膠原病や自己免疫疾患の難治化のメカニズムであると考える．

時代と病気

時代とともに病気の内容が変遷している．日本では戦中，戦後の貧しく，衣食住の質が低く，生きるために重労働を必要とした時代には，人は交感神経優位の体調となり顆粒球増加が起こっていた．このような時，寿命は短く，病気では化膿性の感染症や自己免疫疾患の重症化が起こる．いずれも免疫抑制で起こる病気だからである．

逆に，今日の豊かな時代は衣食住の質が上昇し，重労働から解放されたので，人は副交感神経優位の体調となりリンパ球増加が起こる．このような時，病気ではアレルギー疾患がはびこる．免疫過剰で起こる病気群である．

このようにしてみると，今日は自己免疫疾患は重症化せずに済む時代のはずなのであるが，ちょうど50年前からステロイドホルモンが病気治療に使われだしてから問題が複雑化してしまった．

ステロイド使用初期に生体反応の抑制（冷え）によって引き起こされる消炎現象を，治癒らしきものと誤解してしまったからである．発赤（angiitisが中心），発熱，痛み（主にprostaglandinによる）の炎症は，下痢や咳などの生体反応と同様に生体防御のための反応と理解しなければならない．

つまり，生体系が血流を回復し組織障害から治ろうとする反応である．この生体

反応を充分認識していないことも，ステロイド治療の問題点を正しく指摘できなかった理由のように思われる．

最後に，SchwartyとCohenの総説のタイトルを紹介する．"Autoimmunity can benefit self-maintenance"である[18]．「自己免疫反応は自己を守るために有益である」というものである．つまり，自己応答性クローンは感染やストレスで生じた異常自己を速やかに除くための反応で，これ自体に罪は無いと理解できる．有益な反応をステロイドで一時止めて，過酸化脂質の蓄積を招き病気を難治化していくという可能性を考えなくてはならない．

膠原病や自己免疫疾患以外の病気に対するステロイド治療について

膠原病や自己免疫疾患は圧倒的に女性が多いが，これは感染症やストレスを救おうとしてグルココルチコイドとともにエストロゲンが分泌されるために，血流障害や組織破壊がより強く起こることに起因するものと思われる．コレステロール骨格を持つグルココルチコイドやエストロゲンは強力な抗炎症作用を持つが，これらの過剰は血流障害と顆粒球増多を招き組織破壊を増強する．

ステロイドホルモンの投与によるこのような組織破壊は，膠原病や自己免疫疾患以外でも日常的に見られている．潰瘍性大腸炎である．潰瘍性大腸炎は交感神経緊張による血流障害と顆粒球増多によって引き起こされるので，この疾患の患者に血流障害と顆粒球増多をさらに招くサラゾスルファピリジン（サラゾピリン，NSAIDs）やプレドニンを投与すると急激に病状を悪化させてゆく．

いずれの薬剤も下痢や粘血便を一過性に抑制するが，そもそも両者とも血流障害と顆粒球増多を招く薬理作用があるので病気を悪化させるわけである．一時的な症状改善にとらわれて病態把握をしていない．

このように，病態把握ができていないと内科医は間違った薬を投与してしまうし，その後病態が悪化し続けて破綻をきたすと外科に回している．外科ではこの問題点に気づかず大腸の部分摘出や全摘を行い患者をさらに破綻させているのが現状である．

筆者らは潰瘍性大腸炎の患者にサラゾピリンとステロイドホルモンの両方の離脱を行い，全例（n=6，ここ1年間）を治癒に導いている．治癒と共に患者に笑顔が戻り，なぜこのような病気になったかの心因をさぐり出し，ついには完治する．

NSAIDsやステロイドホルモンはリンパ球の炎症に対しては一時的に消炎作用を発揮するが，顆粒球の炎症に対しては増悪作用を持つ薬剤であることを知る必要がある．また，ステロイドの場合は消炎と言っても冷えによる炎症の消失であり治癒しているのではないことを理解する必要がある．

以下に潰瘍性大腸炎患者の母の手記を紹介する．

四年前，急に出血し激しい下痢と腹痛に襲われました．検査の結果，潰瘍性大腸炎と診断されました．初めて耳にする病名の上，現在の医学でもまだ原因も治療法もよくわかっていないということで，「全力を尽くします」と言う医師の言葉だけが私の耳に残り，目の前が真っ暗になったことを今でもはっきり覚えています．

　これが，我が子の病気との闘いの始まりでした．すぐに入院し，一ヵ月の絶食とサラゾピリンの服用できれいに症状は無くなりました．原因も治療法も確立されていないと医師より説明を受けながらも私は，今の痛々しい我が子を助けたいという思いばかりで，症状が無くなるイコール治ったと思い込んでしまったのです．今思えば，とりあえず症状は抑えられたということだったのです．

　退院後も通院を続け薬は飲んでいましたが，このまま薬も必要無くなっていくものと信じて疑いませんでした．実際，我が子は元気に過ごしていました．

　しかし，一年位たった頃，再燃しまた出血しました．再び入院し，絶食に加え今度はステロイドも服用することになりました．ステロイドとは…．この時，ステロイドの怖さを全く知らない私でした．医師より，副作用として多少顔がふっくらしたり，顔に吹出物ができたりすることがありますとだけ説明を受けました．これで病気が治るならそれくらいのことは仕方ないかと私も子供も自らに言い聞かせましたが，みるみる顔が膨らみ，吹出物もこれ以上は出ないくらい出ました．それでも外へ向かって行かなければならなかった我が子が，何も言わず頑張っている姿に親として何もしてあげられないことがとても辛い日々でした．

　それから，ステロイド離脱のため少しずつステロイドを減らしていくことになりましたが，ある程度まで薬を減らすとまた再燃し，またステロイドを増やすということの繰り返しでした．

　では，どうするか？ステロイドを増やす，ステロイドを何とか断ち切るために免疫抑制剤を併用する，手術する，の選択に迫られこれ以上ステロイドを増やしたくない，それでも手術だけはどうしても避けたいと思い，免疫抑制剤の併用を選びました．これは，身体全体の免疫を抑えるので，抵抗力も弱くなりすぐ風邪をひいたり熱をだしたり，血尿がでたりと体が壊れていくようでした．

　何とかして我が子を治したい…この一心で現在の医学を信じ疑うこともしなかった私も，ステロイド…免疫抑制剤…とだんだん強くなっていく薬に，もしこれが効かなくなったらどうなってしまうのだろう？この子の体はどうなっているのだろう？と疑問を持つようになり，潰瘍性大腸炎とは，ステロイドとは，免疫抑制剤とはと毎日毎日いろいろな本を手に読み考えました．

　潰瘍性大腸炎：細菌説，自己免疫異常説，食生活の欧米化説，ストレス説などさまざまいわれながらも原因不明．

ステロイド：有効性は高いものの大量，長期使用による副作用として体重の増加，顔のむくみ，にきび，不眠，糖尿病，骨がもろくなる，感染症にかかりやすいなど．

免疫抑制剤：ステロイドの離脱が困難な場合，ステロイドと併用しステロイドを中止する目的で服用する．副作用として白血球減少，脱毛など．

治すためではなく症状を抑える治療に，これだけのリスクを背負って行く末は手術？ 自分の勉強不足によって子供の体が壊れていくようで親として本当に情けない思いでした．何かあるはず…．薬を使わず自己の免疫力で治す方法が必ずどこかにあるはず．絶対我が子を治してみせると執念にも似た気持ちで探し続け，いろいろなことを試みました．

水，健康食品，体操…薬を使わず食事療法で治療している病院にもかかりました．ステロイドを止めるとリバウンドといわれるものでいったん症状が悪化すると言われた通り，便は日に十数回，毎回の出血，日に何度と腹痛がありこうなったらお腹をかかえおさまるまでじっと耐えるしかなく，貧血も進んでいき日常生活を営むことさえ困難になりました．この頃は，顔色も青白く唇の色も無く，手足は氷のように冷たい我が子でした．これを通り越して快方に向かうと必死に踏ん張っている姿を見ながら，この子はこのまま死んでしまうのではないかと思うことが何度もありました．この私の心を反映してか半年この状態が続いたある日，「薬を飲んでる方が楽だった」「自分は長生きできないだろうけどもういい」涙をいっぱいためてはじめて弱音を吐きました．

四面楚歌…私達はどうしたらいいのだろうと途方にくれていたある日，一冊の本が目に入ってきました．福田先生の刺絡療法です[19]．何度も何度も先生の理論を読み返し，福田先生に診ていただこうと決心しました．

これが，福田先生と私達の出会いの始まりでした．先生はすぐに診てくださいました．一回目の治療を受けた後から，日に何度も襲う腹痛が半分位に減りました．「薬を飲むから悪くなるんだ」と言う福田先生の強い信念に，私達は救われました．もう一度頑張ってみようと勇気が湧いてきました．良くなる気がすると子供は感じたそうです．

二回目の治療の後，あれだけひどかった腹痛は信じられないことに全く無くなったのです．これだけでも子供にとっては生きているという実感のようでした．治療に行く度に先生は「顔色がよくなったね」「リンパ球が増えたね」「赤血球が増えたね」と一緒になって喜んでくださるのが励みになりました．治療を始めた頃，熱が出たり体に吹出物が出たりしました．先生は「今まで体に溜まった薬が出ているのだから当然のことだ」とおっしゃいました．「人間は自分で治す力を持っているんだ．自分で治せ」「ストレスをためるな」「強くなれ」が口癖でした．

出血も下痢も減ったり増えたりを繰り返しましたが,繰り返しの中にも何か明るい出口を感じていました.下痢の回数も徐々に減っていき,それと共に出血も減っていきました.真っ青だった顔色も少しずつ赤みがさし,貧血もどんどん良くなっていきました.

七ヵ月位たった頃から時々出血はまだ少しありますが,下痢もなくなっていきました.「普通の人になった気がする」何とも不思議な言葉ではありますが,四年間の辛さを凝縮したステキな言葉に聞こえてくるのです.

もっと早く福田先生に出会えたら…と思ったこともありましたが,この四年間の過程がありいろいろな思いをしたからこそ勉強する時間を与えられ,福田先生を信じ切れたのだと思います.全力を尽くして治療にあたってくださった先生,食事療法で治療にあたってくださった先生,いろいろなことを考えさせてくれた何十冊の本にも心から感謝しています.

現在も治療中ですが,「生きているのはもういい」とまで言わせた我が子を食べたいものを食べることができて,薬も飲まずに,手術もせずに救ってくださった福田先生には本当に感謝の気持ちでいっぱいです.

最後に…福田先生は心まで変えてくれました.今,生きていることが楽しいそうです.何をやっても楽しいそうです.この頃よく人に「楽しそうだね」「ストレスないの？」と聞かれるそうです.子供は決まって答えるそうです.「楽しくてしかたないよ」「ストレスないな」と.子供の笑顔は親にとって宝物です.ありがとうございます.

平成 12 年 7 月 26 日

おわりに

NSAIDs もステロイドも anti-inflammatory drugs つまり消炎剤と呼ばれ,その消炎メカニズムを正しく理解しないままに臨床で広く使われている.

特に,ステロイドホルモンは冷えによる組織反応の消失というメカニズムで消炎を行っていて,治癒にする消炎とはまったく別の世界である.

医師が良心的医療を行おうとしても医学や治療医学自身に間違いがあった場合は患者が被害者であると共に医師も医療不信の中に引き込まれてゆく.

分析に主点をおき過ぎた現代医学は,病気の病態把握に破綻をきたしているように思われる.30 に渡る「自律神経と免疫の法則」の論文で現代医学の問題点の一部を明らかにしてきたと思っている.

知識に偏執した医学教育は,若い医師から自分の頭で考える力を逆に奪っているかのように思われる.これでは,現代医学の中にまぎれ込んでいる問題点を明らかにすることはできない.そして,治る病気を難治化させているのではないか.今日

の東洋医学の台頭はある面では好ましいことではあるが,間違った治療を止めないまま,東洋医学的治療をほどこしてもよい結果は望めない.

ステロイドを使うということは単なる対症療法なので,その病気の発症のメカニズムを考えるという医学本来の姿勢を完全に奪う行為でもある.そして,長期使用した場合は病態を複雑化して病人を確実に破綻に導くように思われる.

【参考文献】

1) 安保 徹:体調と免疫系のつながり (27) アトピー性皮膚炎患者のためのステロイド離脱. 治療 82:1794-1803, 2000.

2) Ohteki T, et al.: Liver is a possible site for the proliferation of abnormal $CD3^-4^-8^-$ double-negative lymphocytes in autoimmune MRL-*lpr/lpr* mice. J Exp Med 172:7-12, 1990.

3) Abo T, et al.: The appearance of T cells bearing self-reactive T cell receptor in the livers of mice injected with bacteria. J Exp Med 174:417-424, 1991.

4) Seki S, et al.: Unusual $\alpha\beta$-T cells expanded in autoimmune *lpr* mice are probably a counterpart of normal T cells in the liver. J Immunol 147:1214-1221, 1991.

5) Masuda T, et al.: Expansion of the population of double negative $CD4^-8^-$ T$\alpha\beta^-$ cells in the liver is a common feature of autoimmune mice. J Immunol 147:2907-2912, 1991.

6) Ohteki T, et al.: Age-associated increase of $CD5^+$B cells in the liver of autoimmune NZB/WF1 mice. Microbiol Immunol 37:221-228, 1993.

7) Tsuchida M, et al.: $CD5^+$B cells in the thymus of patients with myasthenia gravis. Biomed Res, 14:19-25, 1993.

8) Tsuchida M, et al.: Identification of $CD4^-8^-\alpha\beta$T cells with extrathymic properties in the subarachnoid space of rats with experimental autoimmune encephalomyelitis. A possible route by which effector cells invade the lesion. Immunology 81:420-427, 1994.

9) Kawachi Y, et al.: Self-reactive T cell clones in a restricted population of IL-2 receptor β^+ cells expressing intermediate levels of the T cell receptor in the liver and other immune organs. Eur J Immunol 25:2272-2278, 1995.

10) Matsumoto Y, et al.: Characterization of $CD4^-CD8^-$ T cell receptor $\alpha\beta^+$ T cells appearing in the subarachnoid space of rats with autoimmune encephalomyelitis. Eur J Immunol 26:1328-1334, 1996.

11) Yamagiwa S, et al.: Existence of a small population of IL-2Rβ^{hi} TCR^{int} cells in SCG and MRL-*lpr/lpr* mice which produce normal Fas mRNA and Fas molecules from the *lpr* gene. Eur J Immunol 26:1409-1416, 1996.

12) Arai K, et al. : Extrathymic differentiation of resident T cells in the joints of mice with collagen-induced arthritis. J Immunol 157 : 5170-5177, 1996.

13) Moroda T, et al. : Restricted appearance of self-reactive clones into intermediate T cell receptor cells in neonatally thymectomized mice with autoimmune disease. Eur J Immunol 26 : 3084-3091, 1996.

14) Moroda T, et al. : Self-reactive forbidden clones are confined to pathways of intermediate T cell receptor cell differentiation even under immunosuppressive conditions. Immunology 91: 88-94, 1997.

15) Arai K, et al. : Increase of CD57$^+$ T cells in knee joints and adjacent bone marrow of rheumatoid arthritis (RA) patients: implication of an anti-inflammatory role. Clin Exp Immunol 111 : 345-352, 1998.

16) 安保　徹：体調と免疫系のつながり（28）腰痛，関節痛，そして慢性関節リウマチの治療．治療 82 : 2062-2067, 2000.

17) Maruyama S, et al. : Administration of glucocorticoids markedly increases the numbers of granulocytes and extrathymic T cells in the bone marrow. Cell Immunol 194 : 28-35, 1999.

18) Schwartz M, et al. : Autoimmunity can benefit self-maintenance. Immunol Today 21 : 265-268, 2000.

19) 福田　稔：難病を治す驚異の刺絡療法．マキノ出版，東京, 1999.

初出一覧

治　療	vol.79, No.10	（1）	南山堂（1997.10）
治　療	vol.79, No.11	（2）	南山堂（1997.11）
治　療	vol.79, No.12	（3）	南山堂（1997.12）
治　療	vol.80, No.1	（4）	南山堂（1998.1）
治　療	vol.80, No.2	（5）	南山堂（1998.2）
治　療	vol.80, No.3	（6）	南山堂（1998.3）
治　療	vol.80, No.4	（7）	南山堂（1998.4）
治　療	vol.80, No.5	（8）	南山堂（1998.5）
治　療	vol.80, No.6	（9）	南山堂（1998.6）
治　療	vol.80, No.7	（10）	南山堂（1998.7）
治　療	vol.80, No.8	（11）	南山堂（1998.8）
治　療	vol.80, No.9	（12）	南山堂（1998.9）
治　療	vol.80, No.10	（13）	南山堂（1998.10）
治　療	vol.80, No.12	（14）	南山堂（1998.12）
治　療	vol.81, No.1	（15）	南山堂（1999.1）
治　療	vol.81, No.2	（16）	南山堂（1999.2）
治　療	vol.81, No.3	（17）	南山堂（1999.3）
治　療	vol.81, No.4	（18）	南山堂（1999.4）
治　療	vol.81, No.6	（19）	南山堂（1999.6）
治　療	vol.81, No.7	（20）	南山堂（1999.7）
治　療	vol.81, No.8	（21）	南山堂（1999.8）
治　療	vol.81, No.10	（22）	南山堂（1999.10）
治　療	vol.81, No.12	（23）	南山堂（1999.12）
治　療	vol.82, No.1	（24）	南山堂（2000.1）
治　療	vol.82, No.3	（25）	南山堂（2000.3）
治　療	vol.82, No.4	（26）	南山堂（2000.4）
治　療	vol.82, No.6	（27）	南山堂（2000.6）
治　療	vol.82, No.7	（28）	南山堂（2000.7）
治　療	vol.82, No.9	（29）	南山堂（2000.9）
治　療	vol.82, No.10	（最終回）	南山堂（2000.10）

<著者紹介>

安保　徹（あぼ　とおる）

昭和22年10月青森県生まれ。東北大学医学部卒業後、昭和47年、青森県立中央病院に内科研修医となる。昭和49年、東北大学歯学部微生物学の助手となり、昭和54年、米国アラバマ大学に5年間留学。留学中の昭和55年、T細胞が胸腺だけでなく肝臓や腸管上皮でもつくられていることを発見した。平成3年から新潟大学医学部の教授をつとめながら、平成8年には自律神経支配のメカニズムを明らかにし、さらに平成12年にはマラリア感染とT細胞との関係をも明らかにした。発表論文は英語だけでも250を超える国際的な免疫学・医動物学者。

<業績>

1980年：ヒトNK細胞抗原CD57に対するモノクローナル抗体（Leu-7）の作製
1990年：胸腺外分化T細胞の発見
1996年：白血球の自律神経支配の発見
2000年：マラリア感染の防御は胸腺外分化T細胞によって行われる

<著書>

『こうすれば病気は治る～心とからだの免疫学』（新潮選書）、『免疫革命』（講談社インターネショナル）、『絵でわかる免疫』（講談社）、『未来免疫学～あなたは顆粒球人間かリンパ球人間か』（インターメディカル）、『医療が病いをつくる～免疫からの警鐘』（岩波書店）、『ガンは自分で治せる』（マキノ出版）など多数。

自律神経と免疫の法則
―体調と免疫のメカニズム―

2004年　9月　10日　　第1版第1刷発行
2007年　4月　25日　　第1版第2刷発行
2014年　5月　30日　　第1版第3刷発行
2021年　1月　18日　　第1版第4刷発行

著　者　安保　徹
©2004 T.Abo

発行者　高橋　考

発　行　三和書籍 Sanwa co.,Ltd.

〒112-0013　東京都文京区音羽2-2-2
TEL 03-5395-4630　FAX 03-5395-4632
info@sanwa-co.com
http://www.sanwa-co.com/

印刷／製本　中央精版印刷株式会社

乱丁、落丁本はお取り替えいたします。
価格はカバーに表示してあります。

ISBN4-916037-66-9　C3047